中国居民 常见食物 生熟比图谱

中国疾病预防控制中心营养与健康所

赵丽云　丁钢强　于冬梅　主编

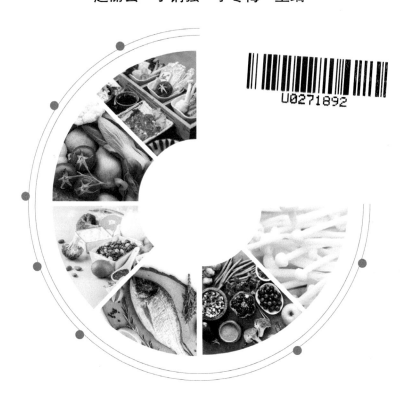

U0271892

中国农业科学技术出版社

图书在版编目（CIP）数据

中国居民常见食物生熟比图谱 / 赵丽云，丁钢强，于冬梅主编. --北京：中国农业科学技术出版社，2023. 7

ISBN 978-7-5116-6272-9

Ⅰ.①中…　Ⅱ.①赵…②丁…③于…　Ⅲ.①食品营养－图谱　Ⅳ.①R151.3-64

中国国家版本馆CIP数据核字（2023）第 088160 号

责任编辑	周　朋
责任校对	王　彦
责任印制	姜义伟　王思文

出 版 者	中国农业科学技术出版社
	北京市中关村南大街 12 号　　邮编：100081
电　　话	（010）82103898（编辑室）　　（010）82109702（发行部）
	（010）82109709（读者服务部）
网　　址	https://castp.caas.cn
经 销 者	各地新华书店
印 刷 者	北京建宏印刷有限公司
开　　本	148 mm×210 mm　1/32
印　　张	12.75
字　　数	248 千字
版　　次	2023 年 7 月第 1 版　　2023 年 7 月第 1 次印刷
定　　价	98.00 元

《中国居民常见食物生熟比图谱》
编委会

主　　编：赵丽云　丁钢强　于冬梅

副主编：戴　月　沙怡梅　邹　艳　王　舟　罗书全　黄　峥

主　　审：赵丽云　成　雪

编写人员（以姓氏笔画为序）：

　　　　　　于　博　于文涛　马　蕊　王　波　公维一　朴　玮

　　　　　　成　雪　刘义萍　江美花　许晓丽　阳丽君　李　芳

　　　　　　李扬帆　李淑娟　杨淋清　吴艾琳　吴逸平　吴慧丹

　　　　　　张　英　张　琰　张　毅　陈忠辉　罗贤如　周颢隽

　　　　　　郑艳敏　房红芸　赵　栋　赵　耀　段佳丽　姚一泓

　　　　　　袁玲燕　徐新悟　高　华　郭齐雅　黄飞飞　黄海燕

　　　　　　黄梨煜　梅桂斌　琚腊红　彭朝琼　蔡姝雅　滕臣刚

　　　　　　魏潇琪

秘书组：成　雪　蔡姝雅　魏潇琪　公维一　杨宇祥　黄　坤

　　　　　　李彧格

组织编写单位：中国疾病预防控制中心营养与健康所

参与编写单位：北京市疾病预防控制中心

　　　　　　　　　慈溪市疾病预防控制中心

　　　　　　　　　福建省疾病预防控制中心

　　　　　　　　　江苏省疾病预防控制中心

　　　　　　　　　深圳市疾病预防控制中心

　　　　　　　　　重庆市疾病预防控制中心

前 言

PREFACE

　　随着人们饮食和生活方式的改变，我国既往的人群膳食调查与营养状况评价方法受到了挑战。不同地区食物品种、加工方式和饮食习惯有所不同，给营养调查工作中精准估量食物摄入量带来了很大的挑战。分析食物提供的营养素，可按照《中国食物成分表》（第6版）提供的每100克食物含有的各种营养素量进行计算，而其中绝大多数食物摄入量均要求以生重计，这就要求在调查时收集每位居民摄入的各类食物的生重，即需要被调查者能准确地提供每日各类食物摄入的生重，这对于普通居民而言难度较大。而在既往历次全国性营养调查中发现，居民对摄入的各种烹饪后的食物重量比较易于回顾且比较准确。因此在食物摄入量的估计中，直接让居民估计熟重，比估计生重的准确度要高一些。

　　在研究膳食摄入与营养健康相关关系日益密切，进而对居民的食物及营养素摄入量评估日益精准化的今天，在国家卫生健康委公共卫生重大专项的支持下，2021—2022年中国疾病预防控制中心营养与健康所组织北京市疾病预防控制中心、慈溪市疾病预防控制中心、福建省疾病预防控制中心、江苏省疾病预防控制中心、深圳市疾病预防控制中心和重庆市疾病预防控制中心，研发了在居民调查时更加简便科学获得食物摄入量的方法，即让居民直接回顾所摄入每种食物的熟重就可以直接推算出其生重的系数研究。笔者通过专业方法研究出了南北方常见的八大类近700种食物在多种烹饪方式下的生熟系数，编写了本图谱，建立了食物生熟比基础数据库，其分类标准参照《中国食物成分表》（第6版），食物编码、食物名称（特点）［别名］均来源于《中国食物成分表》（第6版），食物名称中的"fat"指"脂肪"。此外，本图谱还包含了根据六省市居民烹饪及饮食习惯研究得出的含油比和含盐比，可供未来分析参考。数据中的"－g/100 g"表示添加的调味品重量未知，"0 g/100 g"代表未添加该调味品。本类图谱在全国尚属首次出版。期望本书可为国内居民营养与健康相关膳食调查中食物和营养素摄入量的精准化评估提供更加简便、科学的相关数据，达到更准确评价人群膳食营养水平的目的。不当之处，请各位读者批评指正。

赵丽云

2023年3月1日

目　录

CONTENTS

一、薯类、淀粉及制品

常见的薯类有马铃薯（土豆）、甘薯（红薯、山芋）、芋头、山药和木薯。薯类碳水化合物含量为25%，蛋白质、脂肪含量较低。薯类中的维生素C含量较谷类高。

淀粉主要成分为碳水化合物，常见来源为薯类和谷类等。

1. 021101 马铃薯［土豆，洋芋］

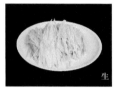 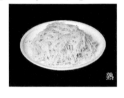

烹饪方式：炒
生熟比：95.1 g/100 g
含油比：8.0 g/100 g
含盐比：0.9 g/100 g

021101 马铃薯［土豆，洋芋］

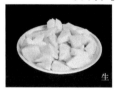 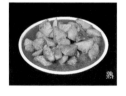

烹饪方式：烧
生熟比：107.4 g/100 g
含油比：4.6 g/100 g
含盐比：1.1 g/100 g

021101 马铃薯［土豆，洋芋］

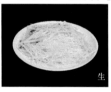 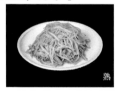

烹饪方式：煮
生熟比：107.9 g/100 g
含油比：0 g/100 g
含盐比：0.5 g/100 g

021101 马铃薯［土豆，洋芋］

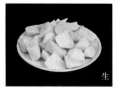 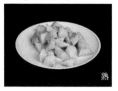

烹饪方式：烤
生熟比：111.3 g/100 g
含油比：2.6 g/100 g
含盐比：0.7 g/100 g

021101 马铃薯［土豆，洋芋］

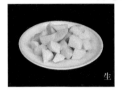 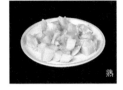

烹饪方式：蒸
生熟比：96.2 g/100 g
含油比：0 g/100 g
含盐比：0 g/100 g

2. 021203 甘薯片［白薯干］

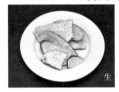 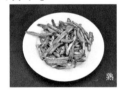

烹饪方式：炒
生熟比：54.3 g/100 g
含油比：16.3 g/100 g
含盐比：0.5 g/100 g

021203 甘薯片［白薯干］

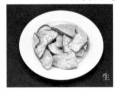 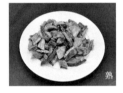

烹饪方式：炖
生熟比：50.0 g/100 g
含油比：5.4 g/100 g
含盐比：0.8 g/100 g

021203 甘薯片［白薯干］

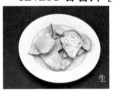 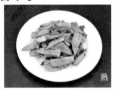

烹饪方式：煮
生熟比：46.9 g/100 g
含油比：0 g/100 g
含盐比：0.8 g/100 g

021203 甘薯片［白薯干］

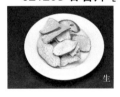 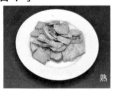

烹饪方式：烤
生熟比：114.0 g/100 g
含油比：－g/100 g
含盐比：－g/100 g

021203 甘薯片［白薯干］

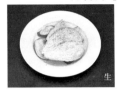 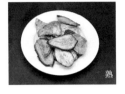

烹饪方式：蒸
生熟比：60.8 g/100 g
含油比：0 g/100 g
含盐比：0 g/100 g

3. 021205 甘薯（红心）［山芋，红薯］

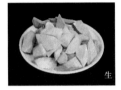 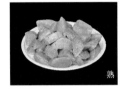

烹饪方式：烧
生熟比：100.3 g/100 g
含油比：2.3 g/100 g
含盐比：0.6 g/100 g

021205 甘薯（红心）［山芋，红薯］

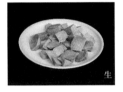 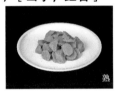

烹饪方式：煮
生熟比：103.0 g/100 g
含油比：0 g/100 g
含盐比：0 g/100 g

021205 甘薯（红心）［山芋，红薯］

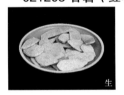 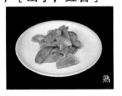

烹饪方式：烤
生熟比：133.3 g/100 g
含油比：18.9 g/100 g
含盐比：0 g/100 g

021205 甘薯（红心）［山芋，红薯］

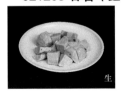 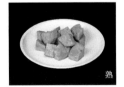

烹饪方式：蒸
生熟比：107.1 g/100 g
含油比：0 g/100 g
含盐比：0 g/100 g

021205 甘薯（红心）［山芋，红薯］

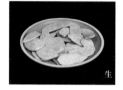 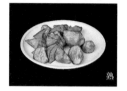

烹饪方式：炸
生熟比：132.8 g/100 g
含油比：10.8 g/100 g
含盐比：0 g/100 g

4. 021301 木薯

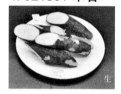 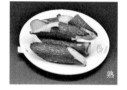

烹饪方式：煮
生熟比：92.4 g/100 g
含油比：0 g/100 g
含盐比：0 g/100 g

021301 木薯

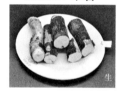 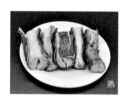

烹饪方式：蒸
生熟比：128.7 g/100 g
含油比：0 g/100 g
含盐比：0 g/100 g

5. 022201 粉丝

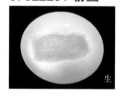 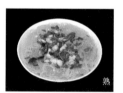

烹饪方式：炖
生熟比：58.6 g/100 g
含油比：3.3 g/100 g
含盐比：0.5 g/100 g

6. 022202 豌豆粉丝

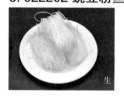 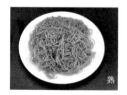

烹饪方式：炒
生熟比：42.9 g/100 g
含油比：6.2 g/100 g
含盐比：－g/100 g

022202 豌豆粉丝

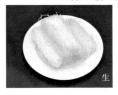 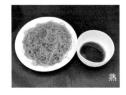

烹饪方式：炖
生熟比：40.9 g/100 g
含油比：2.9 g/100 g
含盐比：－g/100 g

022202 豌豆粉丝

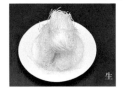 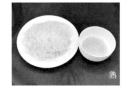

烹饪方式：煮
生熟比：46.4 g/100 g
含油比：0 g/100 g
含盐比：0.3 g/100 g

022202 豌豆粉丝

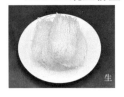 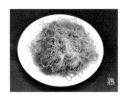

烹饪方式：烤
生熟比：56.8 g/100 g
含油比：－g/100 g
含盐比：0.4 g/100 g

022202 豌豆粉丝

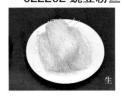 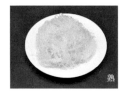

烹饪方式：蒸
生熟比：55.7 g/100 g
含油比：0 g/100 g
含盐比：0 g/100 g

7. 022203 粉条

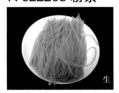 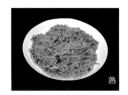

烹饪方式：炖
生熟比：119.0 g/100 g
含油比：5.0 g/100 g
含盐比：0.9 g/100 g

二、干豆类及制品

豆类作物主要有大豆、绿豆、赤豆、芸豆、蚕豆、豌豆等。大豆含有较高的蛋白质（35%～40%）和脂肪（15%～20%），而碳水化合物含量相对较少（20%～30%）。其他豆类，如蚕豆、豌豆等，含有较高的碳水化合物（55%～65%），中等量的蛋白质（10%～30%）和少量的脂肪（低于5%）。

豆类制品主要指大豆制品，我国大豆制品有上百种，通常分为非发酵豆制品和发酵豆制品。非发酵豆制品包括豆浆、豆腐、豆腐干、豆腐皮、香干等，发酵豆制品有腐乳、豆豉等。

1. 031101 黄豆［大豆］

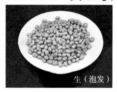 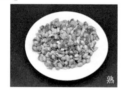

烹饪方式：炒
生熟比：98.3 g/100 g
含油比：9.6 g/100 g
含盐比：0.7 g/100 g

031101 黄豆［大豆］

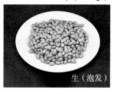 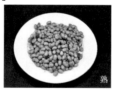

烹饪方式：炖
生熟比：102.8 g/100 g
含油比：8.2 g/100 g
含盐比：0.4 g/100 g

031101 黄豆［大豆］

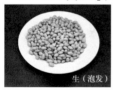 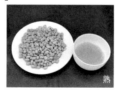

烹饪方式：煮
生熟比：98.9 g/100 g
含油比：0 g/100 g
含盐比：0.8 g/100 g

031101 黄豆［大豆］

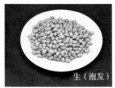 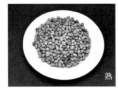

烹饪方式：烤
生熟比：236.4 g/100 g
含油比：－g/100 g
含盐比：0 g/100 g

031101 黄豆［大豆］

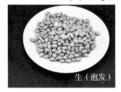 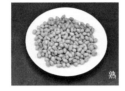

烹饪方式：蒸
生熟比：105.6 g/100 g
含油比：0 g/100 g
含盐比：0 g/100 g

2. 031102 黑豆（干）［黑大豆］

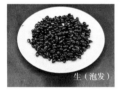 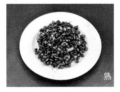

烹饪方式：炒
生熟比：110.2 g/100 g
含油比：25.5 g/100 g
含盐比：0 g/100 g

031102 黑豆（干）［黑大豆］

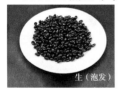 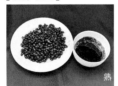

烹饪方式：炖
生熟比：102.8 g/100 g
含油比：10.5 g/100 g
含盐比：0.3 g/100 g

031102 黑豆（干）［黑大豆］

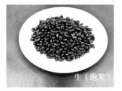 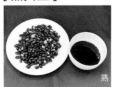

烹饪方式：煮
生熟比：101.6 g/100 g
含油比：0 g/100 g
含盐比：0.9 g/100 g

031102 黑豆（干）［黑大豆］

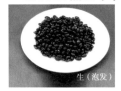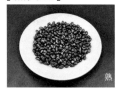

烹饪方式：烤
生熟比：287.9 g/100 g
含油比：－g/100 g
含盐比：0 g/100 g

031102 黑豆（干）［黑大豆］

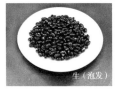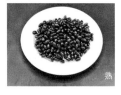

烹饪方式：蒸
生熟比：108.1 g/100 g
含油比：0 g/100 g
含盐比：0 g/100 g

3. 031103 青豆（干）［青大豆］

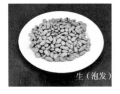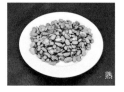

烹饪方式：炒
生熟比：103.8 g/100 g
含油比：8.7 g/100 g
含盐比：0.8 g/100 g

031103 青豆（干）［青大豆］

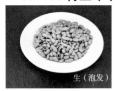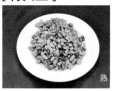

烹饪方式：炖
生熟比：103.8 g/100 g
含油比：9.1 g/100 g
含盐比：1.1 g/100 g

031103 青豆（干）［青大豆］

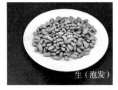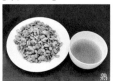

烹饪方式：煮
生熟比：98.9 g/100 g
含油比：0 g/100 g
含盐比：1.5 g/100 g

031103 青豆（干）［青大豆］

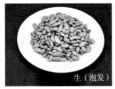
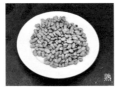

烹饪方式：烤
生熟比：156.1 g/100 g
含油比：－ g/100 g
含盐比：0 g/100 g

031103 青豆（干）［青大豆］

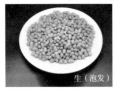
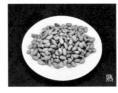

烹饪方式：蒸
生熟比：106.7 g/100 g
含油比：0 g/100 g
含盐比：0 g/100 g

4. 031104 黄豆

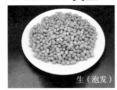
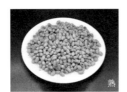

烹饪方式：炒
生熟比：92.2 g/100 g
含油比：4.7 g/100 g
含盐比：0.3 g/100 g

031104 黄豆

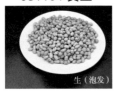
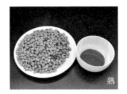

烹饪方式：炖
生熟比：91.9 g/100 g
含油比：4.6 g/100 g
含盐比：0.7 g/100 g

031104 黄豆

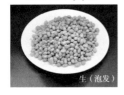
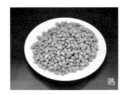

烹饪方式：煮
生熟比：81.5 g/100 g
含油比：0 g/100 g
含盐比：0.5 g/100 g

031104 黄豆

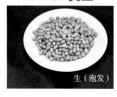 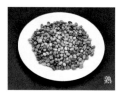

烹饪方式：烤
生熟比：253.1 g/100 g
含油比：−g/100 g
含盐比：0 g/100 g

031104 黄豆

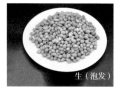 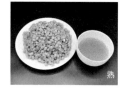

烹饪方式：蒸
生熟比：98.6 g/100 g
含油比：0 g/100 g
含盐比：0 g/100 g

5. 031301x 豆腐（代表值）

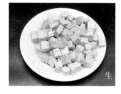 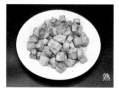

烹饪方式：炒
生熟比：121.0 g/100 g
含油比：5.5 g/100 g
含盐比：−g/100 g

031301x 豆腐（代表值）

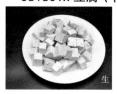 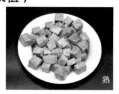

烹饪方式：炖
生熟比：103.1 g/100 g
含油比：7.0 g/100 g
含盐比：0.5 g/100 g

031301x 豆腐（代表值）

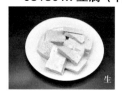 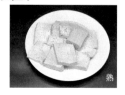

烹饪方式：煮
生熟比：106.7 g/100 g
含油比：0 g/100 g
含盐比：0.8 g/100 g

031301x 豆腐（代表值）

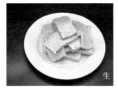 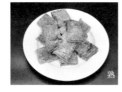

烹饪方式：烤
生熟比：118.0 g/100 g
含油比：0.4 g/100 g
含盐比：0 g/100 g

031301x 豆腐（代表值）

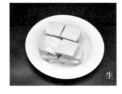 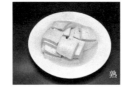

烹饪方式：蒸
生熟比：106.1 g/100 g
含油比：0 g/100 g
含盐比：0 g/100 g

6. 031304 豆腐（内脂）

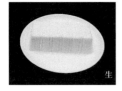 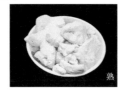

烹饪方式：煮
生熟比：118.5 g/100 g
含油比：0 g/100 g
含盐比：0.2 g/100 g

7. 031305 豆腐脑［老豆腐］

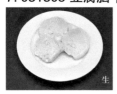 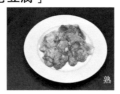

烹饪方式：炒
生熟比：117.2 g/100 g
含油比：9.9 g/100 g
含盐比：- g/100 g

031305 豆腐脑［老豆腐］

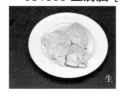 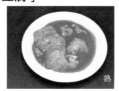

烹饪方式：炖
生熟比：123.4 g/100 g
含油比：13.5 g/100 g
含盐比：1.0 g/100 g

031305 豆腐脑［老豆腐］

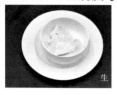 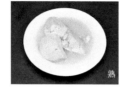

烹饪方式：煮
生熟比：114.9 g/100 g
含油比：0 g/100 g
含盐比：1.2 g/100 g

031305 豆腐脑［老豆腐］

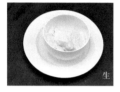 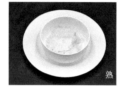

烹饪方式：烤
生熟比：102.8 g/100 g
含油比：0 g/100 g
含盐比：0 g/100 g

031305 豆腐脑［老豆腐］

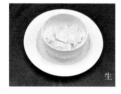 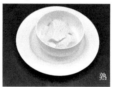

烹饪方式：蒸
生熟比：100.7 g/100 g
含油比：0 g/100 g
含盐比：0 g/100 g

8. 031306 豆腐（北豆腐）

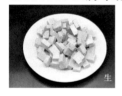 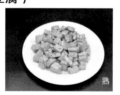

烹饪方式：炒
生熟比：101.9 g/100 g
含油比：4.5 g/100 g
含盐比：0.4 g/100 g

031306 豆腐（北豆腐）

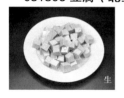 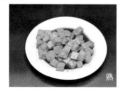

烹饪方式：炖
生熟比：100.0 g/100 g
含油比：3.4 g/100 g
含盐比：－g/100 g

031306 豆腐（北豆腐）

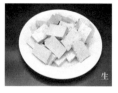 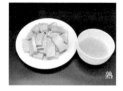

烹饪方式：煮
生熟比：100.6 g/100 g
含油比：0 g/100 g
含盐比：0.9 g/100 g

031306 豆腐（北豆腐）

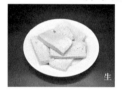 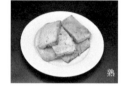

烹饪方式：烤
生熟比：108.2 g/100 g
含油比：0.9 g/100 g
含盐比：0.4 g/100 g

031306 豆腐（北豆腐）

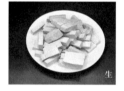 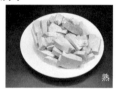

烹饪方式：蒸
生熟比：102.3 g/100 g
含油比：0 g/100 g
含盐比：0 g/100 g

9. 031307 豆腐（南豆腐）

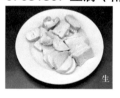 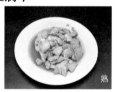

烹饪方式：炒
生熟比：120.4 g/100 g
含油比：4.1 g/100 g
含盐比：− g/100 g

031307 豆腐（南豆腐）

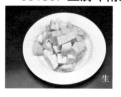 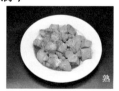

烹饪方式：炖
生熟比：106.0 g/100 g
含油比：5.3 g/100 g
含盐比：1.2 g/100 g

031307 豆腐（南豆腐）

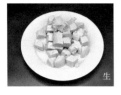 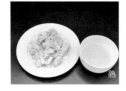

烹饪方式：煮
生熟比：107.7 g/100 g
含油比：0 g/100 g
含盐比：0.9 g/100 g

031307 豆腐（南豆腐）

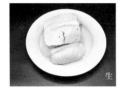 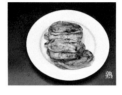

烹饪方式：烤
生熟比：177.3 g/100 g
含油比：0 g/100 g
含盐比：0 g/100 g

031307 豆腐（南豆腐）

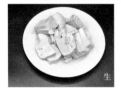 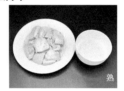

烹饪方式：蒸
生熟比：113.7 g/100 g
含油比：0 g/100 g
含盐比：0 g/100 g

10. 031501 豆腐丝

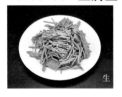 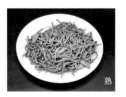

烹饪方式：炒
生熟比：104.2 g/100 g
含油比：9.4 g/100 g
含盐比：0.5 g/100 g

031501 豆腐丝

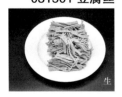 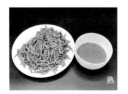

烹饪方式：炖
生熟比：92.6 g/100 g
含油比：8.1 g/100 g
含盐比：0.3 g/100 g

031501 豆腐丝

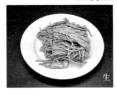 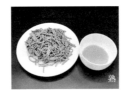

烹饪方式：煮
生熟比：93.0 g/100 g
含油比：0 g/100 g
含盐比：1.6 g/100 g

031501 豆腐丝

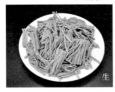 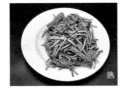

烹饪方式：烤
生熟比：115.2 g/100 g
含油比：0.6 g/100 g
含盐比：0 g/100 g

031501 豆腐丝

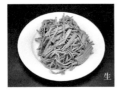 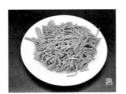

烹饪方式：蒸
生熟比：94.4 g/100 g
含油比：0 g/100 g
含盐比：0 g/100 g

11. 031504 豆腐卷

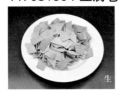 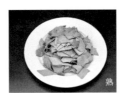

烹饪方式：炒
生熟比：104.2 g/100 g
含油比：9.4 g/100 g
含盐比：0.5 g/100 g

031504 豆腐卷

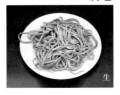 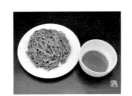

烹饪方式：炖
生熟比：92.6 g/100 g
含油比：8.1 g/100 g
含盐比：0.3 g/100 g

031504 豆腐卷

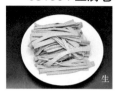 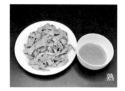

烹饪方式：煮
生熟比：93.0 g/100 g
含油比：0 g/100 g
含盐比：1.6 g/100 g

031504 豆腐卷

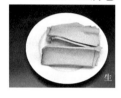 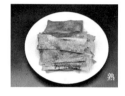

烹饪方式：烤
生熟比：115.2 g/100 g
含油比：0.6 g/100 g
含盐比：0 g/100 g

031504 豆腐卷

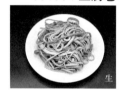 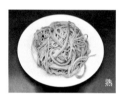

烹饪方式：蒸
生熟比：94.4 g/100 g
含油比：0 g/100 g
含盐比：0 g/100 g

12. 031506 油豆腐

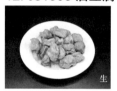 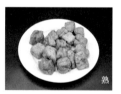

烹饪方式：炒
生熟比：65.3 g/100 g
含油比：5.4 g/100 g
含盐比：- g/100 g

031506 油豆腐

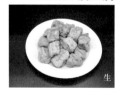 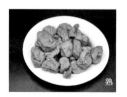

烹饪方式：炖
生熟比：52.8 g/100 g
含油比：4.6 g/100 g
含盐比：0.3 g/100 g

031506 油豆腐

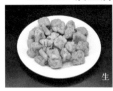 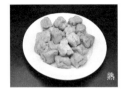

烹饪方式：煮
生熟比：57.4 g/100 g
含油比：0 g/100 g
含盐比：0.4 g/100 g

031506 油豆腐

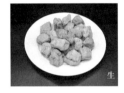 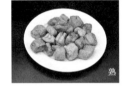

烹饪方式：烤
生熟比：106.3 g/100 g
含油比：2.3 g/100 g
含盐比：0.8 g/100 g

031506 油豆腐

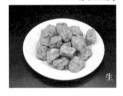 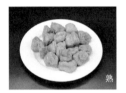

烹饪方式：蒸
生熟比：94.3 g/100 g
含油比：0 g/100 g
含盐比：0 g/100 g

13. 031507 腐竹

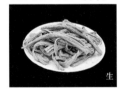 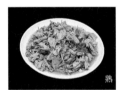

烹饪方式：煮
生熟比：66.1 g/100 g
含油比：2.9 g/100 g
含盐比：0.7 g/100 g

14. 031509 千张

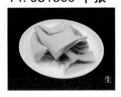 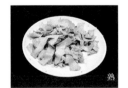

烹饪方式：炒
生熟比：63.2 g/100 g
含油比：9.8 g/100 g
含盐比：0.4 g/100 g

15. 031510x 豆腐干（代表值）

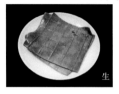 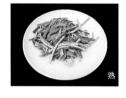

烹饪方式：炒
生熟比：98.8 g/100 g
含油比：20.4 g/100 g
含盐比：0.6 g/100 g

16. 031513 豆腐干（酱油干）

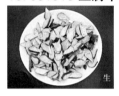 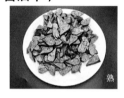

烹饪方式：炒
生熟比：95.0 g/100 g
含油比：3.7 g/100 g
含盐比：1.5 g/100 g

031513 豆腐干（酱油干）

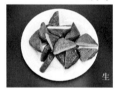 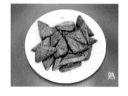

烹饪方式：烧
生熟比：96.1 g/100 g
含油比：3.6 g/100 g
含盐比：0.6 g/100 g

031513 豆腐干（酱油干）

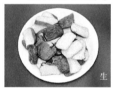 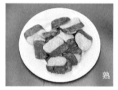

烹饪方式：煮
生熟比：98.9 g/100 g
含油比：0 g/100 g
含盐比：1.1 g/100 g

031513 豆腐干（酱油干）

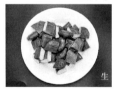 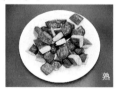

烹饪方式：烤
生熟比：93.9 g/100 g
含油比：- g/100 g
含盐比：0 g/100 g

031513 豆腐干（酱油干）

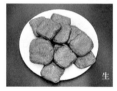 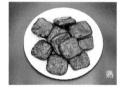

烹饪方式：卤
生熟比：102.0 g/100 g
含油比：4.6 g/100 g
含盐比：0.1 g/100 g

17. 031517 豆腐干（小香干）

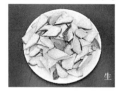 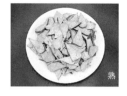

烹饪方式：炒
生熟比：97.2 g/100 g
含油比：3.6 g/100 g
含盐比：0.5 g/100 g

031517 豆腐干（小香干）

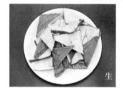 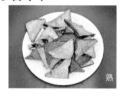

烹饪方式：烧
生熟比：103.0 g/100 g
含油比：2.1 g/100 g
含盐比：0.6 g/100 g

031517 豆腐干（小香干）

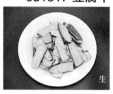 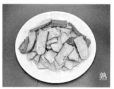

烹饪方式：煮
生熟比：100.0 g/100 g
含油比：4.5 g/100 g
含盐比：0.5 g/100 g

031517 豆腐干（小香干）

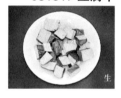 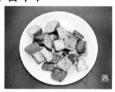

烹饪方式：烤
生熟比：103.6 g/100 g
含油比：4.6 g/100 g
含盐比：0.2 g/100 g

031517 豆腐干（小香干）

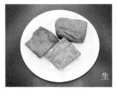 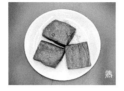

烹饪方式：卤
生熟比：104.0 g/100 g
含油比：0 g/100 g
含盐比：- g/100 g

18. 031526 烤麸

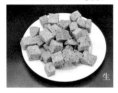 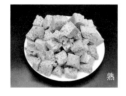

烹饪方式：炒
生熟比：79.4 g/100 g
含油比：1.9 g/100 g
含盐比：0.5 g/100 g

031526 烤麸

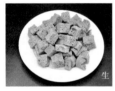 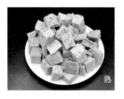

烹饪方式：炖
生熟比：69.8 g/100 g
含油比：1.1 g/100 g
含盐比：0.2 g/100 g

031526 烤麸

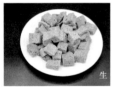 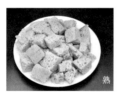

烹饪方式：煮
生熟比：65.8 g/100 g
含油比：0 g/100 g
含盐比：0.3 g/100 g

031526 烤麸

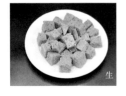 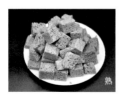

烹饪方式：蒸
生熟比：98.3 g/100 g
含油比：0 g/100 g
含盐比：0 g/100 g

19. 031527 豆腐皮

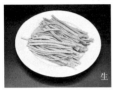 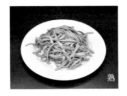

烹饪方式：炒
生熟比：94.1 g/100 g
含油比：10.3 g/100 g
含盐比：0.7 g/100 g

031527 豆腐皮

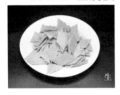 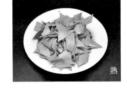

烹饪方式：炖
生熟比：90.3 g/100 g
含油比：4.0 g/100 g
含盐比：1.8 g/100 g

031527 豆腐皮

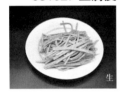 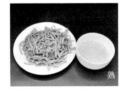

烹饪方式：煮
生熟比：89.6 g/100 g
含油比：0 g/100 g
含盐比：1.1 g/100 g

031527 豆腐皮

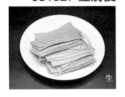 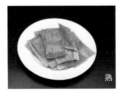

烹饪方式：烤
生熟比：136.0 g/100 g
含油比：1.8 g/100 g
含盐比：0.6 g/100 g

031527 豆腐皮

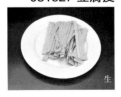 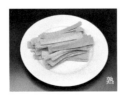

烹饪方式：蒸
生熟比：98.7 g/100 g
含油比：0 g/100 g
含盐比：0 g/100 g

20. 031528 腐竹

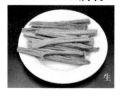 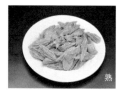

烹饪方式：炒
生熟比：88.7 g/100 g
含油比：6.0 g/100 g
含盐比：- g/100 g

031528 腐竹

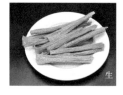 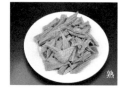

烹饪方式：炖
生熟比：89.4 g/100 g
含油比：8.9 g/100 g
含盐比：0.7 g/100 g

031528 腐竹

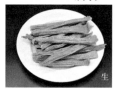 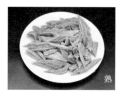

烹饪方式：煮
生熟比：82.4 g/100 g
含油比：0 g/100 g
含盐比：1.1 g/100 g

031528 腐竹

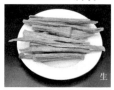 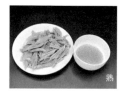

烹饪方式：蒸
生熟比：98.9 g/100 g
含油比：0 g/100 g
含盐比：0 g/100 g

21. 031529 豆腐干

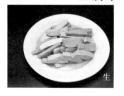 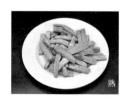

烹饪方式：炒
生熟比：103.7 g/100 g
含油比：9.5 g/100 g
含盐比：0.5 g/100 g

031529 豆腐干

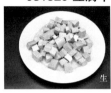 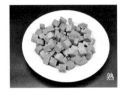

烹饪方式：炖
生熟比：99.5 g/100 g
含油比：4.3 g/100 g
含盐比：－g/100 g

031529 豆腐干

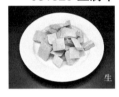 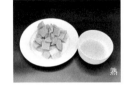

烹饪方式：煮
生熟比：97.4 g/100 g
含油比：0 g/100 g
含盐比：1.4 g/100 g

031529 豆腐干

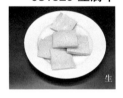 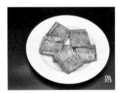

烹饪方式：烤
生熟比：113.1 g/100 g
含油比：1.0 g/100 g
含盐比：－g/100 g

031529 豆腐干

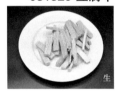 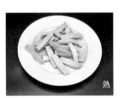

烹饪方式：蒸
生熟比：96.9 g/100 g
含油比：0 g/100 g
含盐比：0 g/100 g

22. 039101 扁豆（干）

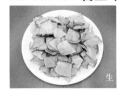 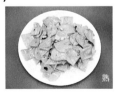

烹饪方式：炒
生熟比：103.3 g/100 g
含油比：3.1 g/100 g
含盐比：0.7 g/100 g

039101 扁豆（干）

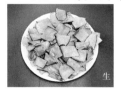 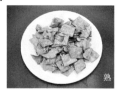

烹饪方式：炖
生熟比：104.3 g/100 g
含油比：11.2 g/100 g
含盐比：0.3 g/100 g

039101 扁豆（干）

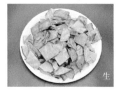 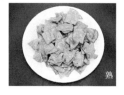

烹饪方式：煮
生熟比：103.3 g/100 g
含油比：5.6 g/100 g
含盐比：0.7 g/100 g

23. 039202 豇豆（干）

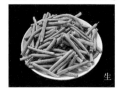 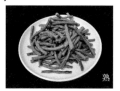

烹饪方式：炒
生熟比：123.3 g/100 g
含油比：18.3 g/100 g
含盐比：0.8 g/100 g

24. 039301 豌豆（干）

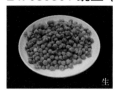 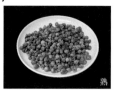

烹饪方式：炒
生熟比：120.9 g/100 g
含油比：22.3 g/100 g
含盐比：0.4 g/100 g

25. 039203 豇豆（干，紫）

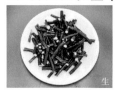 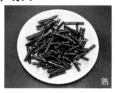

烹饪方式：炒
生熟比：105.7 g/100 g
含油比：8.8 g/100 g
含盐比：0.2 g/100 g

039203 豇豆（干，紫）

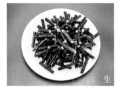 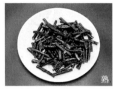

烹饪方式：烧
生熟比：108.7 g/100 g
含油比：7.0 g/100 g
含盐比：1.7 g/100 g

039203 豇豆（干，紫）

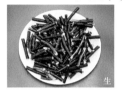 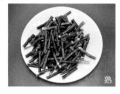

烹饪方式：煮
生熟比：108.1 g/100 g
含油比：6.6 g/100 g
含盐比：0.9 g/100 g

三、蔬菜类及制品

蔬菜富含维生素、矿物质、膳食纤维，且能量低，对于满足人体微量营养素的需要、保持肠道正常功能以及降低慢性病的发生风险等具有重要作用。根据《中国居民膳食指南（2022）》，推荐成年人每天摄入蔬菜不少于300 g，其中新鲜深色蔬菜应占1/2。

1. 041101 白萝卜［莱菔］

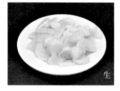 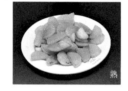

烹饪方式：炒
生熟比：110.3 g/100 g
含油比：2.7 g/100 g
含盐比：0.4 g/100 g

041101 白萝卜［莱菔］

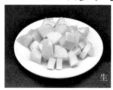 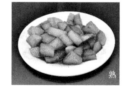

烹饪方式：烧
生熟比：115.4 g/100 g
含油比：12.5 g/100 g
含盐比：－g/100 g

2. 041102 卞萝卜［红皮萝卜］

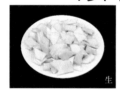 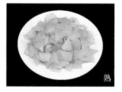

烹饪方式：炒
生熟比：105.1 g/100 g
含油比：5.8 g/100 g
含盐比：－g/100 g

041102 卞萝卜［红皮萝卜］

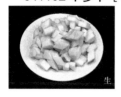 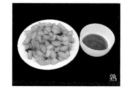

烹饪方式：炖
生熟比：105.9 g/100 g
含油比：3.4 g/100 g
含盐比：0.5 g/100 g

041102 卞萝卜［红皮萝卜］

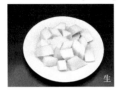 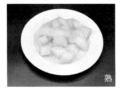

烹饪方式：煮
生熟比：104.3 g/100 g
含油比：0 g/100 g
含盐比：1.1 g/100 g

041102 卞萝卜［红皮萝卜］

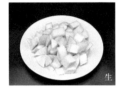 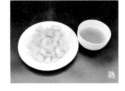

烹饪方式：蒸
生熟比：109.4 g/100 g
含油比：0 g/100 g
含盐比：0 g/100 g

041102 卞萝卜（红皮萝卜）

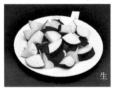 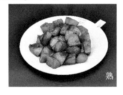

烹饪方式：烧
生熟比：113.1 g/100 g
含油比：6.9 g/100 g
含盐比：－g/100 g

3. 041103 红旦旦萝卜

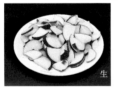 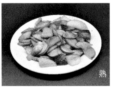

烹饪方式：炒
生熟比：108.7 g/100 g
含油比：13.9 g/100 g
含盐比：1.8 g/100 g

041103 红旦旦萝卜

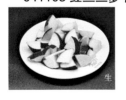 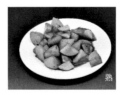

烹饪方式：烧
生熟比：102.1 g/100 g
含油比：9.3 g/100 g
含盐比：－g/100 g

4. 041104 红萝卜

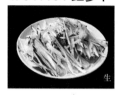
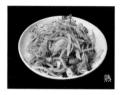

烹饪方式：炒
生熟比：121.3 g/100 g
含油比：9.7 g/100 g
含盐比：0.4 g/100 g

5. 041105 红心萝卜

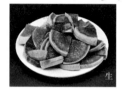
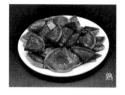

烹饪方式：炒
生熟比：115.8 g/100 g
含油比：116.1 g/100 g
含盐比：10.5 g/100 g

041105 红心萝卜

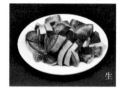
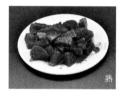

烹饪方式：炖
生熟比：116.2 g/100 g
含油比：9.8 g/100 g
含盐比：－g/100 g

6. 041106 花叶萝卜

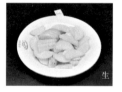
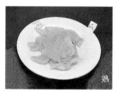

烹饪方式：炒
生熟比：102.8 g/100 g
含油比：9.0 g/100 g
含盐比：0.6 g/100 g

041106 花叶萝卜

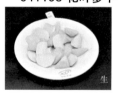
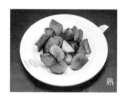

烹饪方式：烧
生熟比：105.7 g/100 g
含油比：4.9 g/100 g
含盐比：－g/100 g

041106 花叶萝卜

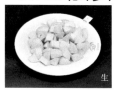 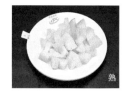

烹饪方式：煮
生熟比：102.1 g/100 g
含油比：0 g/100 g
含盐比：0 g/100 g

7. 041107 青萝卜

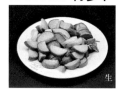 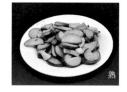

烹饪方式：炒
生熟比：108.4 g/100 g
含油比：13.4 g/100 g
含盐比：0.4 g/100 g

041107 青萝卜

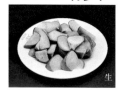 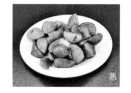

烹饪方式：炖
生熟比：109.7 g/100 g
含油比：8.4 g/100 g
含盐比：- g/100 g

8. 041108 水萝卜

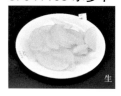 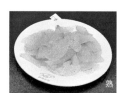

烹饪方式：炒
生熟比：106.1 g/100 g
含油比：6.5 g/100 g
含盐比：0.4 g/100 g

041108 水萝卜

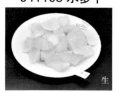 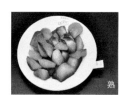

烹饪方式：烧
生熟比：106.3 g/100 g
含油比：4.0 g/100 g
含盐比： g/100 g

041108 水萝卜

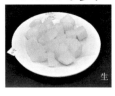 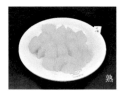

烹饪方式：煮
生熟比：106.6 g/100 g
含油比：0 g/100 g
含盐比：0 g/100 g

9. 041109 小水萝卜

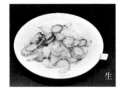 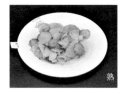

烹饪方式：炒
生熟比：100.0 g/100 g
含油比：16.6 g/100 g
含盐比：0.3 g/100 g

041109 小水萝卜

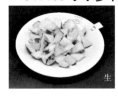 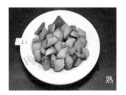

烹饪方式：烧
生熟比：105.4 g/100 g
含油比：4.2 g/100 g
含盐比：− g/100 g

041109 小水萝卜

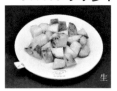 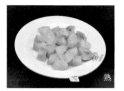

烹饪方式：煮
生熟比：110.3 g/100 g
含油比：0 g/100 g
含盐比：0 g/100 g

10. 041110 红心萝卜［心里美］

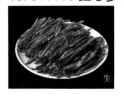 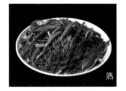

烹饪方式：炒
生熟比：118.6 g/100 g
含油比：8.8 g/100 g
含盐比：0.8 g/100 g

11. 041112 白萝卜（圆）

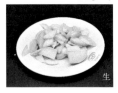 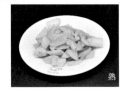

烹饪方式：炒
生熟比：101.6 g/100 g
含油比：7.6 g/100 g
含盐比：0.5 g/100 g

041112 白萝卜（圆）

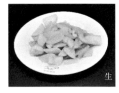 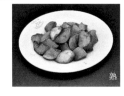

烹饪方式：炖
生熟比：105.9 g/100 g
含油比：8.3 g/100 g
含盐比：－g/100 g

041112 白萝卜（圆）

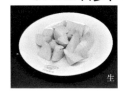 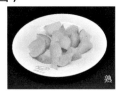

烹饪方式：煮
生熟比：103.2 g/100 g
含油比：0 g/100 g
含盐比：0 g/100 g

12. 041113 青萝卜

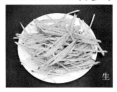 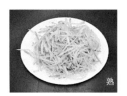

烹饪方式：炒
生熟比：110.2 g/100 g
含油比：5.3 g/100 g
含盐比：0.6 g/100 g

041113 青萝卜

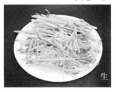 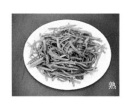

烹饪方式：烧
生熟比：110.0 g/100 g
含油比：6.3 g/100 g
含盐比：1.0 g/100 g

041113 青萝卜

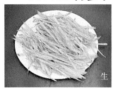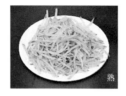

烹饪方式：煮
生熟比：106.1 g/100 g
含油比：9.1 g/100 g
含盐比：0.8 g/100 g

13. 041115 樱桃萝卜

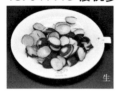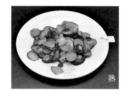

烹饪方式：炒
生熟比：107.1 g/100 g
含油比：7.3 g/100 g
含盐比：0.8 g/100 g

14. 041201 胡萝卜（红）［金笋，丁香萝卜］

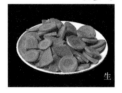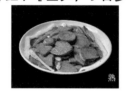

烹饪方式：炒
生熟比：118.1 g/100 g
含油比：12.3 g/100 g
含盐比：1.1 g/100 g

15. 041202 胡萝卜（黄）

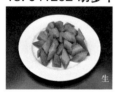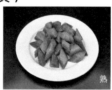

烹饪方式：煮
生熟比：101.3 g/100 g
含油比：0 g/100 g
含盐比：0.9 g/100 g

041202 胡萝卜（黄）

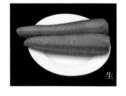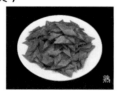

烹饪方式：炒
生熟比：125.4 g/100 g
含油比：4.0 g/100 g
含盐比：0.3 g/100 g

041202 胡萝卜（黄）

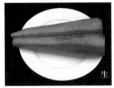
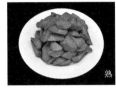

烹饪方式：炖
生熟比：105.8 g/100 g
含油比：7.2 g/100 g
含盐比：0.5 g/100 g

041202 胡萝卜（黄）

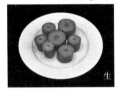
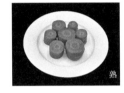

烹饪方式：蒸
生熟比：108.8 g/100 g
含油比：0 g/100 g
含盐比：0 g/100 g

16. 041203 胡萝卜（脱水）

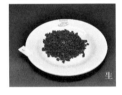
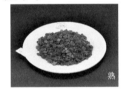

烹饪方式：炒
生熟比：59.8 g/100 g
含油比：12.6 g/100 g
含盐比：0.3 g/100 g

041203 胡萝卜（脱水）

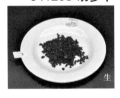
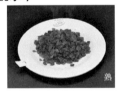

烹饪方式：煮
生熟比：61.2 g/100 g
含油比：0 g/100 g
含盐比：0 g/100 g

17. 041204 胡萝卜

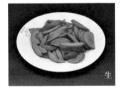
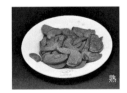

烹饪方式：炒
生熟比：111.7 g/100 g
含油比：19.5 g/100 g
含盐比：2.1 g/100 g

041204 胡萝卜

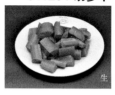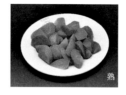

烹饪方式：炖
生熟比：109.0 g/100 g
含油比：12.2 g/100 g
含盐比：－g/100 g

041204 胡萝卜

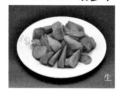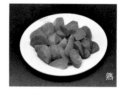

烹饪方式：煮
生熟比：102.0 g/100 g
含油比：0 g/100 g
含盐比：0 g/100 g

18. 041301 芥菜头［大头菜，水芥］

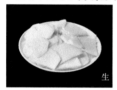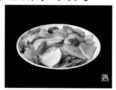

烹饪方式：炒
生熟比：105.5 g/100 g
含油比：11.1 g/100 g
含盐比：0.6 g/100 g

19. 041302 苤蓝［玉蔓菁，球茎甘蓝，大头菜］

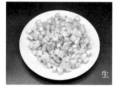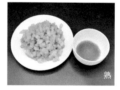

烹饪方式：煮
生熟比：102.4 g/100 g
含油比：0 g/100 g
含盐比：0 g/100 g

041302 苤蓝［玉蔓菁，球茎甘蓝，大头菜］

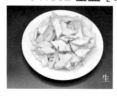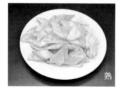

烹饪方式：蒸
生熟比：96.6 g/100 g
含油比：0 g/100 g
含盐比：0 g/100 g

041302 苤蓝［玉蔓菁，球茎甘蓝、大头菜］

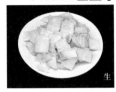 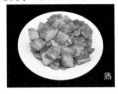

烹饪方式：炒
生熟比：104.8 g/100 g
含油比：5.1 g/100 g
含盐比：0.8 g/100 g

041302 苤蓝［玉蔓菁，球茎甘蓝、大头菜］

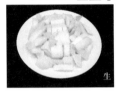 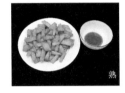

烹饪方式：炖
生熟比：105.9 g/100 g
含油比：2.4 g/100 g
含盐比：0.4 g/100 g

20. 041401 甜菜根（鲜）［甜菜头，糖萝卜］

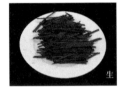 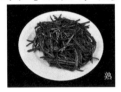

烹饪方式：炒
生熟比：101.6 g/100 g
含油比：15.4 g/100 g
含盐比：1.6 g/100 g

041401 甜菜根（鲜）［甜菜头，糖萝卜］

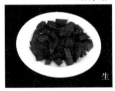 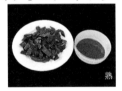

烹饪方式：炖
生熟比：103.9 g/100 g
含油比：7.8 g/100 g
含盐比：0.4 g/100 g

041401甜菜根（鲜）［甜菜头，糖萝卜］

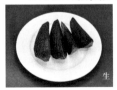 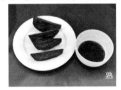

烹饪方式：煮
生熟比：101.6 g/100 g
含油比：0 g/100 g
含盐比：0.4 g/100 g

041401甜菜根（鲜）[甜菜头，糖萝卜]

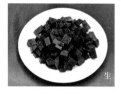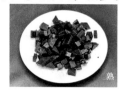

烹饪方式：蒸
生熟比：105.0 g/100 g
含油比：0 g/100 g
含盐比：0 g/100 g

21. 041402 根芹

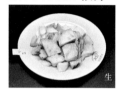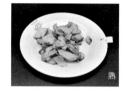

烹饪方式：炒
生熟比：104.2 g/100 g
含油比：13 g/100 g
含盐比：0.3 g/100 g

041402 根芹

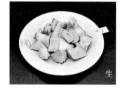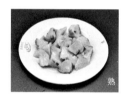

烹饪方式：蒸
生熟比：101.9 g/100 g
含油比：0 g/100 g
含盐比：0 g/100 g

041402 根芹

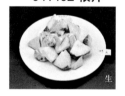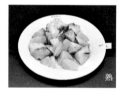

烹饪方式：煮
生熟比：99.5 g/100 g
含油比：0 g/100 g
含盐比：0 g/100 g

22. 041403 紫菜头

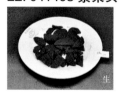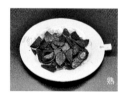

烹饪方式：炒
生熟比：102.1 g/100 g
含油比：11.1 g/100 g
含盐比：0.3 g/100 g

041403 紫菜头

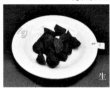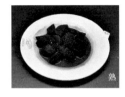

烹饪方式：蒸
生熟比：104.6 g/100 g
含油比：0 g/100 g
含盐比：0 g/100 g

041403 紫菜头

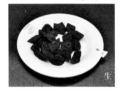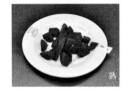

烹饪方式：煮
生熟比：120.4 g/100 g
含油比：0 g/100 g
含盐比：0 g/100 g

23. 042101 扁豆［月亮菜］

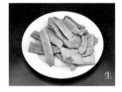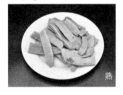

烹饪方式：煮
生熟比：89.5 g/100 g
含油比：0 g/100 g
含盐比：0.9 g/100 g

042101 扁豆［月亮菜］

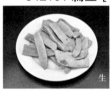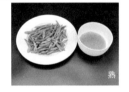

烹饪方式：蒸
生熟比：98.8 g/100 g
含油比：0 g/100 g
含盐比：0 g/100 g

042101 扁豆［月亮菜］

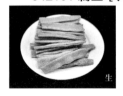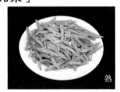

烹饪方式：炒
生熟比：101.3 g/100 g
含油比：7.0 g/100 g
含盐比：0.6 g/100 g

042101 扁豆［月亮菜］

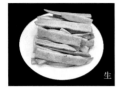 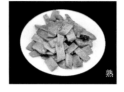

烹饪方式：炖
生熟比：104.9 g/100 g
含油比：5.0 g/100 g
含盐比：0.7 g/100 g

24. 042103 刀豆（鲜）

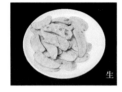 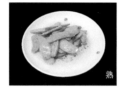

烹饪方式：炒
生熟比：102.4 g/100 g
含油比：15.2 g/100 g
含盐比：1.0 g/100 g

25. 042104 豆角

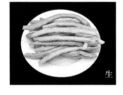 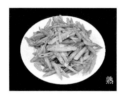

烹饪方式：炒
生熟比：99.0 g/100 g
含油比：4.5 g/100 g
含盐比：0.3 g/100 g

042104 豆角

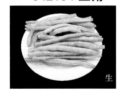 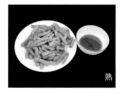

烹饪方式：炖
生熟比：106.3 g/100 g
含油比：5.6 g/100 g
含盐比：0.6 g/100 g

26. 042105 豆角（鲜，白）

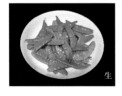 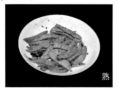

烹饪方式：炒
生熟比：30.8 g/100 g
含油比：6.1 g/100 g
含盐比：1.2 g/100 g

27. 042106 荷兰豆

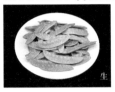 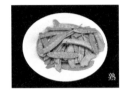

烹饪方式：炒
生熟比：102.5 g/100 g
含油比：9.7 g/100 g
含盐比：0.6 g/100 g

042106 荷兰豆

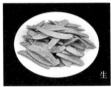 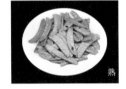

烹饪方式：煮
生熟比：112.7 g/100 g
含油比：0 g/100 g
含盐比：0 g/100 g

042106 荷兰豆

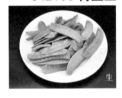 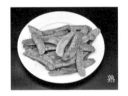

烹饪方式：烤
生熟比：139.4 g/100 g
含油比：0.7 g/100 g
含盐比：－ g/100 g

042106 荷兰豆

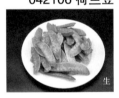 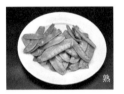

烹饪方式：蒸
生熟比：85.4 g/100 g
含油比：0 g/100 g
含盐比：0 g/100 g

28. 042109 毛豆（鲜）[青豆，菜用大豆]

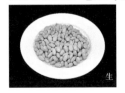 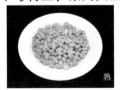

烹饪方式：炒
生熟比：104.0 g/100 g
含油比：6.6 g/100 g
含盐比：1.3 g/100 g

042109 毛豆（鲜）[青豆，菜用大豆]

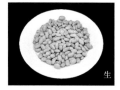 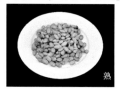

烹饪方式：炖
生熟比：103.4 g/100 g
含油比：8.3 g/100 g
含盐比：0.7 g/100 g

042109 毛豆（鲜）[青豆，菜用大豆]

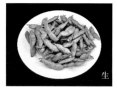 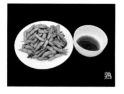

烹饪方式：煮
生熟比：99.6 g/100 g
含油比：0 g/100 g
含盐比：1.1 g/100 g

042109 毛豆（鲜）[青豆，菜用大豆]

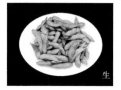 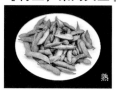

烹饪方式：蒸
生熟比：94.8 g/100 g
含油比：0 g/100 g
含盐比：0 g/100 g

29. 042110 四季豆[菜豆]

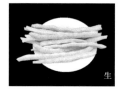 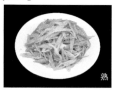

烹饪方式：炒
生熟比：104.5 g/100 g
含油比：4.8 g/100 g
含盐比：1.0 g/100 g

042110 四季豆[菜豆]

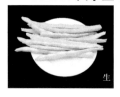 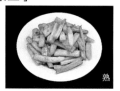

烹饪方式：炖
生熟比：103.6 g/100 g
含油比：4.6 g/100 g
含盐比：0.3 g/100 g

042110 四季豆［菜豆］

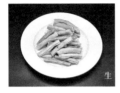 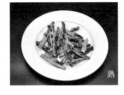

烹饪方式：烤
生熟比：243.1 g/100 g
含油比：1.7 g/100 g
含盐比：− g/100 g

042110 四季豆［菜豆］

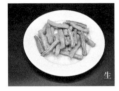 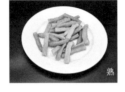

烹饪方式：蒸
生熟比：96.5 g/100 g
含油比：0 g/100 g
含盐比：0 g/100 g

30. 042111 豌豆（带荚，鲜）［回回豆］

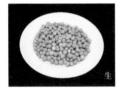 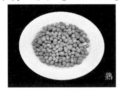

烹饪方式：炒
生熟比：119.0 g/100 g
含油比：14.0 g/100 g
含盐比：0.8 g/100 g

042111 豌豆（带荚，鲜）［回回豆］

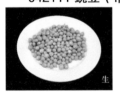 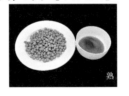

烹饪方式：炖
生熟比：108.6 g/100 g
含油比：6.6 g/100 g
含盐比：− g/100 g

042111 豌豆（带荚，鲜）［回回豆］

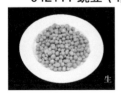 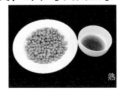

烹饪方式：煮
生熟比：107.7 g/100 g
含油比：0 g/100 g
含盐比：1.4 g/100 g

042111 豌豆（带荚，鲜）［回回豆］

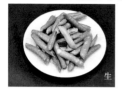 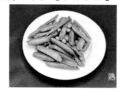

烹饪方式：蒸
生熟比：102.2 g/100 g
含油比：0 g/100 g
含盐比：0 g/100 g

31. 042112 豌豆尖

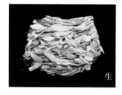 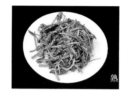

烹饪方式：炒
生熟比：106.9 g/100 g
含油比：5.8 g/100 g
含盐比：0.4 g/100 g

042112 豌豆尖

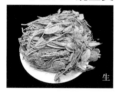 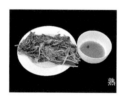

烹饪方式：煮
生熟比：80.3 g/100 g
含油比：0 g/100 g
含盐比：0.3 g/100 g

042112 豌豆尖

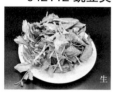 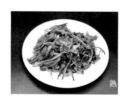

烹饪方式：蒸
生熟比：99.1 g/100 g
含油比：0 g/100 g
含盐比：0 g/100 g

32. 042113 油豆角（鲜）［多花菜豆］

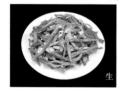 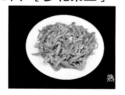

烹饪方式：炒
生熟比：99.6 g/100 g
含油比：4.4 g/100 g
含盐比：0.4 g/100 g

042113 油豆角（鲜）［多花菜豆］

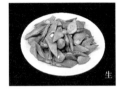 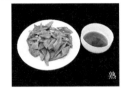

烹饪方式：炖
生熟比：102.1 g/100 g
含油比：4.6 g/100 g
含盐比：1.1 g/100 g

042113 油豆角（鲜）［多花菜豆］

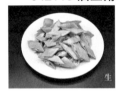 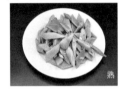

烹饪方式：蒸
生熟比：92.6 g/100 g
含油比：0 g/100 g
含盐比：0 g/100 g

33. 042115 芸豆（豆及豆荚，鲜）

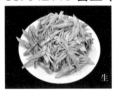 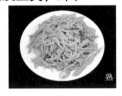

烹饪方式：炒
生熟比：101.0 g/100 g
含油比：9.2 g/100 g
含盐比：0.3 g/100 g

042115 芸豆（豆及豆荚，鲜）

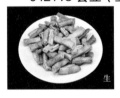 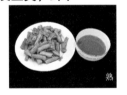

烹饪方式：炖
生熟比：98.5 g/100 g
含油比：6.8 g/100 g
含盐比：0.5 g/100 g

042115 芸豆（豆及豆荚，鲜）

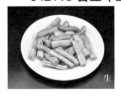 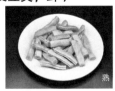

烹饪方式：煮
生熟比：108.3 g/100 g
含油比：0 g/100 g
含盐比：0 g/100 g

042115 芸豆（豆及豆荚，鲜）

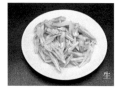 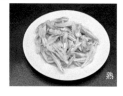

烹饪方式：蒸
生熟比：104.3 g/100 g
含油比：0 g/100 g
含盐比：0 g/100 g

34. 042117 豇豆（长）

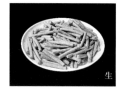 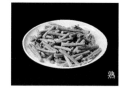

烹饪方式：炒
生熟比：103.1 g/100 g
含油比：7.6 g/100 g
含盐比：1.1 g/100 g

35. 042119 豇豆

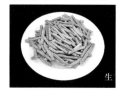 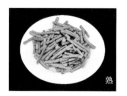

烹饪方式：炒
生熟比：100.0 g/100 g
含油比：5.6 g/100 g
含盐比：0.6 g/100 g

042119 豇豆

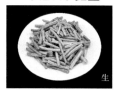 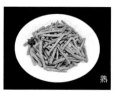

烹饪方式：炖
生熟比：95.7 g/100 g
含油比：6.0 g/100 g
含盐比：− g/100 g

36. 042202 黄豆芽

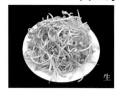 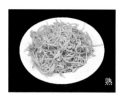

烹饪方式：炒
生熟比：114.3 g/100 g
含油比：5.0 g/100 g
含盐比：0.4 g/100 g

042202 黄豆芽

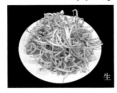
生

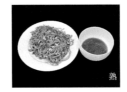
熟

烹饪方式：炖
生熟比：115.3 g/100 g
含油比：6.7 g/100 g
含盐比：1.3 g/100 g

37. 042205 黄豆芽

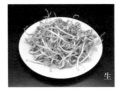
生

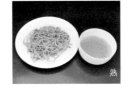
熟

烹饪方式：煮
生熟比：111.4 g/100 g
含油比：0 g/100 g
含盐比：2.6 g/100 g

042205 黄豆芽

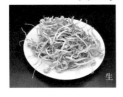
生

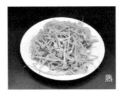
熟

烹饪方式：蒸
生熟比：97.4 g/100 g
含油比：0 g/100 g
含盐比：0 g/100 g

38. 042206 绿豆芽

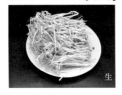
生

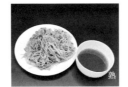
熟

烹饪方式：蒸
生熟比：106.6 g/100 g
含油比：0 g/100 g
含盐比：0.5 g/100 g

042206 绿豆芽

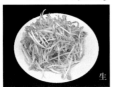
生

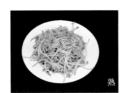
熟

烹饪方式：炒
生熟比：105.7 g/100 g
含油比：7.4 g/100 g
含盐比：0.6 g/100 g

042206 绿豆芽

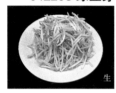
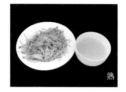

烹饪方式：煮
生熟比：104.6 g/100 g
含油比：0 g/100 g
含盐比：0.6 g/100 g

39. 042207 黑豆苗

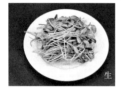
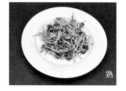

烹饪方式：炒
生熟比：148.8 g/100 g
含油比：25.6 g/100 g
含盐比：2.4 g/100 g

042207 黑豆苗

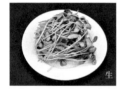
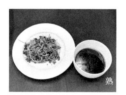

烹饪方式：炖
生熟比：158.7 g/100 g
含油比：5.7 g/100 g
含盐比：- g/100 g

042207 黑豆苗

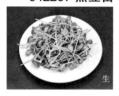
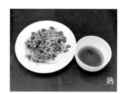

烹饪方式：煮
生熟比：118.1 g/100 g
含油比：- g/100 g
含盐比：0.6 g/100 g

042207 黑豆苗

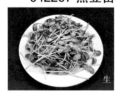
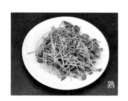

烹饪方式：蒸
生熟比：95.4 g/100 g
含油比：0 g/100 g
含盐比：0 g/100 g

40. 042208 豌豆苗

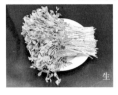
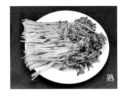

烹饪方式：蒸
生熟比：110.2 g/100 g
含油比：0 g/100 g
含盐比：0 g/100 g

042208 豌豆苗

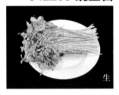
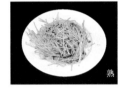

烹饪方式：炒
生熟比：116.0 g/100 g
含油比：19.3 g/100 g
含盐比：2.6 g/100 g

042208 豌豆苗

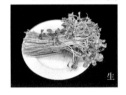
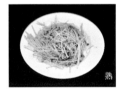

烹饪方式：煮
生熟比：113.0 g/100 g
含油比：0 g/100 g
含盐比：0 g/100 g

41. 043101 茄子

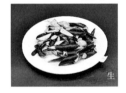
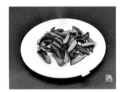

烹饪方式：炒
生熟比：85.9 g/100 g
含油比：8.6 g/100 g
含盐比：0.7 g/100 g

043101 茄子

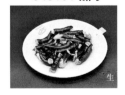
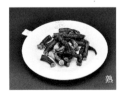

烹饪方式：炸
生熟比：94.1 g/100 g
含油比：26.4 g/100 g
含盐比：0 g/100 g

043101 茄子

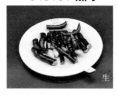 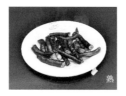

烹饪方式：蒸
生熟比：98.5 g/100 g
含油比：0 g/100 g
含盐比：0 g/100 g

42. 043102 绿茄

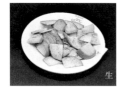 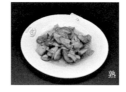

烹饪方式：炒
生熟比：90.7 g/100 g
含油比：12.9 g/100 g
含盐比：0.8 g/100 g

043102 绿茄

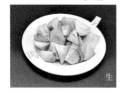 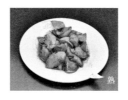

烹饪方式：烧
生熟比：93.8 g/100 g
含油比：15.1 g/100 g
含盐比：- g/100 g

043102 绿茄

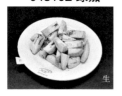 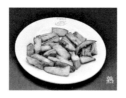

烹饪方式：炸
生熟比：101.3 g/100 g
含油比：22.3 g/100 g
含盐比：0 g/100 g

043102 绿茄

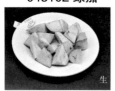 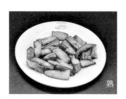

烹饪方式：蒸
生熟比：95.7 g/100 g
含油比：0 g/100 g
含盐比：0 g/100 g

43. 043103 茄子（圆）

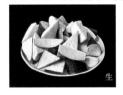 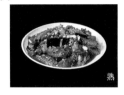

烹饪方式：炖
生熟比：81.5 g/100 g
含油比：14.0 g/100 g
含盐比：0.9 g/100 g

44. 043107 奶柿子

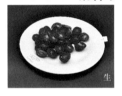 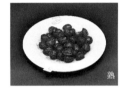

烹饪方式：炒
生熟比：105.3 g/100 g
含油比：8.2 g/100 g
含盐比：0.3 g/100 g

043107 奶柿子

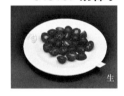 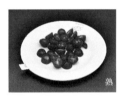

烹饪方式：煮
生熟比：102.8 g/100 g
含油比：0 g/100 g
含盐比：0 g/100 g

45. 043108 辣椒（红，尖，干）

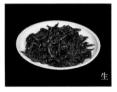 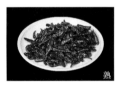

烹饪方式：炒
生熟比：75.0 g/100 g
含油比：27.9 g/100 g
含盐比：1.9 g/100 g

043108 辣椒（红，尖，干）

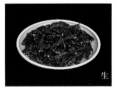 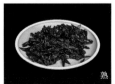

烹饪方式：烧
生熟比：69.0 g/100 g
含油比：－g/100 g
含盐比：2.2 g/100 g

043108 辣椒（红，尖，干）

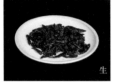 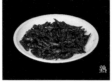

烹饪方式：煮
生熟比：66.0 g/100 g
含油比：0 g/100 g
含盐比：0.6 g/100 g

043108 辣椒（红，尖，干）

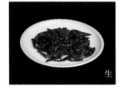 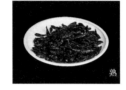

烹饪方式：蒸
生熟比：96.2 g/100 g
含油比：0 g/100 g
含盐比：0 g/100 g

46. 043109 辣椒（红，小）

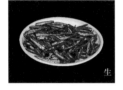 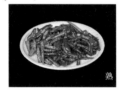

烹饪方式：炒
生熟比：92.3 g/100 g
含油比：10.7 g/100 g
含盐比：1.5 g/100 g

043109 辣椒（红，小）

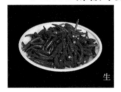 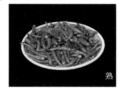

烹饪方式：烧
生熟比：121.2 g/100 g
含油比：4.0 g/100 g
含盐比：0.8 g/100 g

043109 辣椒（红，小）

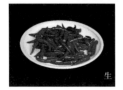 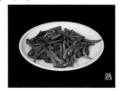

烹饪方式：涮
生熟比：88.6 g/100 g
含油比：0 g/100 g
含盐比：0.3 g/100 g

043109 辣椒（红，小）

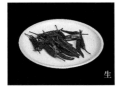
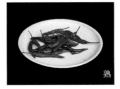

烹饪方式：蒸
生熟比：100.0 g/100 g
含油比：0 g/100 g
含盐比：0 g/100 g

47. 043115 白茄

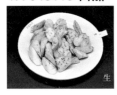
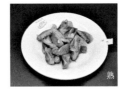

烹饪方式：炒
生熟比：89.1 g/100 g
含油比：11.8 g/100 g
含盐比：0.6 g/100 g

043115 白茄

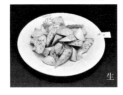
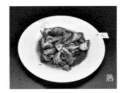

烹饪方式：烧
生熟比：88.1 g/100 g
含油比：13.4 g/100 g
含盐比：－g/100 g

043115 白茄

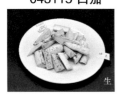
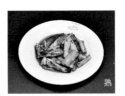

烹饪方式：蒸
生熟比：102.1 g/100 g
含油比：0 g/100 g
含盐比：0 g/100 g

48. 043116 茄子（紫皮，长）

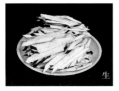
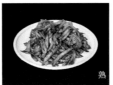

烹饪方式：炒
生熟比：85.9 g/100 g
含油比：14.4 g/100 g
含盐比：1.1 g/100 g

043116 茄子（紫皮，长）

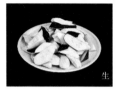 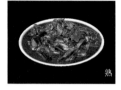

烹饪方式：烧
生熟比：74.8 g/100 g
含油比：4.3 g/100 g
含盐比：1.3 g/100 g

043116 茄子（紫皮，长）

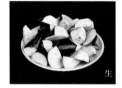 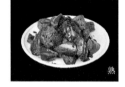

烹饪方式：煮
生熟比：92.0 g/100 g
含油比：0 g/100 g
含盐比：0.1 g/100 g

043116 茄子（紫皮，长）

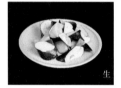 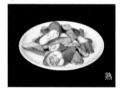

烹饪方式：蒸
生熟比：94.3 g/100 g
含油比：0 g/100 g
含盐比：0 g/100 g

49. 043117 圆茄

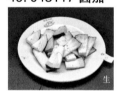 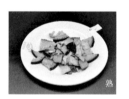

烹饪方式：炒
生熟比：92.8 g/100 g
含油比：10.4 g/100 g
含盐比：0.6 g/100 g

043117 圆茄

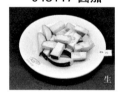 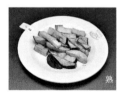

烹饪方式：炸
生熟比：98.4 g/100 g
含油比：11.7 g/100 g
含盐比：0.2 g/100 g

043117 圆茄

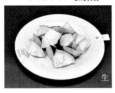 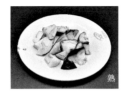

烹饪方式：蒸
生熟比：105.4 g/100 g
含油比：0 g/100 g
含盐比：0 g/100 g

50. 043118 香瓜茄

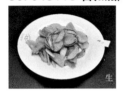 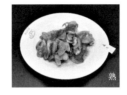

烹饪方式：炒
生熟比：106.6 g/100 g
含油比：12.4 g/100 g
含盐比：0.3 g/100 g

043118 香瓜茄

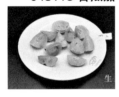 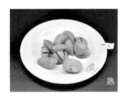

烹饪方式：煮
生熟比：100.6 g/100 g
含油比：0 g/100 g
含盐比：0 g/100 g

51. 043119 番茄［西红柿］

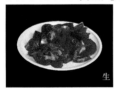 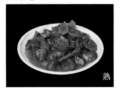

烹饪方式：炒
生熟比：117.7 g/100 g
含油比：6.0 g/100 g
含盐比：0.8 g/100 g

043119 番茄［西红柿］

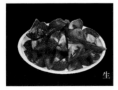 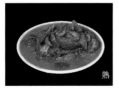

烹饪方式：烧
生熟比：184.9 g/100 g
含油比：1.5 g/100 g
含盐比：0.5 g/100 g

043119 番茄［西红柿］

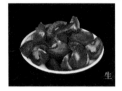 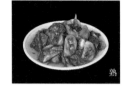

烹饪方式：涮
生熟比：123.2 g/100 g
含油比：0 g/100 g
含盐比：0 g/100 g

043119 番茄（西红柿）

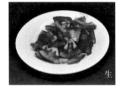 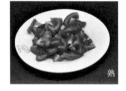

烹饪方式：煮
生熟比：106.7 g/100 g
含油比：0 g/100 g
含盐比：0 g/100 g

043119 番茄［西红柿］

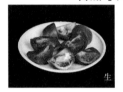 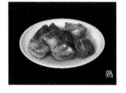

烹饪方式：蒸
生熟比：122.0 g/100 g
含油比：0 g/100 g
含盐比：0 g/100 g

52. 043120 樱桃番茄［小西红柿］

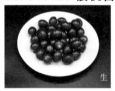 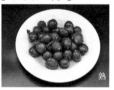

烹饪方式：煮
生熟比：107.3 g/100 g
含油比：0 g/100 g
含盐比：1.0 g/100 g

043120 樱桃番茄［小西红柿］

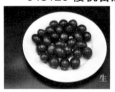 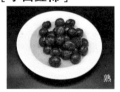

烹饪方式：蒸
生熟比：116.3 g/100 g
含油比：0 g/100 g
含盐比：0 g/100 g

043120 樱桃番茄［小西红柿］

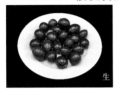 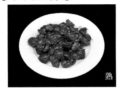

烹饪方式：炒
生熟比：115.9 g/100 g
含油比：7.9 g/100 g
含盐比：0.9 g/100 g

043120 樱桃番茄［小西红柿］

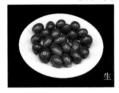 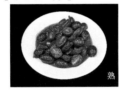

烹饪方式：炖
生熟比：114.2 g/100 g
含油比：12.5 g/100 g
含盐比：0.8 g/100 g

53. 043121 辣椒（小红尖辣椒）

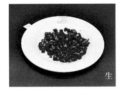 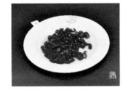

烹饪方式：炒
生熟比：96.4 g/100 g
含油比：17.7 g/100 g
含盐比：- g/100 g

043121 辣椒（小红尖辣椒）

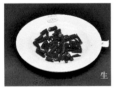 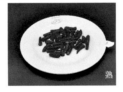

烹饪方式：煮
生熟比：10.2 g/100 g
含油比：0 g/100 g
含盐比：0 g/100 g

54. 043123 辣椒（青，尖）

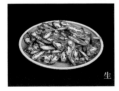 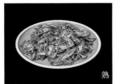

烹饪方式：炒
生熟比：94.7 g/100 g
含油比：12.4 g/100 g
含盐比：1.3 g/100 g

043123 辣椒（青，尖）

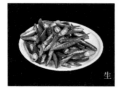 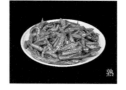

烹饪方式：烧
生熟比：108.1 g/100 g
含油比：2.7 g/100 g
含盐比：0.8 g/100 g

043123 辣椒（青，尖）

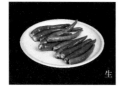 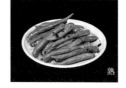

烹饪方式：涮
生熟比：96.3 g/100 g
含油比：0 g/100 g
含盐比：0 g/100 g

043123 辣椒（青，尖）

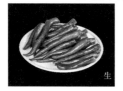 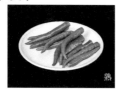

烹饪方式：蒸
生熟比：104.1 g/100 g
含油比：0 g/100 g
含盐比：0 g/100 g

55. 043124-1 甜椒［灯笼椒，柿子椒］

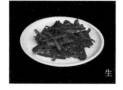 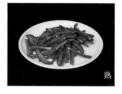

烹饪方式：炒
生熟比：96.3 g/100 g
含油比：13.0 g/100 g
含盐比：1.2 g/100 g

043124-1 甜椒［灯笼椒，柿子椒］

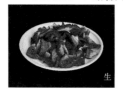 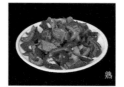

烹饪方式：烧
生熟比：109.5 g/100 g
含油比：3.2 g/100 g
含盐比：0.4 g/100 g

043124-1 甜椒［灯笼椒，柿子椒］

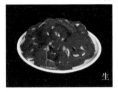 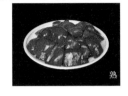

烹饪方式：涮
生熟比：109.3 g/100 g
含油比：0 g/100 g
含盐比：1.1 g/100 g

043124-1 甜椒［灯笼椒，柿子椒］

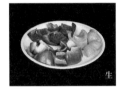 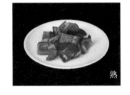

烹饪方式：蒸
生熟比：110.5 g/100 g
含油比：0 g/100 g
含盐比：0 g/100 g

56. 043124-2 甜椒［灯笼椒，柿子椒］

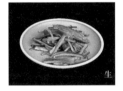 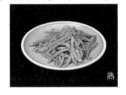

烹饪方式：炒
生熟比：105.1 g/100 g
含油比：10.7 g/100 g
含盐比：1.0 g/100 g

043124-2 甜椒［灯笼椒，柿子椒］

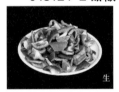 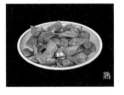

烹饪方式：烧
生熟比：111.3 g/100 g
含油比：0.9 g/100 g
含盐比：0.7 g/100 g

043124-2 甜椒［灯笼椒，柿子椒］

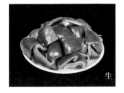 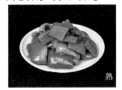

烹饪方式：涮
生熟比：109.0 g/100 g
含油比：0 g/100 g
含盐比：0.6 g/100 g

043124-2 甜椒［灯笼椒，柿子椒］

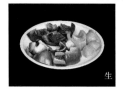 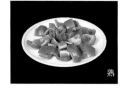

烹饪方式：蒸
生熟比：118.0 g/100 g
含油比：0 g/100 g
含盐比：0 g/100 g

57. 043125 彩椒

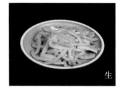 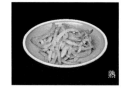

烹饪方式：炒
生熟比：102.4 g/100 g
含油比：9.2 g/100 g
含盐比：1.0 g/100 g

043125 彩椒

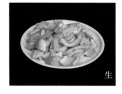 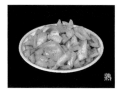

烹饪方式：烧
生熟比：110.6 g/100 g
含油比：5.1 g/100 g
含盐比：0.8 g/100 g

043125 彩椒

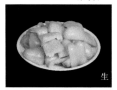 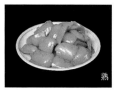

烹饪方式：涮
生熟比：111.2 g/100 g
含油比：0 g/100 g
含盐比：0.6 g/100 g

043125 彩椒

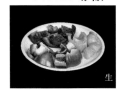 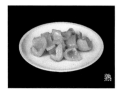

烹饪方式：蒸
生熟比：114.4 g/100 g
含油比：0 g/100 g
含盐比：0 g/100 g

58. 043126 秋葵［黄秋葵，羊角豆］

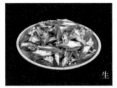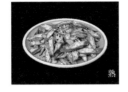

烹饪方式：炒
生熟比：93.6 g/100 g
含油比：8.9 g/100 g
含盐比：2.0 g/100 g

043126 秋葵［黄秋葵，羊角豆］

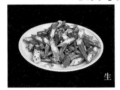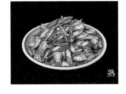

烹饪方式：烧
生熟比：82.3 g/100 g
含油比：3.5 g/100 g
含盐比：1.2 g/100 g

043126 秋葵［黄秋葵，羊角豆］

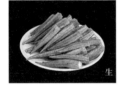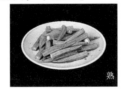

烹饪方式：涮
生熟比：91.7 g/100 g
含油比：0 g/100 g
含盐比：0 g/100 g

043126 秋葵［黄秋葵，羊角豆］

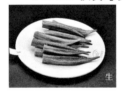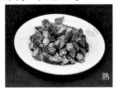

烹饪方式：煮
生熟比：96.8 g/100 g
含油比：0.9 g/100 g
含盐比：0 g/100 g

043126 秋葵［黄秋葵，羊角豆］

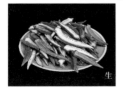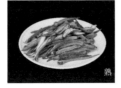

烹饪方式：烤
生熟比：121.3 g/100 g
含油比：2.2 g/100 g
含盐比：0.9 g/100 g

043126 秋葵［黄秋葵，羊角豆］

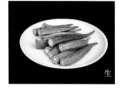 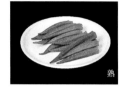

烹饪方式：蒸
生熟比：105.6 g/100 g
含油比：0 g/100 g
含盐比：0 g/100 g

59. 043201 白瓜

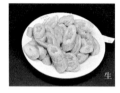 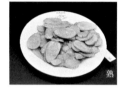

烹饪方式：炒
生熟比：103.7 g/100 g
含油比：10.6 g/100 g
含盐比：0.4 g/100 g

043201 白瓜

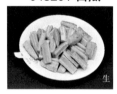 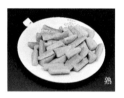

烹饪方式：煮
生熟比：103.6 g/100 g
含油比：0 g/100 g
含盐比：0 g/100 g

60. 043202 菜瓜［生瓜，白瓜］

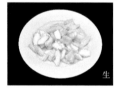 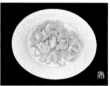

烹饪方式：炒
生熟比：107.7 g/100 g
含油比：23.1 g/100 g
含盐比：1.3 g/100 g

043202 菜瓜［生瓜，白瓜］

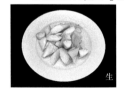 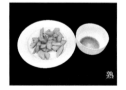

烹饪方式：炖
生熟比：96.7 g/100 g
含油比：13.5 g/100 g
含盐比：1.0 g/100 g

043202 菜瓜［生瓜，白瓜］

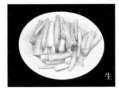 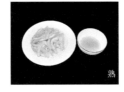

烹饪方式：煮
生熟比：99.3 g/100 g
含油比：0 g/100 g
含盐比：0.5 g/100 g

043202菜瓜［生瓜，白瓜］

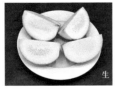 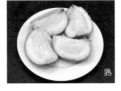

烹饪方式：蒸
生熟比：101.3 g/100 g
含油比：0 g/100 g
含盐比：0 g/100 g

61. 043204 方瓜

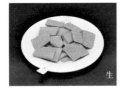 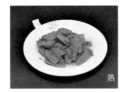

烹饪方式：炒
生熟比：103.0 g/100 g
含油比：8.7 g/100 g
含盐比：0.3 g/100 g

043204 方瓜

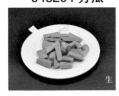 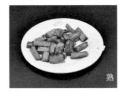

烹饪方式：炸
生熟比：107.6 g/100 g
含油比：7.6 g/100 g
含盐比：0 g/100 g

043204 方瓜

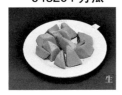 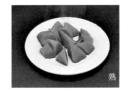

烹饪方式：蒸
生熟比：107.4 g/100 g
含油比：0 g/100 g
含盐比：0 g/100 g

62. 043205 佛手瓜［棒瓜，菜肴梨］

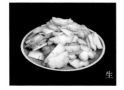 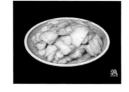

烹饪方式：炒
生熟比：102.7 g/100 g
含油比：5.5 g/100 g
含盐比：0.8 g/100 g

043205 佛手瓜［棒瓜，菜肴梨］

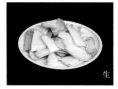 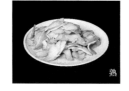

烹饪方式：烧
生熟比：105.4 g/100 g
含油比：5.3 g/100 g
含盐比：0.6 g/100 g

043205 佛手瓜［棒瓜，菜肴梨］

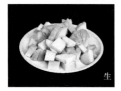 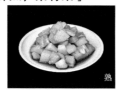

烹饪方式：涮
生熟比：117.0 g/100 g
含油比：0 g/100 g
含盐比：0 g/100 g

043205 佛手瓜［棒瓜，菜肴梨］

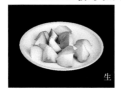 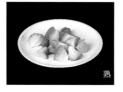

烹饪方式：蒸
生熟比：109.9 g/100 g
含油比：0 g/100 g
含盐比：0 g/100 g

63. 043206 葫芦［长瓜，蒲瓜，瓠瓜］

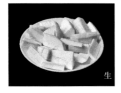 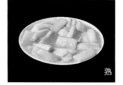

烹饪方式：炒
生熟比：91.4 g/100 g
含油比：6.0 g/100 g
含盐比：0.9 g/100 g

64. 043207 葫芦条

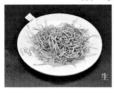 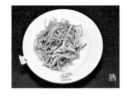

烹饪方式：炒
生熟比：59.3 g/100 g
含油比：7 g/100 g
含盐比：0.3 g/100 g

043207 葫芦条

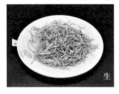 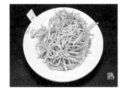

烹饪方式：煮
生熟比：62.4 g/100 g
含油比：0 g/100 g
含盐比：0 g/100 g

65. 043208 黄瓜（鲜）［胡瓜］

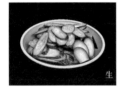 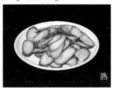

烹饪方式：炒
生熟比：103.5 g/100 g
含油比：6.4 g/100 g
含盐比：1.0 g/100 g

043208 黄瓜（鲜）［胡瓜］

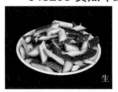 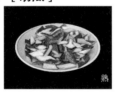

烹饪方式：烧
生熟比：107.1 g/100 g
含油比：1.8 g/100 g
含盐比：0.4 g/100 g

043208 黄瓜（鲜）［胡瓜］

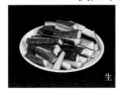 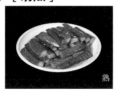

烹饪方式：涮
生熟比：109.3 g/100 g
含油比：0 g/100 g
含盐比：0.4 g/100 g

043208 黄瓜（鲜）［胡瓜］

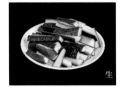 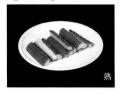

烹饪方式：蒸
生熟比：109.4 g/100 g
含油比：0 g/100 g
含盐比：0 g/100 g

66. 043209 毛瓜

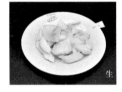 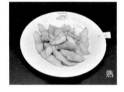

烹饪方式：炒
生熟比：102.0 g/100 g
含油比：8.5 g/100 g
含盐比：0.3 g/100 g

043209 毛瓜

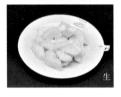 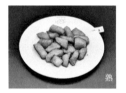

烹饪方式：烧
生熟比：101.2 g/100 g
含油比：8.7 g/100 g
含盐比：− g/100 g

67. 043210 金瓜

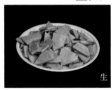 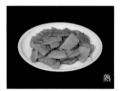

烹饪方式：炒
生熟比：102.5 g/100 g
含油比：5.9 g/100 g
含盐比：0.8 g/100 g

043210 金瓜

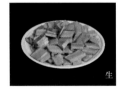 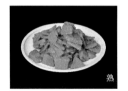

烹饪方式：烧
生熟比：115.8 g/100 g
含油比：4.1 g/100 g
含盐比：1.3 g/100 g

043210 金瓜

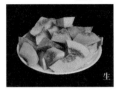 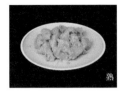

烹饪方式：煮
生熟比：114.4 g/100 g
含油比：0 g/100 g
含盐比：0 g/100 g

043210 金瓜

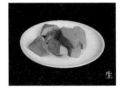 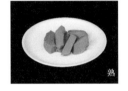

烹饪方式：蒸
生熟比：103.9 g/100 g
含油比：0 g/100 g
含盐比：0 g/100 g

68. 043211 金丝瓜

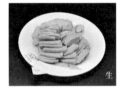 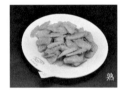

烹饪方式：炒
生熟比：97.3 g/100 g
含油比：10.4 g/100 g
含盐比：0.2 g/100 g

043211 金丝瓜

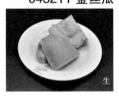 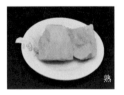

烹饪方式：蒸
生熟比：99.8 g/100 g
含油比：0 g/100 g
含盐比：0 g/100 g

69. 043212 苦瓜（鲜）［凉瓜，癞瓜］

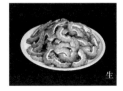 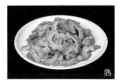

烹饪方式：炒
生熟比：96.5 g/100 g
含油比：6.9 g/100 g
含盐比：1.2 g/100 g

043212 苦瓜（鲜）［凉瓜，癞瓜］

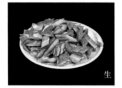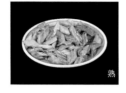

烹饪方式：烧
生熟比：100.7 g/100 g
含油比：2.1 g/100 g
含盐比：0.8 g/100 g

043212 苦瓜（鲜）［凉瓜，癞瓜］

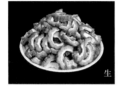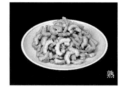

烹饪方式：涮
生熟比：80.1 g/100 g
含油比：0 g/100 g
含盐比：0.6 g/100 g

043212 苦瓜（鲜）［凉瓜，癞瓜］

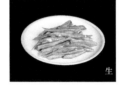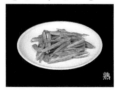

烹饪方式：蒸
生熟比：108.1 g/100 g
含油比：0 g/100 g
含盐比：0 g/100 g

70. 043213 南瓜（鲜）［倭瓜，番瓜］

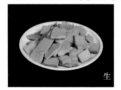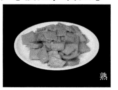

烹饪方式：炒
生熟比：98.2 g/100 g
含油比：5.4 g/100 g
含盐比：0.9 g/100 g

043213 南瓜（鲜）［倭瓜，番瓜］

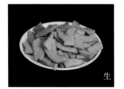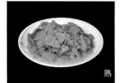

烹饪方式：烧
生熟比：100.8 g/100 g
含油比：3.6 g/100 g
含盐比：0.5 g/100 g

043213 南瓜（鲜）［倭瓜，番瓜］

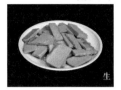 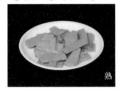

烹饪方式：煮
生熟比：98.4 g/100 g
含油比：0 g/100 g
含盐比：0 g/100 g

043213 南瓜（鲜）［倭瓜，番瓜］

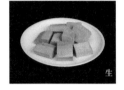 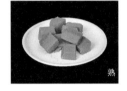

烹饪方式：蒸
生熟比：103.1 g/100 g
含油比：0 g/100 g
含盐比：0 g/100 g

71. 043214 南瓜粉

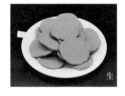 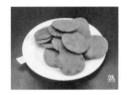

烹饪方式：炸（加糯米粉）
生熟比：43.3 g/100 g
含油比：7.3 g/100 g
含盐比：0 g/100 g

043214 南瓜粉

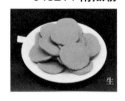 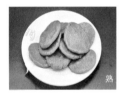

烹饪方式：蒸（加糯米粉）
生熟比：43.5 g/100 g
含油比：0 g/100 g
含盐比：0 g/100 g

72. 043217 笋瓜

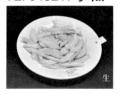 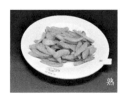

烹饪方式：炒
生熟比：103.5 g/100 g
含油比：9.4 g/100 g
含盐比：0.3 g/100 g

043217 笋瓜

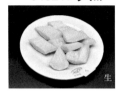 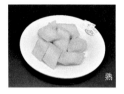

烹饪方式：蒸
生熟比：106.5 g/100 g
含油比：0 g/100 g
含盐比：0 g/100 g

043217 笋瓜

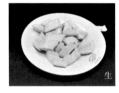 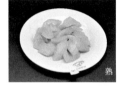

烹饪方式：煮
生熟比：110.3 g/100 g
含油比：0 g/100 g
含盐比：0 g/100 g

73. 043218 西葫芦

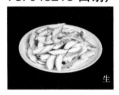 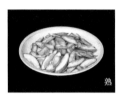

烹饪方式：炒
生熟比：98.6 g/100 g
含油比：5.6 g/100 g
含盐比：0.7 g/100 g

043218 西葫芦

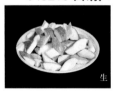 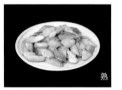

烹饪方式：烧
生熟比：107.3 g/100 g
含油比：4.3 g/100 g
含盐比：0.8 g/100 g

043218 西葫芦

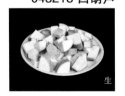 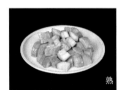

烹饪方式：涮
生熟比：113.6 g/100 g
含油比：0 g/100 g
含盐比：2.1 g/100 g

043218 西葫芦

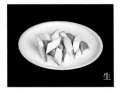 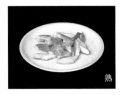

烹饪方式：蒸
生熟比：121.0 g/100 g
含油比：0 g/100 g
含盐比：0 g/100 g

74. 043219 面西葫芦

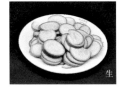 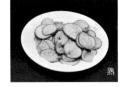

烹饪方式：炒
生熟比：112.0 g/100 g
含油比：9.2 g/100 g
含盐比：0.4 g/100 g

043219 面西葫芦

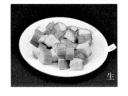 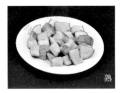

烹饪方式：煮
生熟比：105.7 g/100 g
含油比：0 g/100 g
含盐比：0 g/100 g

75. 043220 小西胡瓜

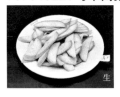 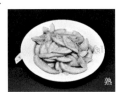

烹饪方式：炒
生熟比：106.9 g/100 g
含油比：8.8 g/100 g
含盐比：0.4 g/100 g

043220 小西胡瓜

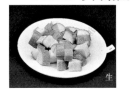 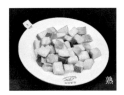

烹饪方式：煮
生熟比：105.6 g/100 g
含油比：0 g/100 g
含盐比：0 g/100 g

76. 043221 冬瓜

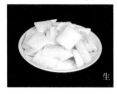
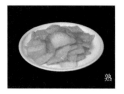

烹饪方式：炒
生熟比：109.8 g/100 g
含油比：5.4 g/100 g
含盐比：1.0 g/100 g

043221 冬瓜

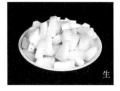
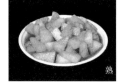

烹饪方式：烧
生熟比：110.8 g/100 g
含油比：2.4 g/100 g
含盐比：1.1 g/100 g

043221 冬瓜

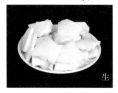
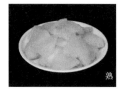

烹饪方式：煮
生熟比：109.1 g/100 g
含油比：0 g/100 g
含盐比：0.4 g/100 g

043221 冬瓜

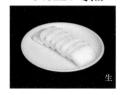
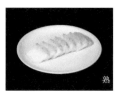

烹饪方式：蒸
生熟比：108.3 g/100 g
含油比：0 g/100 g
含盐比：0 g/100 g

77. 043223 黄金西葫芦

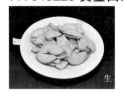
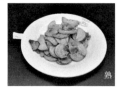

烹饪方式：炒
生熟比：108.1 g/100 g
含油比：10.3 g/100 g
含盐比：0.6 g/100 g

043223 黄金西葫芦

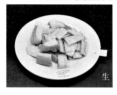 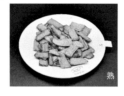

烹饪方式：炸
生熟比：90.4 g/100 g
含油比：15.8 g/100 g
含盐比：0.2 g/100 g

043223 黄金西葫芦

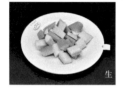 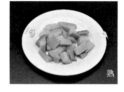

烹饪方式：煮
生熟比：108.7 g/100 g
含油比：0 g/100 g
含盐比：0 g/100 g

78. 043225 迷你黄瓜

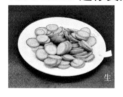 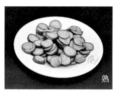

烹饪方式：炒
生熟比：106.4 g/100 g
含油比：11.4 g/100 g
含盐比：0.5 g/100 g

043225 迷你黄瓜

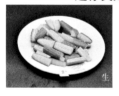 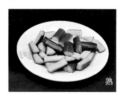

烹饪方式：煮
生熟比：101.1 g/100 g
含油比：0 g/100 g
含盐比：0 g/100 g

79. 043226 秋黄瓜［旱黄瓜］

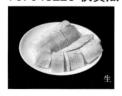 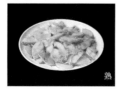

烹饪方式：炒
生熟比：123.3 g/100 g
含油比：8.7 g/100 g
含盐比：0.8 g/100 g

80. 043227 南瓜（栗面）

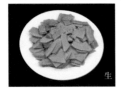 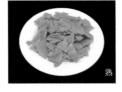

烹饪方式：炒
生熟比：98.3 g/100 g
含油比：5.1 g/100 g
含盐比：0.4 g/100 g

043227 南瓜（栗面）

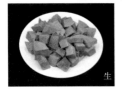 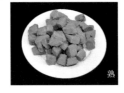

烹饪方式：炖
生熟比：105.3 g/100 g
含油比：4.2 g/100 g
含盐比：0.3 g/100 g

043227 南瓜（栗面）

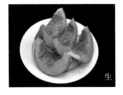 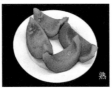

烹饪方式：蒸
生熟比：109.8 g/100 g
含油比：0 g/100 g
含盐比：0 g/100 g

043227 南瓜（栗面）

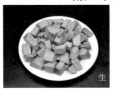 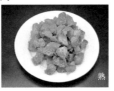

烹饪方式：煮
生熟比：96.2 g/100 g
含油比：0 g/100 g
含盐比：0 g/100 g

043227 南瓜（栗面）

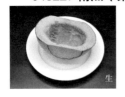 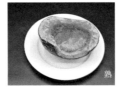

烹饪方式：烤
生熟比：103.6 g/100 g
含油比：0 g/100 g
含盐比：0 g/100 g

81. 043228 丝瓜

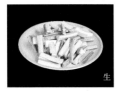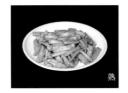

烹饪方式：炒
生熟比：96.5 g/100 g
含油比：10.0 g/100 g
含盐比：1.3 g/100 g

043228 丝瓜

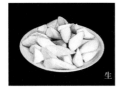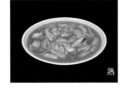

烹饪方式：烧
生熟比：129.9 g/100 g
含油比：4.2 g/100 g
含盐比：1.0 g/100 g

043228 丝瓜

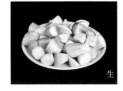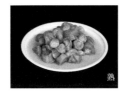

烹饪方式：煮
生熟比：126.2 g/100 g
含油比：0 g/100 g
含盐比：0.5 g/100 g

043228 丝瓜

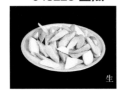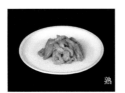

烹饪方式：蒸
生熟比：171.1 g/100 g
含油比：0 g/100 g
含盐比：0 g/100 g

82. 044101 大蒜（白皮，鲜）［蒜头］

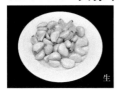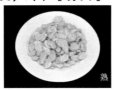

烹饪方式：炒
生熟比：96.9 g/100 g
含油比：10.9 g/100 g
含盐比：1.0 g/100 g

044101 大蒜（白皮，鲜）［蒜头］

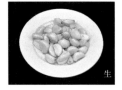 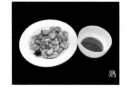

烹饪方式：炖
生熟比：100.6 g/100 g
含油比：9.5 g/100 g
含盐比：0.5 g/100 g

044101 大蒜（白皮，鲜）［蒜头］

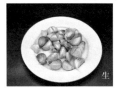 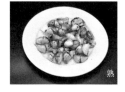

烹饪方式：烤
生熟比：151.5 g/100 g
含油比：1.0 g/100 g
含盐比：0 g/100 g

044101 大蒜（白皮，鲜）［蒜头］

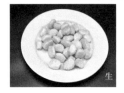 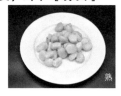

烹饪方式：蒸
生熟比：100 g/100 g
含油比：0 g/100 g
含盐比：0 g/100 g

83. 044103 大蒜（紫皮，鲜）［蒜头］

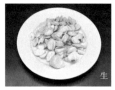 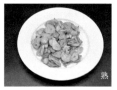

烹饪方式：炒
生熟比：104.9 g/100 g
含油比：19.4 g/100 g
含盐比：1.0 g/100 g

044103 大蒜（紫皮，鲜）［蒜头］

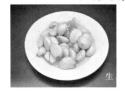 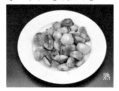

烹饪方式：炖
生熟比：97.5 g/100 g
含油比：6.4 g/100 g
含盐比：− g/100 g

044103 大蒜（紫皮，鲜）［蒜头］

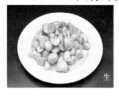 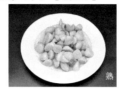

烹饪方式：煮
生熟比：98.5 g/100 g
含油比：0 g/100 g
含盐比：0.5 g/100 g

044103 大蒜（紫皮，鲜）［蒜头］

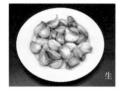 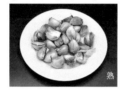

烹饪方式：烤
生熟比：138.4 g/100 g
含油比：－g/100 g
含盐比：0 g/100 g

044103 大蒜（紫皮，鲜）［蒜头］

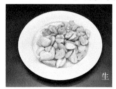 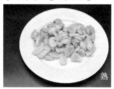

烹饪方式：蒸
生熟比：96.1 g/100 g
含油比：0 g/100 g
含盐比：0 g/100 g

84. 044104 青蒜［青葱］

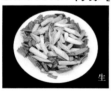 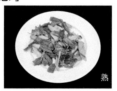

烹饪方式：炒
生熟比：94.3 g/100 g
含油比：4.5 g/100 g
含盐比：0.6 g/100 g

044104 青蒜［青葱］

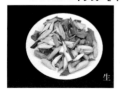 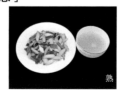

烹饪方式：煮
生熟比：91.4 g/100 g
含油比：0 g/100 g
含盐比：0.3 g/100 g

044104 青蒜［青葱］

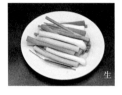 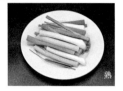

烹饪方式：蒸
生熟比：89.1 g/100 g
含油比：0 g/100 g
含盐比：0 g/100 g

85. 044105 蒜黄

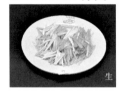 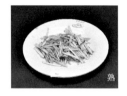

烹饪方式：炒
生熟比：107.8 g/100 g
含油比：10.3 g/100 g
含盐比：0.7 g/100 g

044105 蒜黄

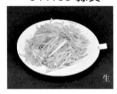 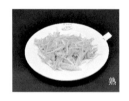

烹饪方式：煮
生熟比：109.3 g/100 g
含油比：0 g/100 g
含盐比：0 g/100 g

86. 044106 蒜苗（绿色）［青蒜］

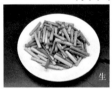 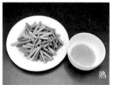

烹饪方式：煮
生熟比：99.4 g/100 g
含油比：0 g/100 g
含盐比：0.5 g/100 g

044106 蒜苗（绿色）［青蒜］

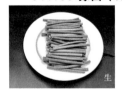 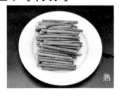

烹饪方式：烤
生熟比：102.6 g/100 g
含油比：－g/100 g
含盐比：0 g/100 g

044106 蒜苗（绿色）[青蒜]

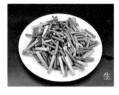 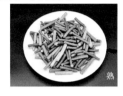

烹饪方式：蒸
生熟比：95.7 g/100 g
含油比：0 g/100 g
含盐比：0 g/100 g

044106 蒜苗（绿色）[青蒜]

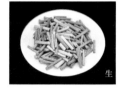 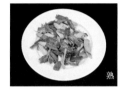

烹饪方式：炒
生熟比：97.6 g/100 g
含油比：10.0 g/100 g
含盐比：0.5 g/100 g

044106 蒜苗（绿色）[青蒜]

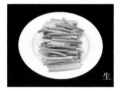 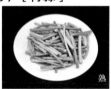

烹饪方式：炖
生熟比：100.0 g/100 g
含油比：6.4 g/100 g
含盐比：0.5 g/100 g

87. 044107 蒜薹（圆）

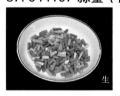 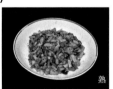

烹饪方式：炒
生熟比：105.6 g/100 g
含油比：6.6 g/100 g
含盐比：1.9 g/100 g

88. 044205 葱（小葱，鲜）

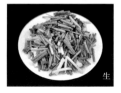 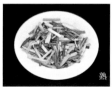

烹饪方式：炒
生熟比：103.4/100 g
含油比：5.6 g/100 g
含盐比：0.5 g/100 g

044205 葱（小葱，鲜）

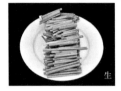 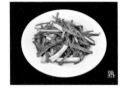

烹饪方式：炖
生熟比：102.7/100 g
含油比：8.2 g/100 g
含盐比：0.6 g/100 g

044205 葱（小葱，鲜）

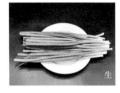 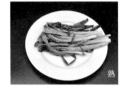

烹饪方式：烤
生熟比：134.7 g/100 g
含油比：- g/100 g
含盐比：0 g/100 g

89. 044206 大葱

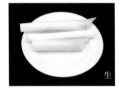 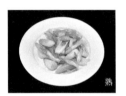

烹饪方式：炒
生熟比：91.2 g/100 g
含油比：13.3 g/100 g
含盐比：0.9 g/100 g

044206 大葱

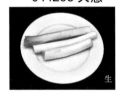 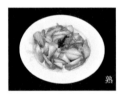

烹饪方式：炖
生熟比：92.9 g/100 g
含油比：10.3 g/100 g
含盐比：- g/100 g

90. 044207 细香葱［香葱，四季葱］

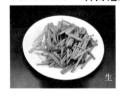 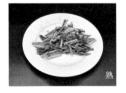

烹饪方式：炒
生熟比：97.9 g/100 g
含油比：19.8 g/100 g
含盐比：- g/100 g

044207 细香葱［香葱，四季葱］

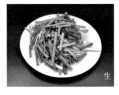 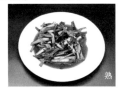

烹饪方式：炖
生熟比：120.2 g/100 g
含油比：8.5 g/100 g
含盐比：－g/100 g

044207 细香葱［香葱，四季葱］

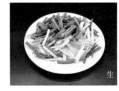 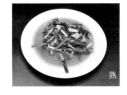

烹饪方式：煮
生熟比：101.6 g/100 g
含油比：0 g/100 g
含盐比：1.0 g/100 g

044207 细香葱［香葱，四季葱］

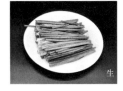 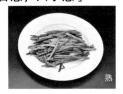

烹饪方式：烤
生熟比：144.6 g/100 g
含油比：4.1 g/100 g
含盐比：1.4 g/100 g

044207 细香葱［香葱，四季葱］

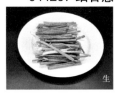 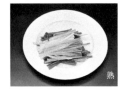

烹饪方式：蒸
生熟比：96.6 g/100 g
含油比：0 g/100 g
含盐比：0 g/100 g

91. 044301 洋葱（鲜）［葱头］

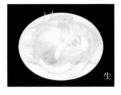 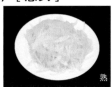

烹饪方式：炒
生熟比：113.6 g/100 g
含油比：3.7 g/100 g
含盐比：0.3 g/100 g

044301 洋葱（鲜）［葱头］

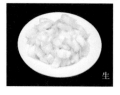 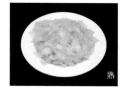

烹饪方式：炖
生熟比：103.1 g/100 g
含油比：5.5 g/100 g
含盐比：0.4 g/100 g

92. 044302 白洋葱

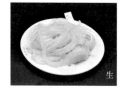 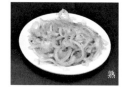

烹饪方式：炒
生熟比：101.9 g/100 g
含油比：5.4 g/100 g
含盐比：0.2 g/100 g

044302 白洋葱

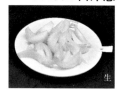 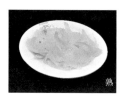

烹饪方式：煮
生熟比：102.9 g/100 g
含油比：0 g/100 g
含盐比：0 g/100 g

93. 044303 洋葱（紫色）

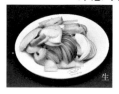 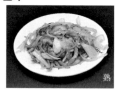

烹饪方式：炒
生熟比：107.3 g/100 g
含油比：9.4 g/100 g
含盐比：123.3 g/100 g

94. 044402 韭黄（黄色）［韭芽］

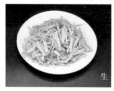 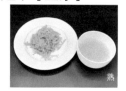

烹饪方式：煮
生熟比：88.2 g/100 g
含油比：0 g/100 g
含盐比：0.8 g/100 g

044402 韭黄（黄色）［韭芽］

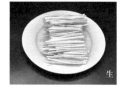 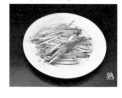

烹饪方式：烤
生熟比：118.6 g/100 g
含油比：1.9 g/100 g
含盐比：0.6 g/100 g

044402 韭黄（黄色）［韭芽］

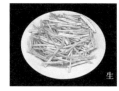 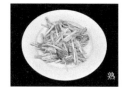

烹饪方式：炒
生熟比：94.0 g/100 g
含油比：12.8 g/100 g
含盐比：1.7 g/100 g

044402 韭黄（黄色）［韭芽］

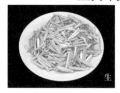 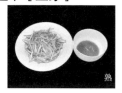

烹饪方式：炖
生熟比：95.8 g/100 g
含油比：6.8 g/100 g
含盐比：－g/100 g

95. 044403 韭薹

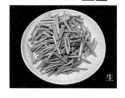 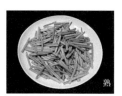

烹饪方式：炒
生熟比：137.7 g/100 g
含油比：6.8 g/100 g
含盐比：2.7 g/100 g

96. 044404 韭菜

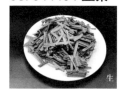 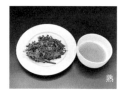

烹饪方式：煮
生熟比：102.5 g/100 g
含油比：0 g/100 g
含盐比：0.4 g/100 g

044404 韭菜

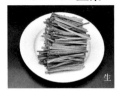 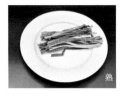

烹饪方式：**烤**
生熟比：119.7 g/100 g
含油比：2.2 g/100 g
含盐比：0.7 g/100 g

044404 韭菜

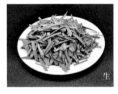 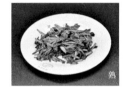

烹饪方式：**炒**
生熟比：101.2 g/100 g
含油比：6.7 g/100 g
含盐比：0.6 g/100 g

044404 韭菜

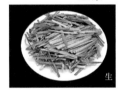 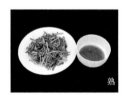

烹饪方式：**炖**
生熟比：93.3 g/100 g
含油比：5.5 g/100 g
含盐比：0.9 g/100 g

97. 044501 薤［藠头］

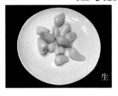 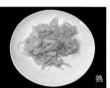

烹饪方式：**炒**
生熟比：52.3 g/100 g
含油比：2.0 g/100 g
含盐比：1.0 g/100 g

98. 044502 小根蒜

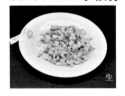 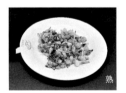

烹饪方式：**炒**
生熟比：90.4 g/100 g
含油比：14.3 g/100 g
含盐比：0.4 g/100 g

044502 小根蒜

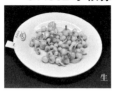 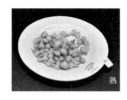

烹饪方式：煮
生熟比：103.2 g/100 g
含油比：0 g/100 g
含盐比：0 g/100 g

99. 045101x 大白菜（代表值）

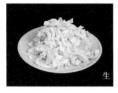 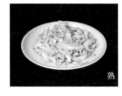

烹饪方式：炒
生熟比：105.8 g/100 g
含油比：7.1 g/100 g
含盐比：1.0 g/100 g

045101x 大白菜（代表值）

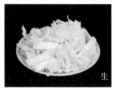 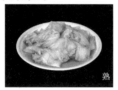

烹饪方式：烧
生熟比：120.4 g/100 g
含油比：3.9 g/100 g
含盐比：0.6 g/100 g

045101x 大白菜（代表值）

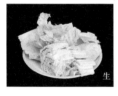 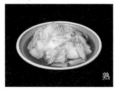

烹饪方式：涮
生熟比：106.9 g/100 g
含油比：0 g/100 g
含盐比：0.4 g/100 g

045101x 大白菜（代表值）

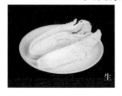 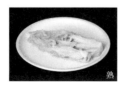

烹饪方式：蒸
生熟比：109.2 g/100 g
含油比：0 g/100 g
含盐比：0 g/100 g

100. 045102 大白菜（白梗）［黄芽白］

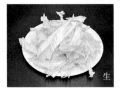 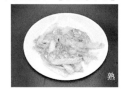

烹饪方式：炒
生熟比：122.0 g/100 g
含油比：8.6 g/100 g
含盐比：1.5 g/100 g

045102 大白菜（白梗）［黄芽白］

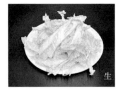 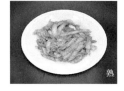

烹饪方式：烧
生熟比：128.5 g/100 g
含油比：10.4 g/100 g
含盐比：0.3 g/100 g

045102 大白菜（白梗）［黄芽白］

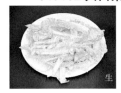 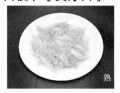

烹饪方式：煮
生熟比：110.2 g/100 g
含油比：8.0 g/100 g
含盐比：0.3 g/100 g

045102 大白菜（白梗）［黄芽白］

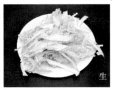 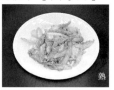

烹饪方式：烤
生熟比：124.2 g/100 g
含油比：8.5 g/100 g
含盐比：0.8 g/100 g

045102 大白菜（白梗）［黄芽白］

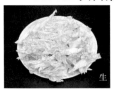 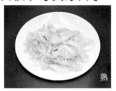

烹饪方式：蒸
生熟比：113.9 g/100 g
含油比：7.6 g/100 g
含盐比：1.2 g/100 g

101. 045104 大白菜（小白口）

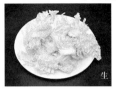 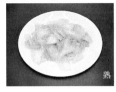

烹饪方式：炒
生熟比：117.8 g/100 g
含油比：7.1 g/100 g
含盐比：1.3 g/100 g

045104 大白菜（小白口）

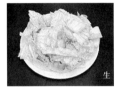 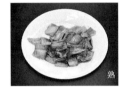

烹饪方式：烧
生熟比：112.6 g/100 g
含油比：5.1 g/100 g
含盐比：0.2 g/100 g

045104 大白菜（小白口）

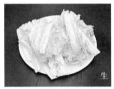 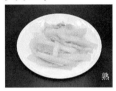

烹饪方式：煮
生熟比：113.0 g/100 g
含油比：7.1 g/100 g
含盐比：1.3 g/100 g

045104 大白菜（小白口）

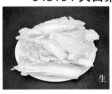 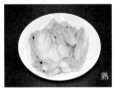

烹饪方式：烤
生熟比：115.9 g/100 g
含油比：6.45 g/100 g
含盐比：0.7 g/100 g

102. 045105 白菜（脱水）

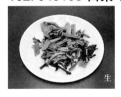 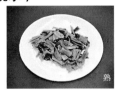

烹饪方式：炒
生熟比：69.7 g/100 g
含油比：8.0 g/100 g
含盐比：1.8 g/100 g

045105 白菜（脱水）

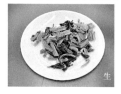 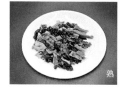

烹饪方式：烧
生熟比：67.6 g/100 g
含油比：6.2 g/100 g
含盐比：0.3 g/100 g

045105 白菜（脱水）

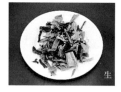 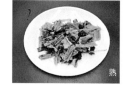

烹饪方式：煮
生熟比：65.1 g/100 g
含油比：6.2 g/100 g
含盐比：0.3 g/100 g

103. 045108 白菜薹［菜薹，菜心］

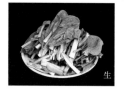 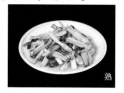

烹饪方式：炒
生熟比：106.5 g/100 g
含油比：8.3 g/100 g
含盐比：0.8 g/100 g

045108 白菜薹［菜薹，菜心］

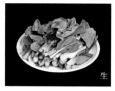 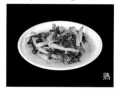

烹饪方式：烧
生熟比：113.6 g/100 g
含油比：4.3 g/100 g
含盐比：0.7 g/100 g

045108 白菜薹［菜薹，菜心］

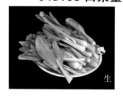 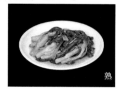

烹饪方式：涮
生熟比：113.4 g/100 g
含油比：0 g/100 g
含盐比：1.2 g/100 g

045108 白菜薹［菜薹，菜心］

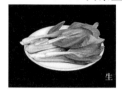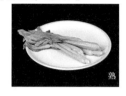

烹饪方式：蒸
生熟比：106.6 g/100 g
含油比：0 g/100 g
含盐比：0 g/100 g

104. 045110 瓢儿白［瓢儿菜］

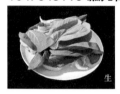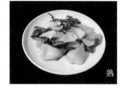

烹饪方式：炒
生熟比：116.7 g/100 g
含油比：27.6 g/100 g
含盐比：1.4 g/100 g

045110 瓢儿白［瓢儿菜］

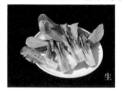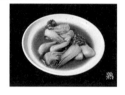

烹饪方式：炖
生熟比：107.5 g/100 g
含油比：18.4 g/100 g
含盐比：0.6 g/100 g

045110 瓢儿白［瓢儿菜］

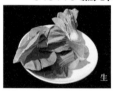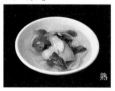

烹饪方式：煮
生熟比：100.9 g/100 g
含油比：0 g/100 g
含盐比：0.3 g/100 g

105. 045112 油菜

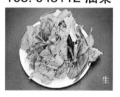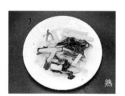

烹饪方式：炒
生熟比：120.7 g/100 g
含油比：5.8 g/100 g
含盐比：1.9 g/100 g

045112 油菜

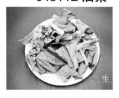 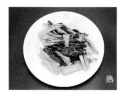

烹饪方式：烧
生熟比：115.3 g/100 g
含油比：6.4 g/100 g
含盐比：0.2 g/100 g

045112 油菜

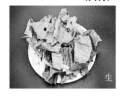 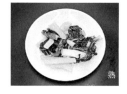

烹饪方式：煮
生熟比：113.4 g/100 g
含油比：10.7 g/100 g
含盐比：1.7 g/100 g

106. 045115 油菜（小）

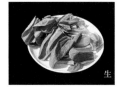 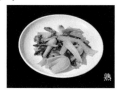

烹饪方式：炒
生熟比：106.1 g/100 g
含油比：23.1 g/100 g
含盐比：0.9 g/100 g

045115 油菜（小）

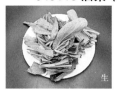 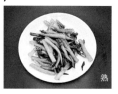

烹饪方式：烧
生熟比：126.1 g/100 g
含油比：11.1 g/100 g
含盐比：1.3 g/100 g

045115 油菜（小）

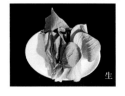 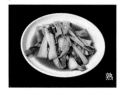

烹饪方式：炖
生熟比：105.2 g/100 g
含油比：15.0 g/100 g
含盐比：1.0 g/100 g

045115 油菜（小）

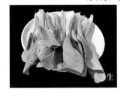 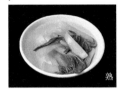

烹饪方式：煮
生熟比：88.1 g/100 g
含油比：0 g/100 g
含盐比：0.9 g/100 g

107. 045116 油菜薹［菜薹］

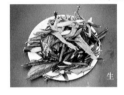 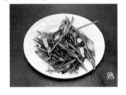

烹饪方式：炒
生熟比：105.1 g/100 g
含油比：8.8 g/100 g
含盐比：0.2 g/100 g

045116 油菜薹［菜薹］

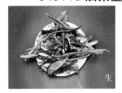 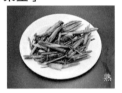

烹饪方式：烧
生熟比：137.0 g/100 g
含油比：7.7 g/100 g
含盐比：1.1 g/100 g

045116 油菜薹［菜薹］

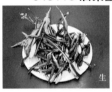 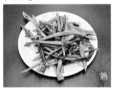

烹饪方式：煮
生熟比：98.7 g/100 g
含油比：3.8 g/100 g
含盐比：0.4 g/100 g

108. 045119 酸白菜［酸菜］

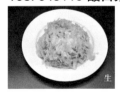 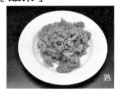

烹饪方式：炒
生熟比：102.3 g/100 g
含油比：9.1 g/100 g
含盐比：0.4 g/100 g

045119 酸白菜［酸菜］

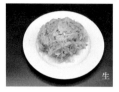 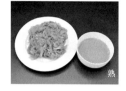

烹饪方式：炖
生熟比：100.0 g/100 g
含油比：9.8 g/100 g
含盐比：0.3 g/100 g

045119 酸白菜［酸菜］

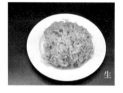 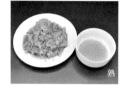

烹饪方式：煮
生熟比：70.1 g/100 g
含油比：0 g/100 g
含盐比：0.5 g/100 g

045119 酸白菜［酸菜］

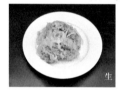 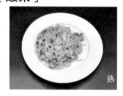

烹饪方式：烤
生熟比：146.2 g/100 g
含油比：0 g/100 g
含盐比：0 g/100 g

045119 酸白菜［酸菜］

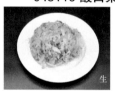 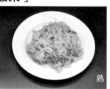

烹饪方式：蒸
生熟比：95.9 g/100 g
含油比：0 g/100 g
含盐比：0 g/100 g

109. 045120 小白菜［青菜］

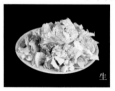 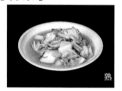

烹饪方式：炒
生熟比：116.7 g/100 g
含油比：10.7 g/100 g
含盐比：1.3 g/100 g

045120 小白菜［青菜］

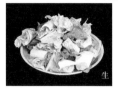
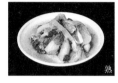

烹饪方式：烧
生熟比：117.5 g/100 g
含油比：7.7 g/100 g
含盐比：1.5 g/100 g

045120 小白菜［青菜］

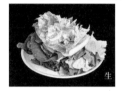
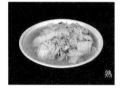

烹饪方式：涮
生熟比：123.2 g/100 g
含油比：0 g/100 g
含盐比：1.2 g/100 g

045120 小白菜［青菜］

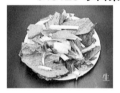
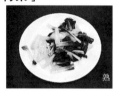

烹饪方式：煮
生熟比：103.2 g/100 g
含油比：8.7 g/100 g
含盐比：3.1 g/100 g

045120 小白菜［青菜］

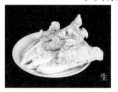
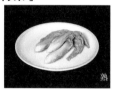

烹饪方式：蒸
生熟比：127.2 g/100 g
含油比：0 g/100 g
含盐比：0 g/100 g

110. 045121 奶白菜

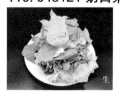
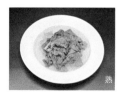

烹饪方式：煮
生熟比：123.6 g/100 g
含油比：0 g/100 g
含盐比：0.8 g/100 g

045121 奶白菜

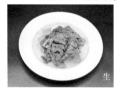 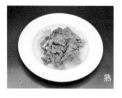

烹饪方式：蒸
生熟比：105.6 g/100 g
含油比：0 g/100 g
含盐比：0 g/100 g

045121 奶白菜

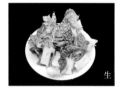 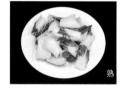

烹饪方式：炒
生熟比：111.7 g/100 g
含油比：6.6 g/100 g
含盐比：0.5 g/100 g

045121 奶白菜

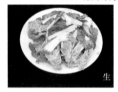 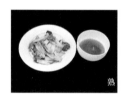

烹饪方式：炖
生熟比：120.1 g/100 g
含油比：5.5 g/100 g
含盐比：0.4 g/100 g

111. 045122 鸡毛菜

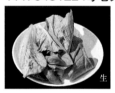 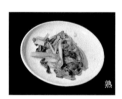

烹饪方式：炒
生熟比：109.1 g/100 g
含油比：31.4 g/100 g
含盐比：1.2 g/100 g

045122 鸡毛菜

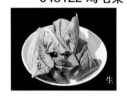 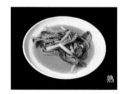

烹饪方式：炖
生熟比：102.3 g/100 g
含油比：13.6 g/100 g
含盐比：0.8 g/100 g

045122 鸡毛菜

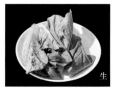 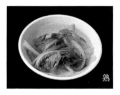

烹饪方式：煮
生熟比：82.5 g/100 g
含油比：0 g/100 g
含盐比：0.7 g/100 g

112.045123 娃娃菜

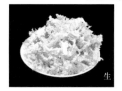 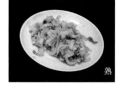

烹饪方式：炒
生熟比：128.5 g/100 g
含油比：18.2 g/100 g
含盐比：1.0 g/100 g

045123 娃娃菜

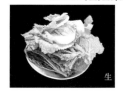 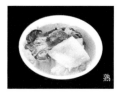

烹饪方式：炖
生熟比：115.4 g/100 g
含油比：10.0 g/100 g
含盐比：0.8 g/100 g

045123 娃娃菜

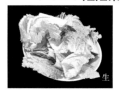 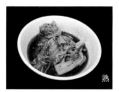

烹饪方式：煮
生熟比：79.7 g/100 g
含油比：10.3 g/100 g
含盐比：0.5 g/100 g

113.045124 乌塌菜 ［塌菜，塌棵菜］

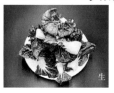 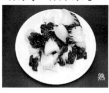

烹饪方式：炒
生熟比：104.8 g/100 g
含油比：4.3 g/100 g
含盐比：0.5 g/100 g

045124 乌塌菜 [塌菜，塌棵菜]

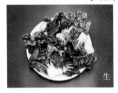 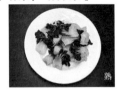

烹饪方式：烧
生熟比：121.4 g/100 g
含油比：9.2 g/100 g
含盐比：1.6 g/100 g

045124 乌塌菜 [塌菜，塌棵菜]

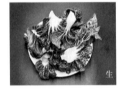 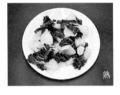

烹饪方式：煮
生熟比：107.4 g/100 g
含油比：5.4 g/100 g
含盐比：1.5 g/100 g

114. 045201 圆白菜 [卷心菜]

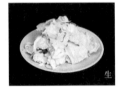 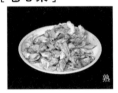

烹饪方式：炒
生熟比：93.9 g/100 g
含油比：7.2 g/100 g
含盐比：2.2 g/100 g

045201 圆白菜 [卷心菜]

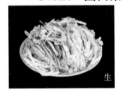 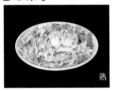

烹饪方式：烧
生熟比：96.9 g/100 g
含油比：3.5 g/100 g
含盐比：0.8 g/100 g

045201 圆白菜 [卷心菜]

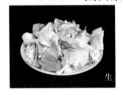 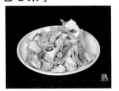

烹饪方式：涮
生熟比：43.2 g/100 g
含油比：0 g/100 g
含盐比：0.4 g/100 g

045201 圆白菜［卷心菜］

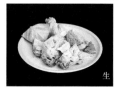
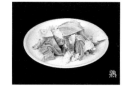

烹饪方式：蒸
生熟比：114.4 g/100 g
含油比：0 g/100 g
含盐比：0 g/100 g

115. 045205 芥菜［雪里蕻，雪菜］

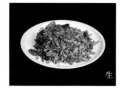
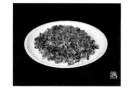

烹饪方式：炒
生熟比：91.1 g/100 g
含油比：12.7 g/100 g
含盐比：－ g/100 g

045205 芥菜［雪里蕻，雪菜］

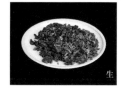
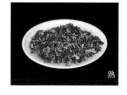

烹饪方式：烧
生熟比：80.9 g/100 g
含油比：10.7 g/100 g
含盐比：－ g/100 g

045205 芥菜［雪里蕻，雪菜］

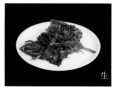
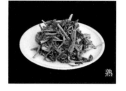

烹饪方式：煮
生熟比：79.8 g/100 g
含油比：0 g/100 g
含盐比：0.5 g/100 g

045205 芥菜［雪里蕻，雪菜］

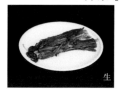
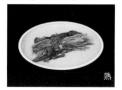

烹饪方式：蒸
生熟比：105.9 g/100 g
含油比：0 g/100 g
含盐比：0 g/100 g

116. 045206 芥菜（大叶，鲜）［盖菜］

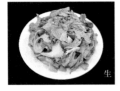 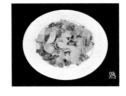

烹饪方式：炒
生熟比：113.2 g/100 g
含油比：10.5 g/100 g
含盐比：0.6 g/100 g

045206 芥菜（大叶，鲜）［盖菜］

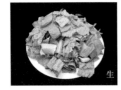 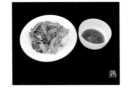

烹饪方式：炖
生熟比：119.9 g/100 g
含油比：4.3 g/100 g
含盐比：1.4 g/100 g

117. 045207 芥菜（茎用，鲜）［青头菜］

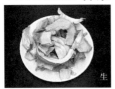 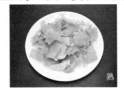

烹饪方式：炒
生熟比：109.9 g/100 g
含油比：6.4 g/100 g
含盐比：0.8 g/100 g

045207 芥菜（茎用，鲜）［青头菜］

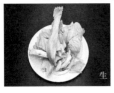 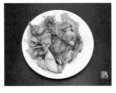

烹饪方式：烧
生熟比：109.0 g/100 g
含油比：5.6 g/100 g
含盐比：0.5 g/100 g

045207 芥菜（茎用，鲜）［青头菜］

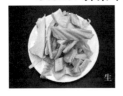 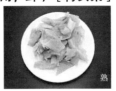

烹饪方式：煮
生熟比：110.1 g/100 g
含油比：4.4 g/100 g
含盐比：0.8 g/100 g

118. 045208 芥菜（小叶，鲜）［小芥菜］

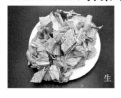 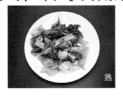

烹饪方式：炒
生熟比：109.0 g/100 g
含油比：10.0 g/100 g
含盐比：1.1 g/100 g

045208 芥菜（小叶，鲜）［小芥菜］

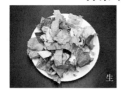 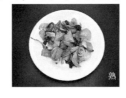

烹饪方式：烧
生熟比：116.4 g/100 g
含油比：10.7 g/100 g
含盐比：1.0 g/100 g

045208 芥菜（小叶，鲜）［小芥菜］

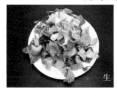 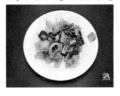

烹饪方式：煮
生熟比：105.9 g/100 g
含油比：8.3 g/100 g
含盐比：2.9 g/100 g

119. 045210 结球甘蓝（绿）［圆白菜］

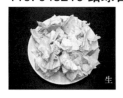 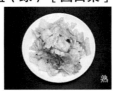

烹饪方式：炒
生熟比：105.5 g/100 g
含油比：7.2 g/100 g
含盐比：0.8 g/100 g

045210 结球甘蓝（绿）［圆白菜］

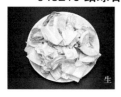 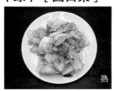

烹饪方式：烧
生熟比：103.1 g/100 g
含油比：9.5 g/100 g
含盐比：1.1 g/100 g

045210 结球甘蓝（绿）［圆白菜］

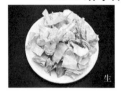 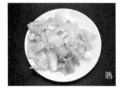

烹饪方式：煮
生熟比：99.4 g/100 g
含油比：5.9 g/100 g
含盐比：0.8/100 g

120. 045211 结球甘蓝（紫）［圆白菜］

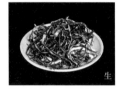 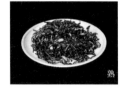

烹饪方式：炒
生熟比：97.6 g/100 g
含油比：9.5 g/100 g
含盐比：1.0 g/100 g

045211 结球甘蓝（紫）［圆白菜］

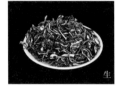 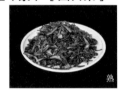

烹饪方式：烧
生熟比：103.2 g/100 g
含油比：4.1 g/100 g
含盐比：0.9 g/100 g

045211 结球甘蓝（紫）［圆白菜］

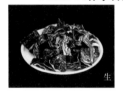 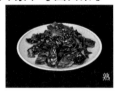

烹饪方式：涮
生熟比：95.3 g/100 g
含油比：0 g/100 g
含盐比：0.6 g/100 g

045211 结球甘蓝（紫）［圆白菜］

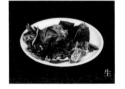 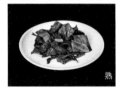

烹饪方式：蒸
生熟比：109.5 g/100 g
含油比：0 g/100 g
含盐比：0 g/100 g

121. 045212 抱子甘蓝 ［小圆白菜］

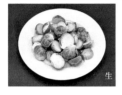 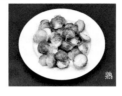

烹饪方式：蒸
生熟比：97.8 g/100 g
含油比：0 g/100 g
含盐比：0 g/100 g

045212 抱子甘蓝 ［小圆白菜］

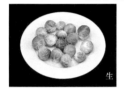 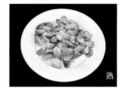

烹饪方式：炒
生熟比：96.0 g/100 g
含油比：13.6 g/100 g
含盐比：0.6 g/100 g

045212 抱子甘蓝 ［小圆白菜］

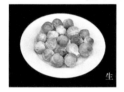 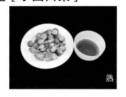

烹饪方式：煮
生熟比：98.4 g/100 g
含油比：0 g/100 g
含盐比：1.6 g/100 g

122. 045213 羽衣甘蓝

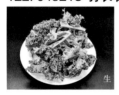 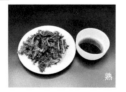

烹饪方式：煮
生熟比：71.7 g/100 g
含油比：0 g/100 g
含盐比：0.5 g/100 g

045213 羽衣甘蓝

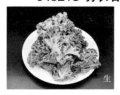 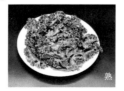

烹饪方式：蒸
生熟比：100 g/100 g
含油比：0 g/100 g
含盐比：0 g/100 g

045213 羽衣甘蓝

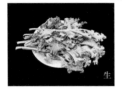 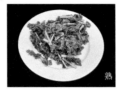

烹饪方式：炒
生熟比：131.1 g/100 g
含油比：12.1 g/100 g
含盐比：0.7 g/100 g

045213 羽衣甘蓝

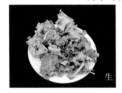 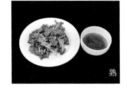

烹饪方式：炖
生熟比：88.8 g/100 g
含油比：9.0 g/100 g
含盐比：0.6 g/100 g

123. 045215 芥蓝［甘蓝菜，盖蓝菜］

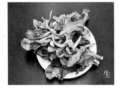 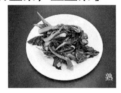

烹饪方式：炒
生熟比：99.8 g/100 g
含油比：9.9 g/100 g
含盐比：1.2 g/100 g

045215 芥蓝［甘蓝菜，盖蓝菜］

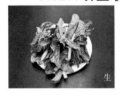 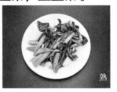

烹饪方式：烧
生熟比：104.0 g/100 g
含油比：7.8 g/100 g
含盐比：1.8 g/100 g

045215 芥蓝［甘蓝菜，盖蓝菜］

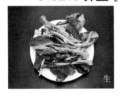 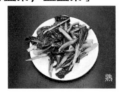

烹饪方式：煮
生熟比：97.5 g/100 g
含油比：7.5 g/100 g
含盐比：1.3/100 g

124. 045216 菜花（白色）［花椰菜］

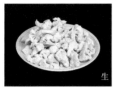
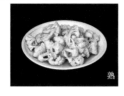

烹饪方式：炒
生熟比：101.1 g/100 g
含油比：8.1 g/100 g
含盐比：1.8 g/100 g

045216 菜花（白色）［花椰菜］

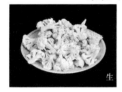
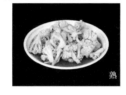

烹饪方式：烧
生熟比：119.9 g/100 g
含油比：3.4 g/100 g
含盐比：1.0 g/100 g

045216 菜花（白色）［花椰菜］

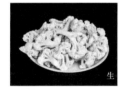
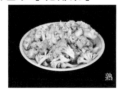

烹饪方式：煮
生熟比：97.0 g/100 g
含油比：0 g/100 g
含盐比：1.5 g/100 g

045216 菜花（白色）［花椰菜］

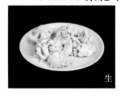
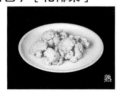

烹饪方式：蒸
生熟比：111.2 g/100 g
含油比：0 g/100 g
含盐比：0 g/100 g

125. 045217 西兰花［绿菜花］

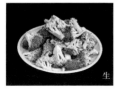
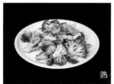

烹饪方式：炒
生熟比：100.4 g/100 g
含油比：7.3 g/100 g
含盐比：1.1 g/100 g

045217 西兰花［绿菜花］

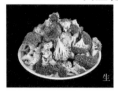 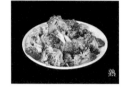

烹饪方式：烧
生熟比：94.9 g/100 g
含油比：3.2 g/100 g
含盐比：0.9 g/100 g

045217 西兰花［绿菜花］

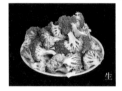 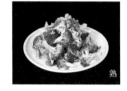

烹饪方式：煮
生熟比：93.4 g/100 g
含油比：0 g/100 g
含盐比：1.1 g/100 g

045217 西兰花［绿菜花］

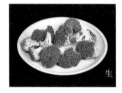 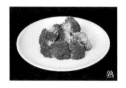

烹饪方式：蒸
生熟比：116.3 g/100 g
含油比：0 g/100 g
含盐比：0 g/100 g

126. 045301 菠菜（鲜）［赤根菜］

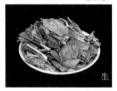 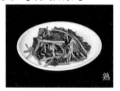

烹饪方式：炒
生熟比：106.5 g/100 g
含油比：8.3 g/100 g
含盐比：0.9 g/100 g

045301 菠菜（鲜）［赤根菜］

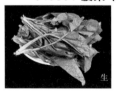 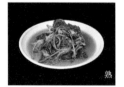

烹饪方式：烧
生熟比：134.7 g/100 g
含油比：6.2 g/100 g
含盐比：0.8 g/100 g

045301 菠菜（鲜）［赤根菜］

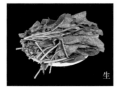 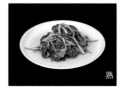

烹饪方式：涮
生熟比：116.0 g/100 g
含油比：0 g/100 g
含盐比：0.9 g/100 g

045301 菠菜（鲜）［赤根菜］

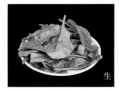 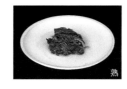

烹饪方式：蒸
生熟比：154.4 g/100 g
含油比：0 g/100 g
含盐比：0 g/100 g

127. 045302 菠菜（脱水）

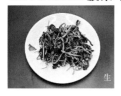 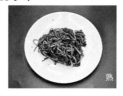

烹饪方式：炒
生熟比：72.6 g/100 g
含油比：12.9 g/100 g
含盐比：1.5 g/100 g

045302 菠菜（脱水）

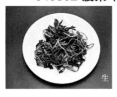 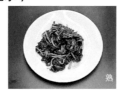

烹饪方式：烧
生熟比：73.9 g/100 g
含油比：5.6 g/100 g
含盐比：1.0 g/100 g

045302 菠菜（脱水）

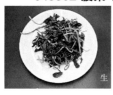 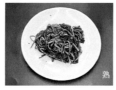

烹饪方式：煮
生熟比：63.7 g/100 g
含油比：8.2/100 g
含盐比：0.9 g/100 g

128.045303 冬寒菜（鲜）［冬苋菜，冬葵］

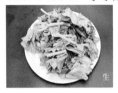 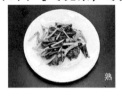

烹饪方式：炒
生熟比：94.0 g/100 g
含油比：6.1 g/100 g
含盐比：0.7 g/100 g

045303 冬寒菜（鲜）［冬苋菜，冬葵］

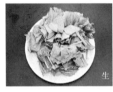 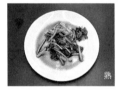

烹饪方式：烧
生熟比：119.7 g/100 g
含油比：9.6 g/100 g
含盐比：2.2 g/100 g

045303 冬寒菜（鲜）［冬苋菜，冬葵］

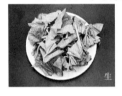 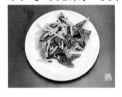

烹饪方式：煮
生熟比：96.5 g/100 g
含油比：6.8/100 g
含盐比：0.6 g/100 g

129.045305 胡萝卜缨（红，鲜）

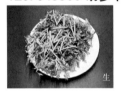 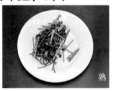

烹饪方式：炒
生熟比：102.1 g/100 g
含油比：10.6 g/100 g
含盐比：2.2 g/100 g

045305 胡萝卜缨（红，鲜）

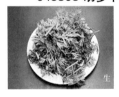 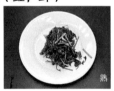

烹饪方式：煮
生熟比：101.4 g/100 g
含油比：12.7 g/100 g
含盐比：2.0 g/100 g

045305 胡萝卜缨（红，鲜）

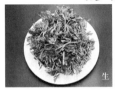 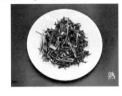

烹饪方式：蒸
生熟比：96.7 g/100 g
含油比：12.9 g/100 g
含盐比：2.0 g/100 g

130. 045306 苦菜 [节节花，拒马菜]

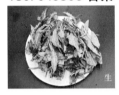 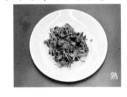

烹饪方式：炒
生熟比：93.8 g/100 g
含油比：18.9 g/100 g
含盐比：4.2 g/100 g

045306 苦菜 [节节花，拒马菜]

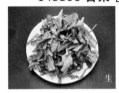 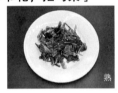

烹饪方式：煮
生熟比：86.7 g/100 g
含油比：10.6 g/100 g
含盐比：2.2 g/100 g

131. 045309 萝卜缨（小萝卜）

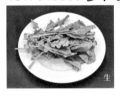 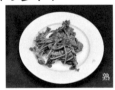

烹饪方式：蒸
生熟比：124.5 g/100 g
含油比：0 g/100 g
含盐比：0 g/100 g

045309 萝卜缨（小萝卜）

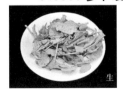 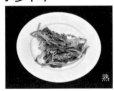

烹饪方式：炒
生熟比：120.9 g/100 g
含油比：28.4 g/100 g
含盐比：1.5 g/100 g

045309 萝卜缨（小萝卜）

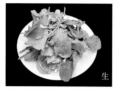 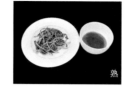

烹饪方式：炖
生熟比：136.1 g/100 g
含油比：11.5 g/100 g
含盐比：－g/100 g

132. 045310 落葵［木耳菜，软酱菜］

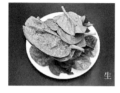 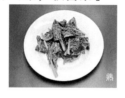

烹饪方式：炒
生熟比：126.9 g/100 g
含油比：12.1 g/100 g
含盐比：1.6 g/100 g

045310 落葵［木耳菜，软酱菜］

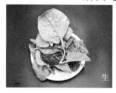 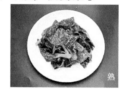

烹饪方式：煮
生熟比：107.7 g/100 g
含油比：9.0 g/100 g
含盐比：1.6 g/100 g

133. 045312 芹菜茎

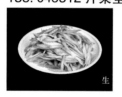 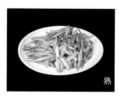

烹饪方式：炒
生熟比：95.5 g/100 g
含油比：9.1 g/100 g
含盐比：1.4 g/100 g

045312 芹菜茎

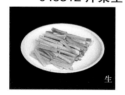 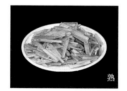

烹饪方式：烧
生熟比：103.9 g/100 g
含油比：4.1 g/100 g
含盐比：0.7 g/100 g

045312 芹菜茎

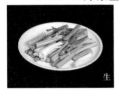 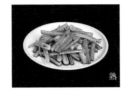

烹饪方式：涮
生熟比：106.5 g/100 g
含油比：0 g/100 g
含盐比：1.2 g/100 g

045312 芹菜茎

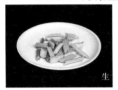 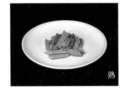

烹饪方式：蒸
生熟比：112.9 g/100 g
含油比：0 g/100 g
含盐比：0 g/100 g

134. 045313 芹菜叶（鲜）

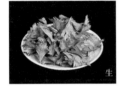 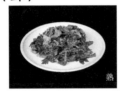

烹饪方式：炒
生熟比：91.7 g/100 g
含油比：11.1 g/100 g
含盐比：0.9 g/100 g

045313 芹菜叶（鲜）

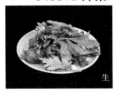 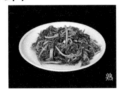

烹饪方式：烧
生熟比：98.4 g/100 g
含油比：8.2 g/100 g
含盐比：1.1 g/100 g

045313 芹菜叶（鲜）

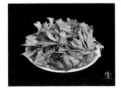 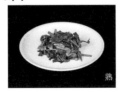

烹饪方式：涮
生熟比：84.5 g/100 g
含油比：0 g/100 g
含盐比：2.7 g/100 g

045313 芹菜叶（鲜）

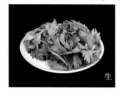 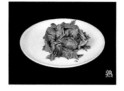

烹饪方式：蒸
生熟比：142.3 g/100 g
含油比：0 g/100 g
含盐比：0 g/100 g

135. 045317 香菜（鲜）［芫荽］

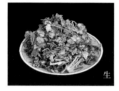 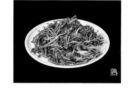

烹饪方式：炒
生熟比：95.2 g/100 g
含油比：8.2 g/100 g
含盐比：0.9 g/100 g

045317 香菜（鲜）［芫荽］

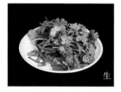 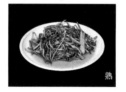

烹饪方式：烧
生熟比：113.6 g/100 g
含油比：3.5 g/100 g
含盐比：1.2 g/100 g

045317 香菜（鲜）［芫荽］

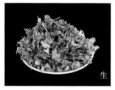 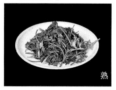

烹饪方式：涮
生熟比：100.6 g/100 g
含油比：0 g/100 g
含盐比：1.5 g/100 g

045317 香菜（鲜）［芫荽］

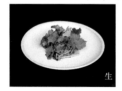 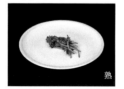

烹饪方式：蒸
生熟比：133.3 g/100 g
含油比：0 g/100 g
含盐比：0 g/100 g

136. 045319 苋菜（绿，鲜）

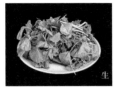 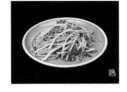

烹饪方式：炒
生熟比：93.4 g/100 g
含油比：7.9 g/100 g
含盐比：1.2 g/100 g

045319 苋菜（绿，鲜）

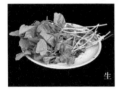 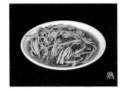

烹饪方式：烧
生熟比：130.8 g/100 g
含油比：2.5 g/100 g
含盐比：0.9 g/100 g

045319 苋菜（绿，鲜）

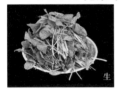 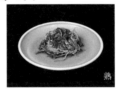

烹饪方式：涮
生熟比：110.2 g/100 g
含油比：0 g/100 g
含盐比：1.1 g/100 g

045319 苋菜（绿，鲜）

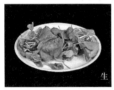 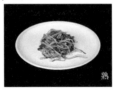

烹饪方式：蒸
生熟比：125.0 g/100 g
含油比：0 g/100 g
含盐比：0 g/100 g

137. 045320 苋菜（紫，鲜）［红苋］

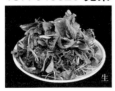 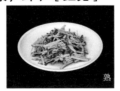

烹饪方式：炒
生熟比：102.7 g/100 g
含油比：9.2 g/100 g
含盐比：1.1 g/100 g

045320 苋菜（紫，鲜）[红苋]

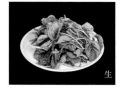 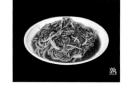

烹饪方式：烧
生熟比：119.9 g/100 g
含油比：8.5 g/100 g
含盐比：1.9 g/100 g

045320 苋菜（紫，鲜）[红苋]

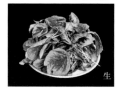 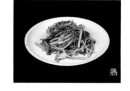

烹饪方式：涮
生熟比：103.9 g/100 g
含油比：0 g/100 g
含盐比：1.1 g/100 g

045320 苋菜（紫，鲜）[红苋]

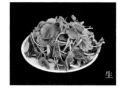 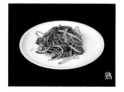

烹饪方式：蒸
生熟比：109.5 g/100 g
含油比：0 g/100 g
含盐比：0 g/100 g

138. 045321 茼蒿（鲜）[蓬蒿菜，艾菜]

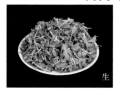 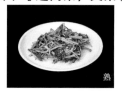

烹饪方式：炒
生熟比：97.3 g/100 g
含油比：13.9 g/100 g
含盐比：0.9 g/100 g

045321 茼蒿（鲜）[蓬蒿菜，艾菜]

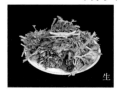 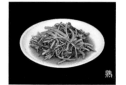

烹饪方式：涮
生熟比：111.5 g/100 g
含油比：0 g/100 g
含盐比：2.0 g/100 g

045321 茼蒿（鲜）［蓬蒿菜，艾菜］

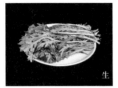 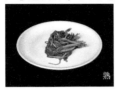

烹饪方式：蒸
生熟比：117.0 g/100 g
含油比：0 g/100 g
含盐比：0 g/100 g

045321 茼蒿（鲜）［蓬蒿菜，艾菜］

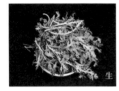 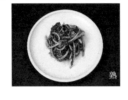

烹饪方式：烤
生熟比：90.0 g/100 g
含油比：33.3 g/100 g
含盐比：7.6 g/100 g

139. 045322 茴香（鲜）［小茴香］

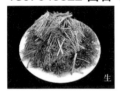 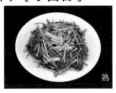

烹饪方式：炒
生熟比：95.5 g/100 g
含油比：9.5 g/100 g
含盐比：0.4 g/100 g

045322 茴香（鲜）［小茴香］

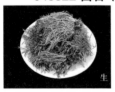 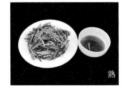

烹饪方式：炖
生熟比：103.4 g/100 g
含油比：5.5 g/100 g
含盐比：0.4 g/100 g

045322 茴香（鲜）［小茴香］

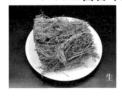 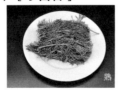

烹饪方式：蒸
生熟比：94.4 g/100 g
含油比：0 g/100 g
含盐比：0 g/100 g

140. 045323 荠菜（鲜）［蓟菜，菱角菜］

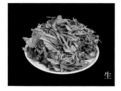 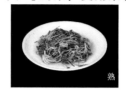

烹饪方式：炒
生熟比：104.6 g/100 g
含油比：20.2 g/100 g
含盐比：1.2 g/100 g

045323 荠菜（鲜）［蓟菜，菱角菜］

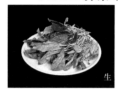 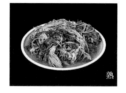

烹饪方式：烧
生熟比：118.4 g/100 g
含油比：5.9 g/100 g
含盐比：0.7 g/100 g

045323 荠菜（鲜）［蓟菜，菱角菜］

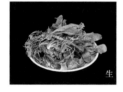 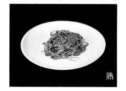

烹饪方式：蒸
生熟比：127.5 g/100 g
含油比：0 g/100 g
含盐比：0 g/100 g

141. 045324 莴笋（鲜）［莴苣］

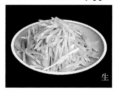 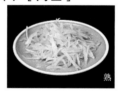

烹饪方式：炒
生熟比：98.9 g/100 g
含油比：9.3 g/100 g
含盐比：0.7 g/100 g

045324 莴笋（鲜）［莴苣］

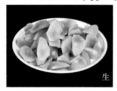 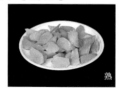

烹饪方式：烧
生熟比：103.8 g/100 g
含油比：4.7 g/100 g
含盐比：0.9 g/100 g

045324 莴笋（鲜）［莴苣］

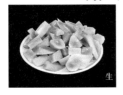 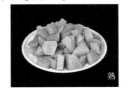

烹饪方式：涮
生熟比：103.7 g/100 g
含油比：0 g/100 g
含盐比：0.5 g/100 g

045324 莴笋（鲜）［莴苣］

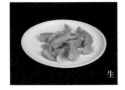 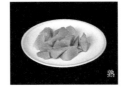

烹饪方式：蒸
生熟比：110.3 g/100 g
含油比：0 g/100 g
含盐比：0 g/100 g

142. 045327 番杏［新西兰菠菜，夏菠菜］

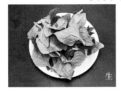 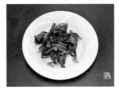

烹饪方式：炒
生熟比：101.0 g/100 g
含油比：15.0 g/100 g
含盐比：2.2 g/100 g

045327 番杏［新西兰菠菜，夏菠菜］

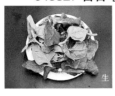 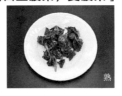

烹饪方式：烧
生熟比：99.6 g/100 g
含油比：7.7 g/100 g
含盐比：0.9 g/100 g

045327 番杏［新西兰菠菜，夏菠菜］

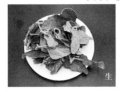 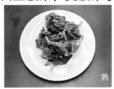

烹饪方式：煮
生熟比：90.2 g/100 g
含油比：15.0/100 g
含盐比：5.8 g/100 g

143. 045330 紫背天葵［红凤菜，血皮菜］

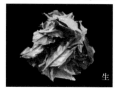 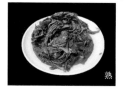

烹饪方式：炒
生熟比：99.1 g/100 g
含油比：12.0 g/100 g
含盐比：0.5 g/100 g

144. 045331 芹菜（茎）［旱芹，药芹］

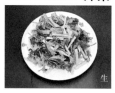 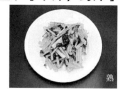

烹饪方式：炒
生熟比：109.5 g/100 g
含油比：7.3 g/100 g
含盐比：1.2 g/100 g

045331 芹菜（茎）［旱芹，药芹］

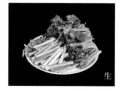 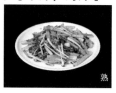

烹饪方式：涮
生熟比：98.5 g/100 g
含油比：0 g/100 g
含盐比：1.3 g/100 g

045331 芹菜（茎）［旱芹，药芹］

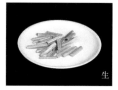 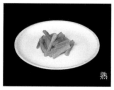

烹饪方式：蒸
生熟比：109.1 g/100 g
含油比：0 g/100 g
含盐比：0 g/100 g

045331 芹菜（茎）［旱芹，药芹］

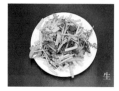 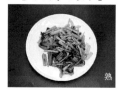

烹饪方式：烧
生熟比：120.7 g/100 g
含油比：6.5 g/100 g
含盐比：1.0 g/100 g

045331 芹菜（茎）［旱芹，药芹］

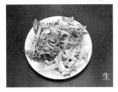 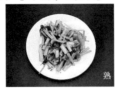

烹饪方式：煮
生熟比：106.1 g/100 g
含油比：6.6 g/100 g
含盐比：0.7 g/100 g

145. 045332 西芹［西洋芹菜，美芹］

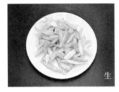 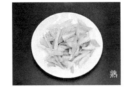

烹饪方式：炒
生熟比：107.1 g/100 g
含油比：4.8 g/100 g
含盐比：1.0 g/100 g

045332西芹［西洋芹菜，美芹］

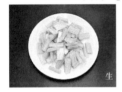 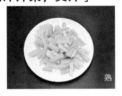

烹饪方式：煮
生熟比：107.9 g/100 g
含油比：6.2 g/100 g
含盐比：1.2 g/100 g

146. 045333 生菜［叶用莴苣］

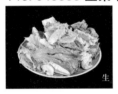 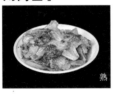

烹饪方式：炒
生熟比：110.7 g/100 g
含油比：8.7 g/100 g
含盐比：1.6 g/100 g

045333 生菜［叶用莴苣］

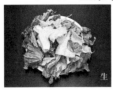 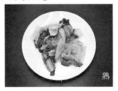

烹饪方式：煮
生熟比：117.4 g/100 g
含油比：5.9 g/100 g
含盐比：0.8 g/100 g

045333 生菜［叶用莴苣］

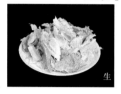 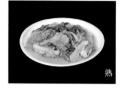

烹饪方式：烧
生熟比：114.0 g/100 g
含油比：2.6 g/100 g
含盐比：0.6 g/100 g

045333 生菜［叶用莴苣］

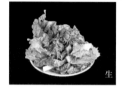 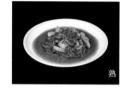

烹饪方式：涮
生熟比：98.7 g/100 g
含油比：0 g/100 g
含盐比：0.7 g/100 g

045333 生菜［叶用莴苣］

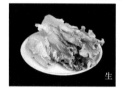 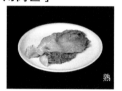

烹饪方式：蒸
生熟比：105.8 g/100 g
含油比：0 g/100 g
含盐比：0 g/100 g

147. 045334 油麦菜

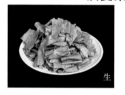 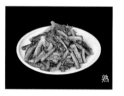

烹饪方式：炒
生熟比：102.3 g/100 g
含油比：6.4 g/100 g
含盐比：0.9 g/100 g

045334 油麦菜

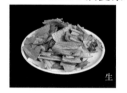 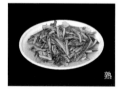

烹饪方式：烧
生熟比：111.5 g/100 g
含油比：4.0 g/100 g
含盐比：0.5 g/100 g

045334 油麦菜

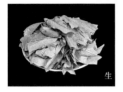
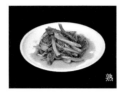

烹饪方式：涮
生熟比：95.4 g/100 g
含油比：0 g/100 g
含盐比：－g/100 g

045334 油麦菜

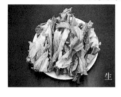
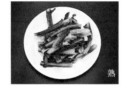

烹饪方式：煮
生熟比：102.0 g/100 g
含油比：10.4 g/100 g
含盐比：1.3 g/100 g

045334 油麦菜

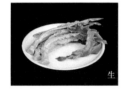
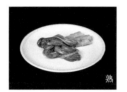

烹饪方式：蒸
生熟比：122.0 g/100 g
含油比：0 g/100 g
含盐比：0 g/100 g

148. 045335 叶甜菜（白梗）

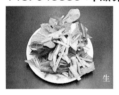
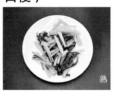

烹饪方式：炒
生熟比：108.3 g/100 g
含油比：7.9 g/100 g
含盐比：0.8 g/100 g

045335 叶甜菜（白梗）

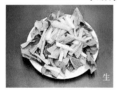
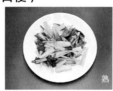

烹饪方式：煮
生熟比：107.7 g/100 g
含油比：6.7 g/100 g
含盐比：1.0 g/100 g

149. 045336 莴笋叶［莴苣菜］

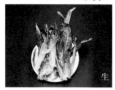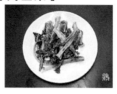

烹饪方式：炒
生熟比：103.1 g/100 g
含油比：10.0 g/100 g
含盐比：0.7 g/100 g

045336 莴笋叶［莴苣菜］

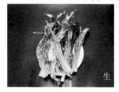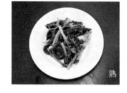

烹饪方式：烧
生熟比：99.9 g/100 g
含油比：8.5 g/100 g
含盐比：0.3 g/100 g

045336 莴笋叶［莴苣菜］

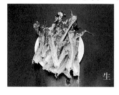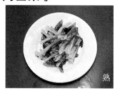

烹饪方式：煮
生熟比：109.0 g/100 g
含油比：6.5 g/100 g
含盐比：0.7 g/100 g

150. 045337 蕹菜［空心菜，藤藤菜］

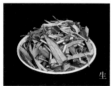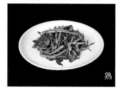

烹饪方式：炒
生熟比：106.6 g/100 g
含油比：8.1 g/100 g
含盐比：1.2 g/100 g

045337 蕹菜［空心菜、藤藤菜］

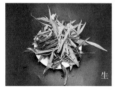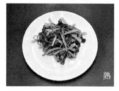

烹饪方式：煮
生熟比：100.2 g/100 g
含油比：8.2 g/100 g
含盐比：2.3 g/100 g

045337 蕹菜［空心菜，藤藤菜］

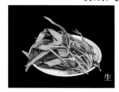 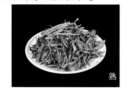

烹饪方式：烧
生熟比：108.2 g/100 g
含油比：6.0 g/100 g
含盐比：1.0 g/100 g

045337 蕹菜［空心菜，藤藤菜］

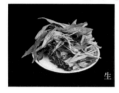 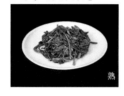

烹饪方式：涮
生熟比：86.8 g/100 g
含油比：0 g/100 g
含盐比：1.6 g/100 g

045337 蕹菜［空心菜，藤藤菜］

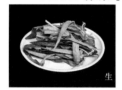 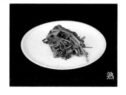

烹饪方式：蒸
生熟比：120.0 g/100 g
含油比：0 g/100 g
含盐比：0 g/100 g

151.045339 球茎茴香［甜茴香，意大利茴香］

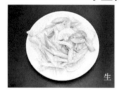 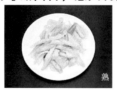

烹饪方式：炒
生熟比：103.3 g/100 g
含油比：7.9 g/100 g
含盐比：1.6 g/100 g

045339 球茎茴香［甜茴香，意大利茴香］

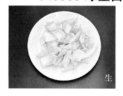 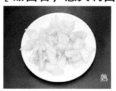

烹饪方式：煮
生熟比：103.4 g/100 g
含油比：7.3 g/100 g
含盐比：1.3 g/100 g

045339 球茎茴香［甜茴香，意大利茴香］

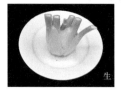 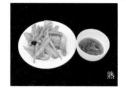

烹饪方式：炖
生熟比：122.5 g/100 g
含油比：5.2 g/100 g
含盐比：0.5 g/100 g

152. 045401 竹笋（鲜）

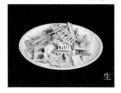 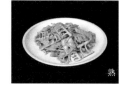

烹饪方式：炒
生熟比：94.8 g/100 g
含油比：12.7 g/100 g
含盐比：1.2 g/100 g

045401 竹笋（鲜）

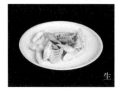 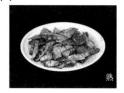

烹饪方式：烧
生熟比：106.1 g/100 g
含油比：5.7 g/100 g
含盐比：2.2 g/100 g

045401 竹笋（鲜）

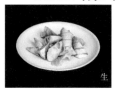 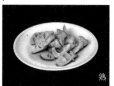

烹饪方式：煮
生熟比：96.6 g/100 g
含油比：0 g/100 g
含盐比：2.8 g/100 g

045401 竹笋（鲜）

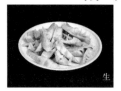 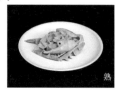

烹饪方式：蒸
生熟比：114.3 g/100 g
含油比：0 g/100 g
含盐比：0 g/100 g

153. 045402 白笋（干）

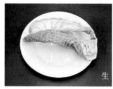 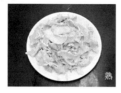

烹饪方式：炒
生熟比：24.3 g/100 g
含油比：5.2 g/100 g
含盐比：0.9 g/100 g

045402 白笋（干）

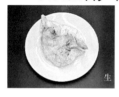 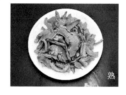

烹饪方式：烧
生熟比：23.2 g/100 g
含油比：3.6 g/100 g
含盐比：0.3 g/100 g

045402 白笋（干）

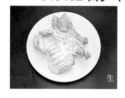 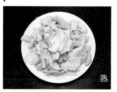

烹饪方式：煮
生熟比：25.0 g/100 g
含油比：6.0 g/100 g
含盐比：1.1 g/100 g

045402 白笋（干）

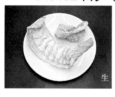 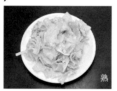

烹饪方式：蒸
生熟比：22.5 g/100 g
含油比：2.3 g/100 g
含盐比：0.9 g/100 g

154. 045403 鞭笋（鲜）［马鞭笋］

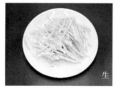 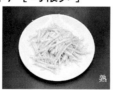

烹饪方式：炒
生熟比：110.2 g/100 g
含油比：11.1 g/100 g
含盐比：1.0 g/100 g

045403 鞭笋（鲜）［马鞭笋］

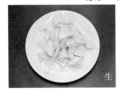 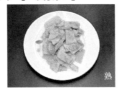

烹饪方式：烧
生熟比：109.6 g/100 g
含油比：7.4 g/100 g
含盐比：1.3 g/100 g

045403 鞭笋（鲜）［马鞭笋］

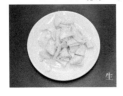 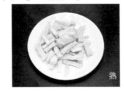

烹饪方式：煮
生熟比：109.5 g/100 g
含油比：11.4 g/100 g
含盐比：2.2 g/100 g

155. 045405 冬笋（鲜）

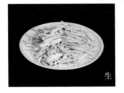 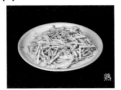

烹饪方式：炒
生熟比：95.0 g/100 g
含油比：15.5 g/100 g
含盐比：0.8 g/100 g

045405 冬笋（鲜）

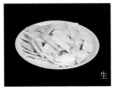 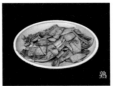

烹饪方式：烧
生熟比：108.4 g/100 g
含油比：3.3 g/100 g
含盐比：1.2 g/100 g

045405 冬笋（鲜）

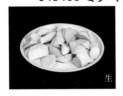 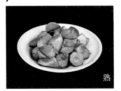

烹饪方式：煮
生熟比：110.5 g/100 g
含油比：0 g/100 g
含盐比：1.8 g/100 g

045405 冬笋（鲜）

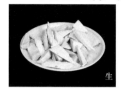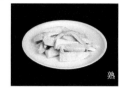

烹饪方式：蒸
生熟比：112.5 g/100 g
含油比：0 g/100 g
含盐比：0 g/100 g

156. 045408 玉兰片

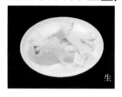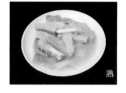

烹饪方式：炒
生熟比：87.2 g/100 g
含油比：10.9 g/100 g
含盐比：0.6 g/100 g

157. 045409 百合（鲜）

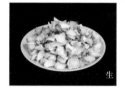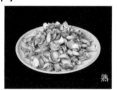

烹饪方式：炒
生熟比：92.9 g/100 g
含油比：8.7 g/100 g
含盐比：1.0 g/100 g

045409 百合（鲜）

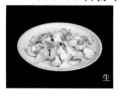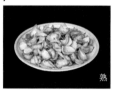

烹饪方式：烧
生熟比：101.6 g/100 g
含油比：8.6 g/100 g
含盐比：1.1 g/100 g

045409 百合（鲜）

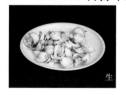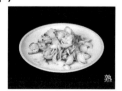

烹饪方式：煮
生熟比：102.6 g/100 g
含油比：0 g/100 g
含盐比：0 g/100 g

045409 百合（鲜）

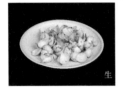 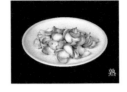

烹饪方式：蒸
生熟比：120.2 g/100 g
含油比：0 g/100 g
含盐比：0 g/100 g

158. 045412 金针菜（鲜）［黄花菜］

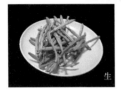 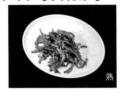

烹饪方式：炒
生熟比：122.9 g/100 g
含油比：20.8 g/100 g
含盐比：1.4 g/100 g

045412 金针菜（鲜）［黄花菜］

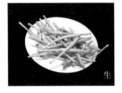 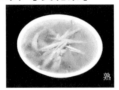

烹饪方式：炖
生熟比：76.0 g/100 g
含油比：6.4 g/100 g
含盐比：0.3 g/100 g

045412 金针菜（鲜）［黄花菜］

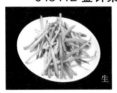 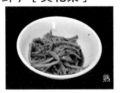

烹饪方式：煮
生熟比：75.4 g/100 g
含油比：5.9 g/100 g
含盐比：0.7 g/100 g

159. 045413 菊苣

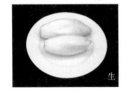 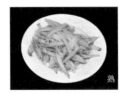

烹饪方式：炒
生熟比：103.9 g/100 g
含油比：11.7 g/100 g
含盐比：- g/100 g

045413 菊苣

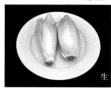 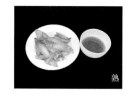

烹饪方式：煮
生熟比：149.7 g/100 g
含油比：0 g/100 g
含盐比：1.3 g/100 g

160. 045415 芦笋（绿）［石刁柏，龙须菜］

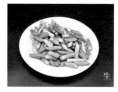 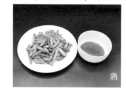

烹饪方式：炖
生熟比：104.5 g/100 g
含油比：4.2 g/100 g
含盐比：− g/100 g

045415 芦笋（绿）［石刁柏，龙须菜］

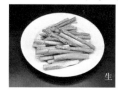 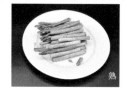

烹饪方式：烤
生熟比：112.4 g/100 g
含油比：2.1 g/100 g
含盐比：0.7 g/100 g

045415 芦笋（绿）［石刁柏，龙须菜］

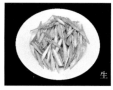 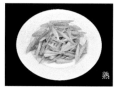

烹饪方式：炒
生熟比：100.0 g/100 g
含油比：10.8 g/100 g
含盐比：1.4 g/100 g

045415 芦笋（绿）［石刁柏，龙须菜］

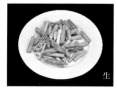 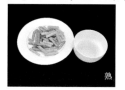

烹饪方式：煮
生熟比：106.0 g/100 g
含油比：0 g/100 g
含盐比：1.9 g/100 g

045415 芦笋（绿）［石刁柏，龙须菜］

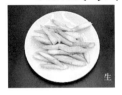 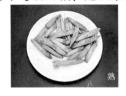

烹饪方式：烧
生熟比：107.4 g/100 g
含油比：10.7 g/100 g
含盐比：1.0 g/100 g

045415 芦笋（绿）［石刁柏，龙须菜］

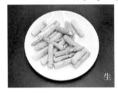 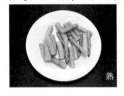

烹饪方式：蒸
生熟比：107.6 g/100 g
含油比：10.4 g/100 g
含盐比：1.7 g/100 g

161. 045417 结球菊苣（红）

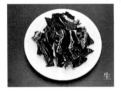 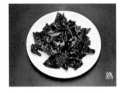

烹饪方式：炒
生熟比：102.0 g/100 g
含油比：8.1 g/100 g
含盐比：1.4 g/100 g

045417 结球菊苣（红）

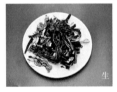 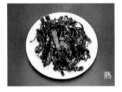

烹饪方式：煮
生熟比：102.8 g/100 g
含油比：6.5 g/100 g
含盐比：1.8 g/100 g

162. 045418 软化白菊苣

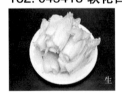 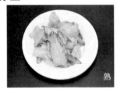

烹饪方式：炒
生熟比：111.2 g/100 g
含油比：9.9 g/100 g
含盐比：1.3 g/100 g

045418 软化白菊苣

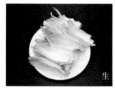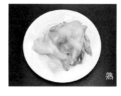

烹饪方式：煮
生熟比：103.6 g/100 g
含油比：8.1 g/100 g
含盐比：1.6 g/100 g

163. 046001 慈菇（鲜）［乌芋，白地果］

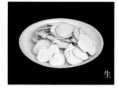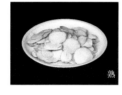

烹饪方式：炒
生熟比：94.7 g/100 g
含油比：8.8 g/100 g
含盐比：1.1 g/100 g

046001 慈菇（鲜）［乌芋，白地果］

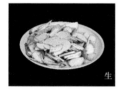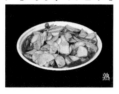

烹饪方式：烧
生熟比：89.2 g/100 g
含油比：1.7 g/100 g
含盐比：1.0 g/100 g

046001 慈菇（鲜）［乌芋，白地果］

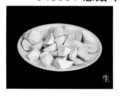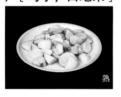

烹饪方式：煮
生熟比：105.0 g/100 g
含油比：0 g/100 g
含盐比：0 g/100 g

046001 慈菇（鲜）［乌芋，白地果］

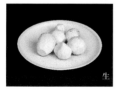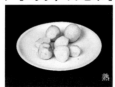

烹饪方式：蒸
生熟比：102.9 g/100 g
含油比：0 g/100 g
含盐比：0 g/100 g

164. 046002 豆瓣菜［西洋菜，水田芥］

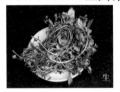 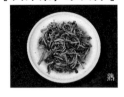

烹饪方式：炒
生熟比：247.5 g/100 g
含油比：8.9 g/100 g
含盐比：0.9 g/100 g

046002 豆瓣菜［西洋菜，水田芥］

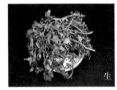 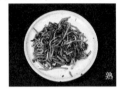

烹饪方式：烤
生熟比：91.0 g/100 g
含油比：19.8 g/100 g
含盐比：9.2 g/100 g

046002 豆瓣菜［西洋菜，水田芥］

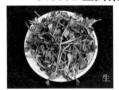 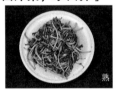

烹饪方式：烧
生熟比：98.0 g/100 g
含油比：- g/100 g
含盐比：1.3 g/100 g

046002 豆瓣菜［西洋菜，水田芥］

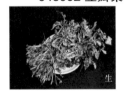 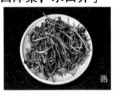

烹饪方式：涮
生熟比：106.1 g/100 g
含油比：10.4 g/100 g
含盐比：1.6 g/100 g

046002 豆瓣菜［西洋菜，水田芥］

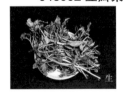 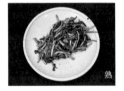

烹饪方式：蒸
生熟比：126.5 g/100 g
含油比：0 g/100 g
含盐比：0 g/100 g

165. 046003 菱角（老，鲜）［龙角］

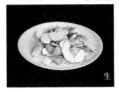 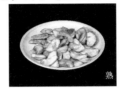

烹饪方式：炒
生熟比：94.5 g/100 g
含油比：7.5 g/100 g
含盐比：0.8 g/100 g

046003 菱角（老，鲜）［龙角］

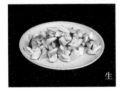 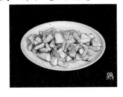

烹饪方式：烧
生熟比：100.0 g/100 g
含油比：3.4 g/100 g
含盐比：1.1 g/100 g

046003 菱角（老，鲜）［龙角］

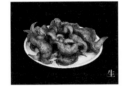 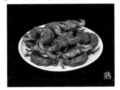

烹饪方式：煮
生熟比：107.4 g/100 g
含油比：0 g/100 g
含盐比：0 g/100 g

046003 菱角（老，鲜）［龙角］

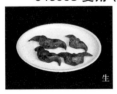 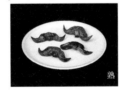

烹饪方式：蒸
生熟比：111.0 g/100 g
含油比：0 g/100 g
含盐比：0 g/100 g

166. 046005 蒲菜［香蒲，甘蒲，野茭白］

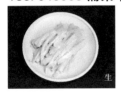 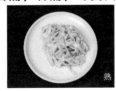

烹饪方式：炒
生熟比：130.3 g/100 g
含油比：16.8 g/100 g
含盐比：0.8 g/100 g

046005 蒲菜［香蒲，甘蒲，野茭白］

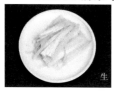 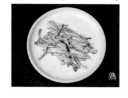

烹饪方式：烤
生熟比：160.0 g/100 g
含油比：6.3 g/100 g
含盐比：1.6 g/100 g

046005 蒲菜［香蒲，甘蒲，野茭白］

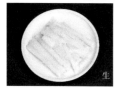 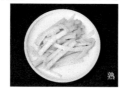

烹饪方式：烧
生熟比：100.4 g/100 g
含油比：2.0 g/100 g
含盐比：0.8 g/100 g

046005 蒲菜［香蒲，甘蒲，野茭白］

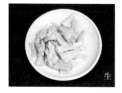 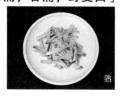

烹饪方式：涮
生熟比：81.9 g/100 g
含油比：8.5 g/100 g
含盐比：2.0 g/100 g

046005 蒲菜［香蒲，甘蒲，野茭白］

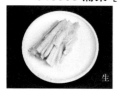 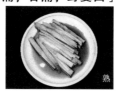

烹饪方式：蒸
生熟比：126.5 g/100 g
含油比：0 g/100 g
含盐比：0 g/100 g

167. 046006 水芹菜

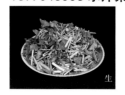 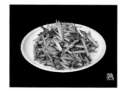

烹饪方式：炒
生熟比：99.6 g/100 g
含油比：10.9 g/100 g
含盐比：1.1 g/100 g

046006 水芹菜

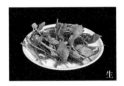
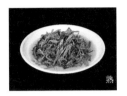

烹饪方式：烧
生熟比：121.0 g/100 g
含油比：11.2 g/100 g
含盐比：1.7 g/100 g

046006 水芹菜

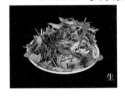
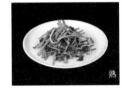

烹饪方式：涮
生熟比：107.2 g/100 g
含油比：0 g/100 g
含盐比：1.5 g/100 g

046006 水芹菜

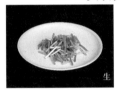
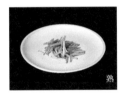

烹饪方式：蒸
生熟比：108.3 g/100 g
含油比：0 g/100 g
含盐比：0 g/100 g

168. 046007 茭白（鲜）［茭笋，茭粑］

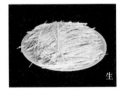
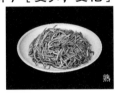

烹饪方式：炒
生熟比：96.3 g/100 g
含油比：11.0 g/100 g
含盐比：1.7 g/100 g

046007 茭白（鲜）［茭笋，茭粑］

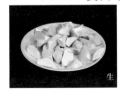
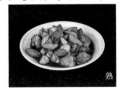

烹饪方式：烧
生熟比：103.5 g/100 g
含油比：5.8 g/100 g
含盐比：1.0 g/100 g

046007 茭白（鲜）[茭笋，茭粑]

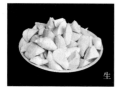 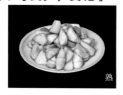

烹饪方式：煮
生熟比：97.8 g/100 g
含油比：0 g/100 g
含盐比：0.8 g/100 g

046007 茭白（鲜）[茭笋，茭粑]

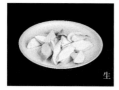 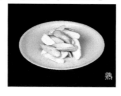

烹饪方式：蒸
生熟比：111.8 g/100 g
含油比：0 g/100 g
含盐比：0 g/100 g

169. 046008 荸荠（鲜）[马蹄，地栗]

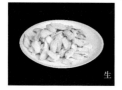 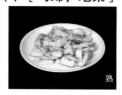

烹饪方式：炒
生熟比：96.9 g/100 g
含油比：10.9 g/100 g
含盐比：1.2 g/100 g

046008 荸荠（鲜）[马蹄，地栗]

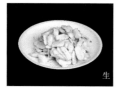 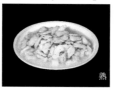

烹饪方式：烧
生熟比：100.8 g/100 g
含油比：2.2 g/100 g
含盐比：0.9 g/100 g

046008 荸荠（鲜）[马蹄，地栗]

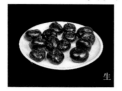 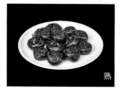

烹饪方式：煮
生熟比：102.4 g/100 g
含油比：0 g/100 g
含盐比：0 g/100 g

046008 荸荠（鲜）［马蹄，地栗］

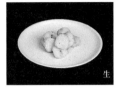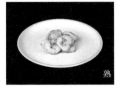

烹饪方式：蒸
生熟比：116.5 g/100 g
含油比：0 g/100 g
含盐比：0 g/100 g

170. 046009 莼菜（瓶装）［花案菜］

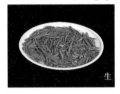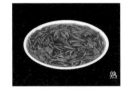

烹饪方式：炒
生熟比：113.3 g/100 g
含油比：8.3 g/100 g
含盐比：1.0 g/100 g

046009 莼菜（瓶装）［花案菜］

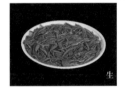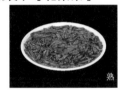

烹饪方式：烧
生熟比：155.9 g/100 g
含油比：1.3 g/100 g
含盐比：1.3 g/100 g

046009 莼菜（瓶装）［花案菜］

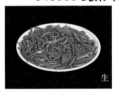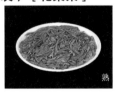

烹饪方式：涮
生熟比：129.6 g/100 g
含油比：0 g/100 g
含盐比：0.8 g/100 g

046009 莼菜（瓶装）［花案菜］

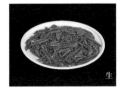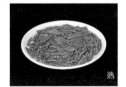

烹饪方式：蒸
生熟比：44.1 g/100 g
含油比：0 g/100 g
含盐比：0 g/100 g

171. 046010 藕［莲藕］

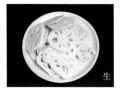 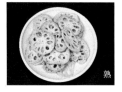

烹饪方式：炒
生熟比：109.7 g/100 g
含油比：13.5 g/100 g
含盐比：0.6 g/100 g

046010 藕［莲藕］

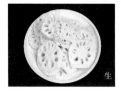 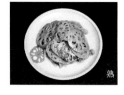

烹饪方式：烤
生熟比：122.1 g/100 g
含油比：28.7 g/100 g
含盐比：3.9 g/100 g

046010 藕［莲藕］

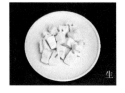 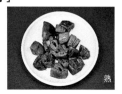

烹饪方式：烧
生熟比：109.5 g/100 g
含油比：5.2 g/100 g
含盐比：3.3 g/100 g

046010 藕［莲藕］

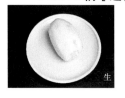 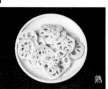

烹饪方式：涮
生熟比：127.1 g/100 g
含油比：6.5 g/100 g
含盐比：2 g/100 g

046010 藕［莲藕］

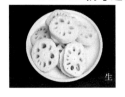 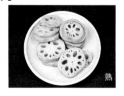

烹饪方式：蒸
生熟比：116.8 g/100 g
含油比：0 g/100 g
含盐比：0 g/100 g

172. 047102 豆薯（鲜）［凉薯，地瓜，沙葛］

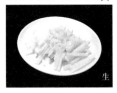 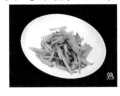

烹饪方式：炒
生熟比：137.7 g/100 g
含油比：32.3 g/100 g
含盐比：1.6 g/100 g

047102 豆薯（鲜）［凉薯，地瓜，沙葛］

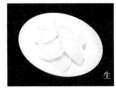 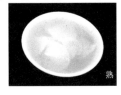

烹饪方式：烧
生熟比：103.2 g/100 g
含油比：11.2 g/100 g
含盐比：0.8 g/100 g

047102 豆薯（鲜）［凉薯，地瓜，沙葛］

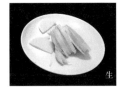 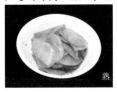

烹饪方式：煮
生熟比：104.1 g/100 g
含油比：8.5 g/100 g
含盐比：0.5 g/100 g

173. 047103 葛［葛薯，粉葛］

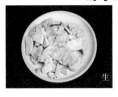 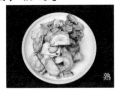

烹饪方式：炒
生熟比：104.3 g/100 g
含油比：6.9 g/100 g
含盐比：0.1 g/100 g

047103 葛［葛薯，粉葛］

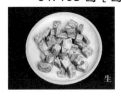 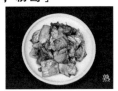

烹饪方式：烤
生熟比：141.0 g/100 g
含油比：14.2 g/100 g
含盐比：7.1 g/100 g

047103 葛［葛薯，粉葛］

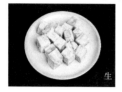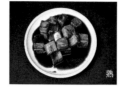

烹饪方式：烧
生熟比：130.5 g/100 g
含油比：2.5 g/100 g
含盐比：1.0 g/100 g

047103 葛［葛薯，粉葛］

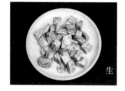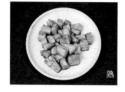

烹饪方式：蒸
生熟比：107.9 g/100 g
含油比：0 g/100 g
含盐比：0 g/100 g

047103 葛［葛薯，粉葛］

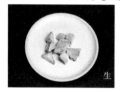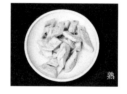

烹饪方式：煮
生熟比：90.8 g/100 g
含油比：0 g/100 g
含盐比：1.2 g/100 g

174. 047104 山药（鲜）［薯蓣，大薯］

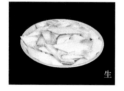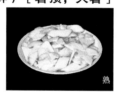

烹饪方式：炒
生熟比：97.7 g/100 g
含油比：6.4 g/100 g
含盐比：0.8 g/100 g

047104 山药（鲜）［薯蓣，大薯］

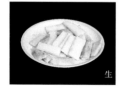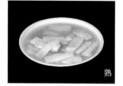

烹饪方式：烧
生熟比：96.4 g/100 g
含油比：6.3 g/100 g
含盐比：1.1 g/100 g

047104 山药（鲜）［薯蓣，大薯］

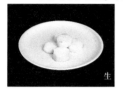 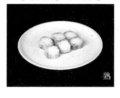

烹饪方式：煮
生熟比：98.0 g/100 g
含油比：0 g/100 g
含盐比：0 g/100 g

047104 山药（鲜）［薯蓣，大薯］

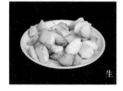 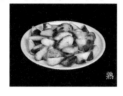

烹饪方式：烤
生熟比：113.1 g/100 g
含油比：2.0 g/100 g
含盐比：0.5 g/100 g

047104 山药（鲜）［薯蓣，大薯］

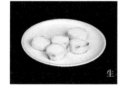 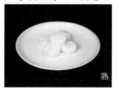

烹饪方式：蒸
生熟比：108.7 g/100 g
含油比：0 g/100 g
含盐比：0 g/100 g

175. 047105 山药（干）

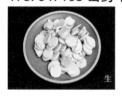 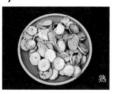

烹饪方式：炒
生熟比：111.6 g/100 g
含油比：16.3 g/100 g
含盐比：0.8 g/100 g

047105 山药（干）

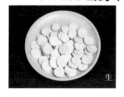 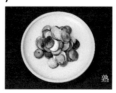

烹饪方式：烤
生熟比：94.9 g/100 g
含油比：31.6 g/100 g
含盐比：0 g/100 g

047105 山药（干）

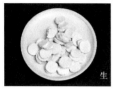 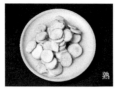

烹饪方式：烧
生熟比：88.5 g/100 g
含油比：0 g/100 g
含盐比：0.8 g/100 g

047105 山药（干）

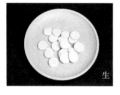 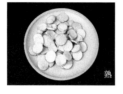

烹饪方式：蒸
生熟比：35.6 g/100 g
含油比：0 g/100 g
含盐比：0 g/100 g

047105 山药（干）

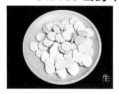 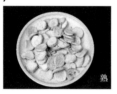

烹饪方式：煮
生熟比：70.4 g/100 g
含油比：0 g/100 g
含盐比：0 g/100 g

176. 047202 槟榔芋

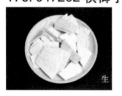 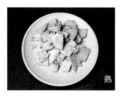

烹饪方式：炒
生熟比：96.0 g/100 g
含油比：9.9 g/100 g
含盐比：0.7 g/100 g

047202 槟榔芋

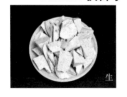 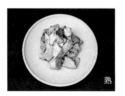

烹饪方式：烤
生熟比：147.9 g/100 g
含油比：10.1 g/100 g
含盐比：7.8 g/100 g

047202 槟榔芋

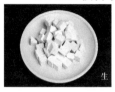 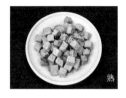

烹饪方式：涮
生熟比：92.9 g/100 g
含油比：0 g/100 g
含盐比：0.8 g/100 g

047202 槟榔芋

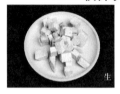 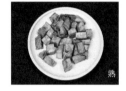

烹饪方式：蒸
生熟比：97.6 g/100 g
含油比：0 g/100 g
含盐比：0 g/100 g

047202 槟榔芋

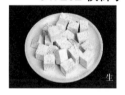 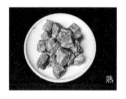

烹饪方式：烧
生熟比：0 g/100 g
含油比：0 g/100 g
含盐比：0 g/100 g

177. 047203 芋头［芋艿，毛芋］

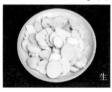 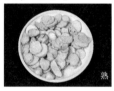

烹饪方式：炒
生熟比：96.4 g/100 g
含油比：14.0 g/100 g
含盐比：0.7 g/100 g

047203 芋头［芋艿，毛芋］

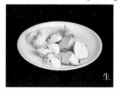 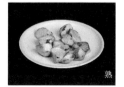

烹饪方式：烤
生熟比：118.1 g/100 g
含油比：3.7 g/100 g
含盐比：0 g/100 g

047203 芋头［芋艿，毛芋］

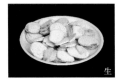 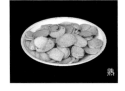

烹饪方式：烧
生熟比：99.7 g/100 g
含油比：4.9 g/100 g
含盐比：0.8 g/100 g

047203 芋头［芋艿，毛芋］

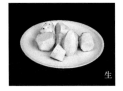 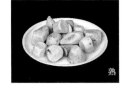

烹饪方式：蒸
生熟比：107.8 g/100 g
含油比：0 g/100 g
含盐比：0 g/100 g

047203 芋头［芋艿，毛芋］

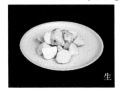 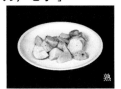

烹饪方式：煮
生熟比：107.4 g/100 g
含油比：0 g/100 g
含盐比：0 g/100 g

047203 芋头［芋艿，毛芋］

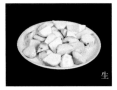 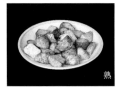

烹饪方式：炸
生熟比：133.9 g/100 g
含油比：8.8 g/100 g
含盐比：0 g/100 g

178. 047204 芋头（煮）

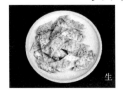 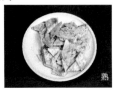

烹饪方式：炒
生熟比：89.3 g/100 g
含油比：4.5 g/100 g
含盐比：0.9 g/100 g

047204 芋头（煮）

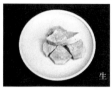 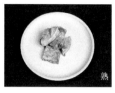

烹饪方式：烤
生熟比：147.9 g/100 g
含油比：10.1 g/100 g
含盐比：6.8 g/100 g

047204 芋头［煮］

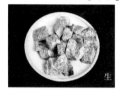 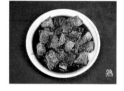

烹饪方式：烧
生熟比：89.4 g/100 g
含油比：5.6 g/100 g
含盐比：0.8 g/100 g

047204 芋头（煮）

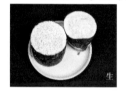 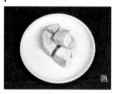

烹饪方式：蒸
生熟比：104.0 g/100 g
含油比：0 g/100 g
含盐比：0 g/100 g

047204 芋头（煮）

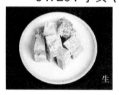 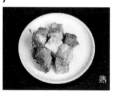

烹饪方式：煮
生熟比：102.7 g/100 g
含油比：6.4 g/100 g
含盐比：1.2 g/100 g

179. 047301 姜［黄姜］

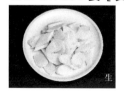 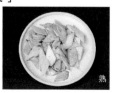

烹饪方式：炒
生熟比：115.3 g/100 g
含油比：8.5 g/100 g
含盐比：1.1 g/100 g

047301 姜［黄姜］

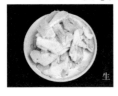 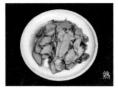

烹饪方式：烤
生熟比：116.9 g/100 g
含油比：25.7 g/100 g
含盐比：5.7 g/100 g

047301 姜［黄姜］

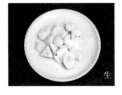 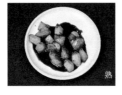

烹饪方式：烧
生熟比：101.9 g/100 g
含油比：5.4 g/100 g
含盐比：8.6 g/100 g

047301 姜［黄姜］

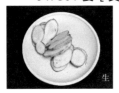 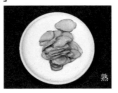

烹饪方式：蒸
生熟比：115.7 g/100 g
含油比：0 g/100 g
含盐比：0 g/100 g

047301 姜［黄姜］

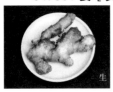 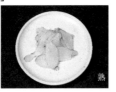

烹饪方式：煮
生熟比：213.3 g/100 g
含油比：0 g/100 g
含盐比：0 g/100 g

180. 047302 姜（干）

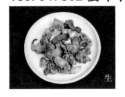 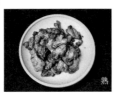

烹饪方式：炒
生熟比：95.4 g/100 g
含油比：13.8 g/100 g
含盐比：0.7 g/100 g

047302 姜（干）

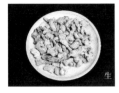 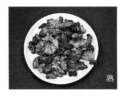

烹饪方式：烤
生熟比：101.0 g/100 g
含油比：24.8 g/100 g
含盐比：0 g/100 g

047302 姜（干）

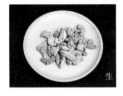 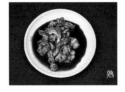

烹饪方式：烧
生熟比：97.4 g/100 g
含油比：0 g/100 g
含盐比：1.4 g/100 g

047302 姜（干）

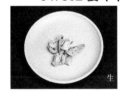 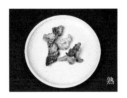

烹饪方式：蒸
生熟比：92 g/100 g
含油比：0 g/100 g
含盐比：0 g/100 g

047302 姜（干）

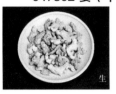 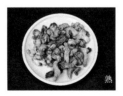

烹饪方式：煮
生熟比：50.8 g/100 g
含油比：0 g/100 g
含盐比：1.3 g/100 g

047302 姜（干）

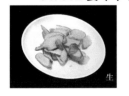 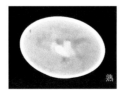

烹饪方式：炖
生熟比：99.5 g/100 g
含油比：2.3 g/100 g
含盐比：0.3 g/100 g

181. 047303 姜（子姜，鲜）［嫩姜］

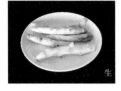 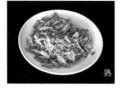

烹饪方式：炒
生熟比：107.0 g/100 g
含油比：16.2 g/100 g
含盐比：0.8 g/100 g

182. 047304 洋姜［菊芋，鬼子姜］

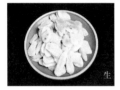 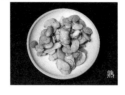

烹饪方式：炒
生熟比：114.4 g/100 g
含油比：10.3 g/100 g
含盐比：0.8 g/100 g

047304 洋姜［菊芋，鬼子姜］

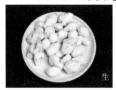 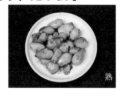

烹饪方式：烤
生熟比：109.5 g/100 g
含油比：9.1 g/100 g
含盐比：5.2 g/100 g

047304 洋姜［菊芋，鬼子姜］

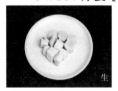 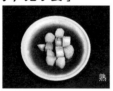

烹饪方式：烧
生熟比：108.6 g/100 g
含油比：6.4 g/100 g
含盐比：2.9 g/100 g

047304 洋姜［菊芋，鬼子姜］

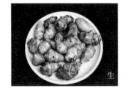 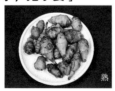

烹饪方式：蒸
生熟比：113.1 g/100 g
含油比：0 g/100 g
含盐比：0 g/100 g

047304 洋姜［菊芋，鬼子姜］

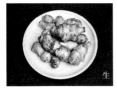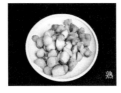

烹饪方式：煮
生熟比：95.6 g/100 g
含油比：0 g/100 g
含盐比：4.4 g/100 g

183. 048001 艾蒿

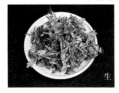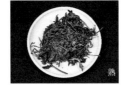

烹饪方式：炒
生熟比：75.0 g/100 g
含油比：18.7 g/100 g
含盐比：1.0 g/100 g

048001 艾蒿

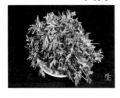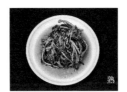

烹饪方式：烤
生熟比：123.8 g/100 g
含油比：24.2 g/100 g
含盐比：1.6 g/100 g

048001 艾蒿

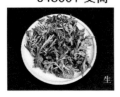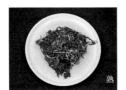

烹饪方式：烧
生熟比：67.4 g/100 g
含油比：7.8 g/100 g
含盐比：1.6 g/100 g

048001 艾蒿

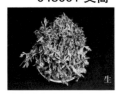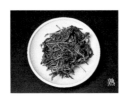

烹饪方式：涮
生熟比：89.9 g/100 g
含油比：8.4 g/100 g
含盐比：1.7 g/100 g

048001 艾蒿

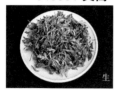 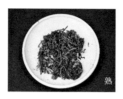

烹饪方式：蒸
生熟比：205.4 g/100 g
含油比：0 g/100 g
含盐比：0 g/100 g

184. 048002 白花菜

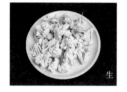 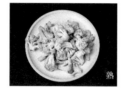

烹饪方式：炒
生熟比：99.6 g/100 g
含油比：13.3 g/100 g
含盐比：0.4 g/100 g

048002 白花菜

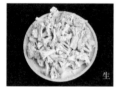 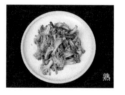

烹饪方式：烤
生熟比：120.8 g/100 g
含油比：33.1 g/100 g
含盐比：6.0 g/100 g

048002 白花菜

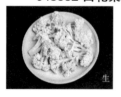 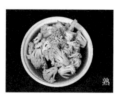

烹饪方式：烧
生熟比：98.5 g/100 g
含油比：5.2 g/100 g
含盐比：0.9 g/100 g

048002 白花菜

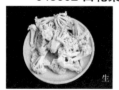 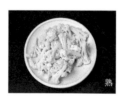

烹饪方式：涮
生熟比：93.2 g/100 g
含油比：6.8 g/100 g
含盐比：1.7 g/100 g

048002 白花菜

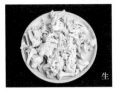 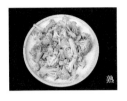

烹饪方式：蒸
生熟比：116.8 g/100 g
含油比：0 g/100 g
含盐比：0 g/100 g

185. 048005 白沙蒿籽［沙蒿籽］

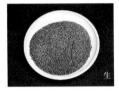 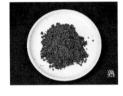

烹饪方式：炒
生熟比：93.2 g/100 g
含油比：6.8 g/100 g
含盐比：1.7 g/100 g

048005 白沙蒿籽［沙蒿籽］

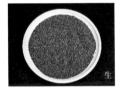 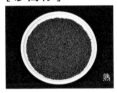

烹饪方式：烤
生熟比：111.3 g/100 g
含油比：0 g/100 g
含盐比：0 g/100 g

048005 白沙蒿籽［沙蒿籽］

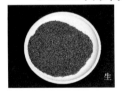 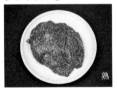

烹饪方式：烧
生熟比：41.4 g/100 g
含油比：0 g/100 g
含盐比：0.5 g/100 g

048005 白沙蒿籽［沙蒿籽］

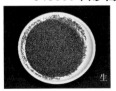 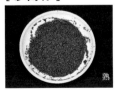

烹饪方式：蒸
生熟比：107.8 g/100 g
含油比：0 g/100 g
含盐比：0 g/100 g

048005 白沙蒿籽［沙蒿籽］

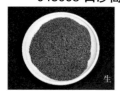 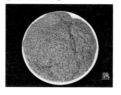

烹饪方式：煮
生熟比：21.8 g/100 g
含油比：1.3 g/100 g
含盐比：0.3 g/100 g

186. 048007 百里香

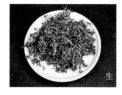 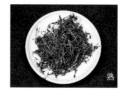

烹饪方式：炒
生熟比：119.6 g/100 g
含油比：32.4 g/100 g
含盐比：1.4 g/100 g

048007 百里香

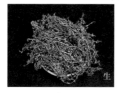 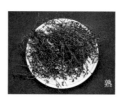

烹饪方式：烤
生熟比：152.2 g/100 g
含油比：52.6 g/100 g
含盐比：3.3 g/100 g

048007 百里香

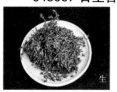 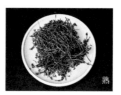

烹饪方式：烧
生熟比：69.7 g/100 g
含油比：1.1 g/100 g
含盐比：0.8 g/100 g

048007 百里香

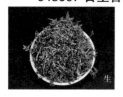 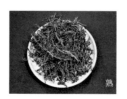

烹饪方式：涮
生熟比：78.6 g/100 g
含油比：0 g/100 g
含盐比：0 g/100 g

048007 百里香

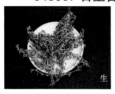
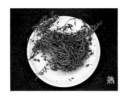

烹饪方式：蒸
生熟比：275.7 g/100 g
含油比：0 g/100 g
含盐比：0 g/100 g

187. 048010 朝鲜蓟（鲜）

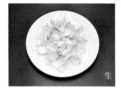
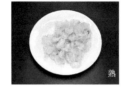

烹饪方式：炒
生熟比：97.4 g/100 g
含油比：12.5 g/100 g
含盐比：2.9 g/100 g

048010 朝鲜蓟（鲜）

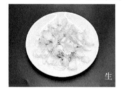
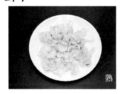

烹饪方式：煮
生熟比：99.7 g/100 g
含油比：6.8 g/100 g
含盐比：3.0 g/100 g

048010 朝鲜蓟（鲜）

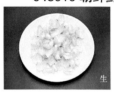
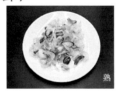

烹饪方式：烤
生熟比：122.9 g/100 g
含油比：15.4 g/100 g
含盐比：2.8 g/100 g

048010 朝鲜蓟（鲜）

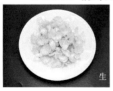
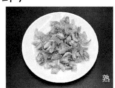

烹饪方式：炸
生熟比：115.0 g/100 g
含油比：64.8 g/100 g
含盐比：0 g/100 g

188.048025 槐花［洋槐花，豆槐花］

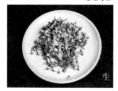 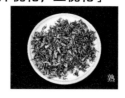

烹饪方式：炒
生熟比：108.1 g/100 g
含油比：9.7 g/100 g
含盐比：1.1 g/100 g

048025 槐花［洋槐花，豆槐花］

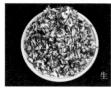 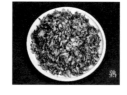

烹饪方式：烤
生熟比：166.7 g/100 g
含油比：3.0 g/100 g
含盐比：1.8 g/100 g

048025 槐花［洋槐花，豆槐花］

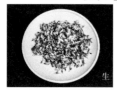 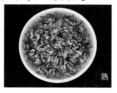

烹饪方式：烧
生熟比：144.0 g/100 g
含油比：6.0 g/100 g
含盐比：2.3 g/100 g

048025 槐花［洋槐花，豆槐花］

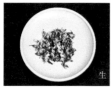 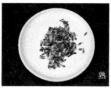

烹饪方式：蒸
生熟比：94.2 g/100 g
含油比：0 g/100 g
含盐比：0 g/100 g

048025 槐花［洋槐花，豆槐花］

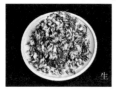 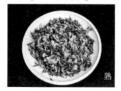

烹饪方式：煮
生熟比：69.9 g/100 g
含油比：0.7 g/100 g
含盐比：1.2 g/100 g

189. 048027 碱蓬［棉蓬，猪毛菜］

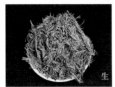 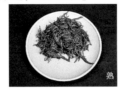

烹饪方式：炒
生熟比：97.6 g/100 g
含油比：4.4 g/100 g
含盐比：0.9 g/100 g

048027 碱蓬［棉蓬，猪毛菜］

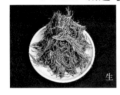 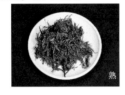

烹饪方式：烤
生熟比：166.7 g/100 g
含油比：3.0 g/100 g
含盐比：1.8 g/100 g

048027 碱蓬［棉蓬，猪毛菜］

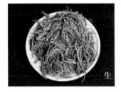 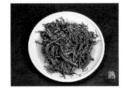

烹饪方式：烧
生熟比：144.0 g/100 g
含油比：6.0 g/100 g
含盐比：2.3 g/100 g

048027 碱蓬［棉蓬，猪毛菜］

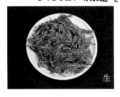 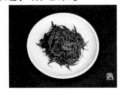

烹饪方式：蒸
生熟比：94.2 g/100 g
含油比：0 g/100 g
含盐比：0 g/100 g

048027 碱蓬［棉蓬，猪毛菜］

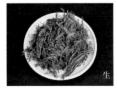 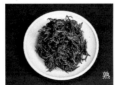

烹饪方式：煮
生熟比：69.9 g/100 g
含油比：0.7 g/100 g
含盐比：1.2 g/100 g

190. 048028 苦苦菜（鲜）

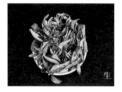 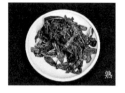

烹饪方式：炒
生熟比：92.6 g/100 g
含油比：7.8 g/100 g
含盐比：1.6 g/100 g

048028 苦苦菜（鲜）

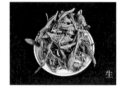 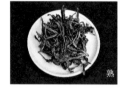

烹饪方式：烤
生熟比：304.4 g/100 g
含油比：1.6 g/100 g
含盐比：1.3 g/100 g

048028 苦苦菜（鲜）

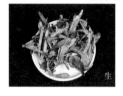 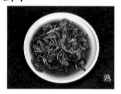

烹饪方式：烧
生熟比：63.4 g/100 g
含油比：5.7 g/100 g
含盐比：2.4 g/100 g

048028 苦苦菜（鲜）

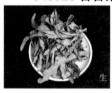 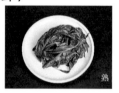

烹饪方式：蒸
生熟比：52.6 g/100 g
含油比：0 g/100 g
含盐比：0 g/100 g

048028 苦苦菜（鲜）

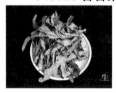 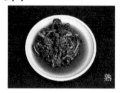

烹饪方式：煮
生熟比：67.3 g/100 g
含油比：0.7 g/100 g
含盐比：2.7 g/100 g

191. 048030 罗勒［兰香］

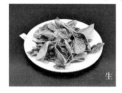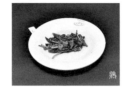

烹饪方式：炒
生熟比：95.3 g/100 g
含油比：10.3 g/100 g
含盐比：0.4 g/100 g

048030 罗勒［兰香］

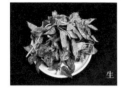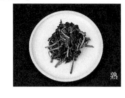

烹饪方式：烤
生熟比：98.4 g/100 g
含油比：50.8 g/100 g
含盐比：4.1 g/100 g

048030 罗勒［兰香］

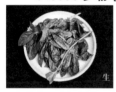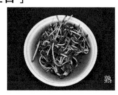

烹饪方式：烧
生熟比：90.8 g/100 g
含油比：7.1 g/100 g
含盐比：2.2 g/100 g

048030 罗勒［兰香］

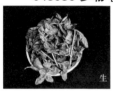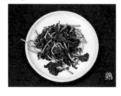

烹饪方式：蒸
生熟比：119.6 g/100 g
含油比：0 g/100 g
含盐比：0 g/100 g

048030 罗勒［兰香］

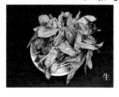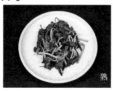

烹饪方式：煮
生熟比：78.1 g/100 g
含油比：14.6 g/100 g
含盐比：2.2 g/100 g

192.048031 马齿苋（鲜）[长寿菜，瓜子菜]

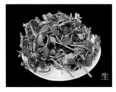 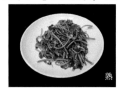

烹饪方式：煮
生熟比：125.8 g/100 g
含油比：20.1 g/100 g
含盐比：4.5 g/100 g

193.048032 马兰头（鲜）[马兰，鸡儿肠，路边菊]

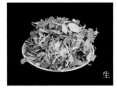 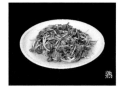

烹饪方式：炒
生熟比：100.8 g/100 g
含油比：14.7 g/100 g
含盐比：1.1 g/100 g

048032 马兰头（鲜）[马兰，鸡儿肠，路边菊]

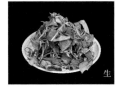 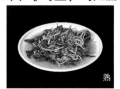

烹饪方式：烧
生熟比：92.6 g/100 g
含油比：7.4 g/100 g
含盐比：1.1 g/100 g

048032 马兰头（鲜）[马兰，鸡儿肠，路边菊]

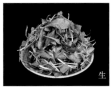 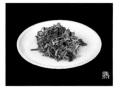

烹饪方式：涮
生熟比：104.9 g/100 g
含油比：0 g/100 g
含盐比：0.6 g/100 g

048032 马兰头（鲜）[马兰，鸡儿肠，路边菊]

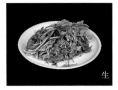 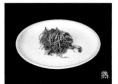

烹饪方式：蒸
生熟比：102.0 g/100 g
含油比：0 g/100 g
含盐比：0 g/100 g

194. 048034 牛至

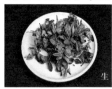 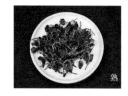

烹饪方式：炒
生熟比：106.7 g/100 g
含油比：18.5 g/100 g
含盐比：1.9 g/100 g

048034 牛至

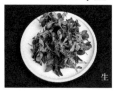 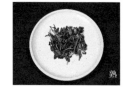

烹饪方式：烤
生熟比：59.5 g/100 g
含油比：33.6 g/100 g
含盐比：1.7 g/100 g

048034 牛至

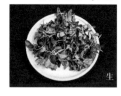 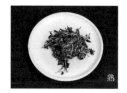

烹饪方式：烧
生熟比：57.0 g/100 g
含油比：4.9 g/100 g
含盐比：4.9 g/100 g

048034 牛至

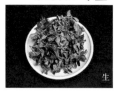 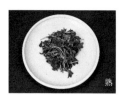

烹饪方式：涮
生熟比：82.8 g/100 g
含油比：20.7 g/100 g
含盐比：3.4 g/100 g

048034 牛至

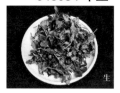 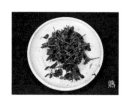

烹饪方式：蒸
生熟比：96.4 g/100 g
含油比：0 g/100 g
含盐比：0 g/100 g

195.048040 蒲公英叶 [黄花苗叶，孛孛丁叶]

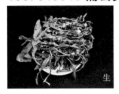 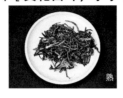

烹饪方式：炒
生熟比：118.8 g/100 g
含油比：13.2 g/100 g
含盐比：1.6 g/100 g

048040 蒲公英叶 [黄花苗叶，孛孛丁叶]

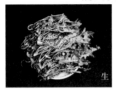 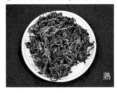

烹饪方式：烤
生熟比：250.0 g/100 g
含油比：12.0 g/100 g
含盐比：0.4 g/100 g

048040 蒲公英叶 [黄花苗叶，孛孛丁叶]

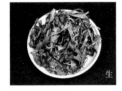 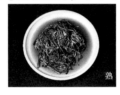

烹饪方式：烧
生熟比：95.1 g/100 g
含油比：6.5 g/100 g
含盐比：1.3 g/100 g

048040 蒲公英叶 [黄花苗叶，孛孛丁叶]

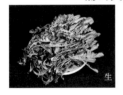 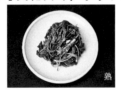

烹饪方式：涮
生熟比：93.0 g/100 g
含油比：11.6 g/100 g
含盐比：2.3 g/100 g

048040 蒲公英叶 [黄花苗叶，孛孛丁叶]

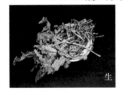 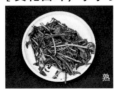

烹饪方式：蒸
生熟比：106.1 g/100 g
含油比：0 g/100 g
含盐比：0 g/100 g

196. 048041 掐不齐 ［鸡眼草，牛黄草］

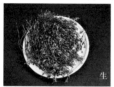 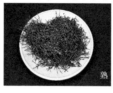

烹饪方式：炒
生熟比：100.7 g/100 g
含油比：24.3 g/100 g
含盐比：1.1 g/100 g

048041 掐不齐 ［鸡眼草，牛黄草］

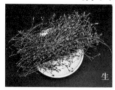 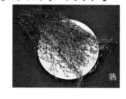

烹饪方式：烤
生熟比：124.1 g/100 g
含油比：80.6 g/100 g
含盐比：2.4 g/100 g

048041 掐不齐 ［鸡眼草，牛黄草］

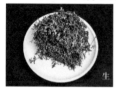 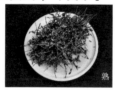

烹饪方式：烧
生熟比：52.1 g/100 g
含油比：4.2 g/100 g
含盐比：1.1 g/100 g

048041 掐不齐 ［鸡眼草，牛黄草］

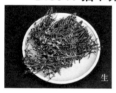 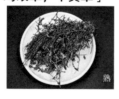

烹饪方式：涮
生熟比：85.7 g/100 g
含油比：0 g/100 g
含盐比：0 g/100 g

048041 掐不齐 ［鸡眼草，牛黄草］

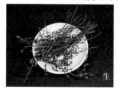 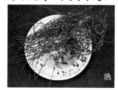

烹饪方式：蒸
生熟比：272.4 g/100 g
含油比：0 g/100 g
含盐比：0 g/100 g

197. 048046 山苦荬叶 [启明菜叶]

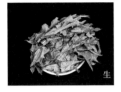 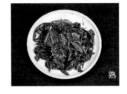

烹饪方式：炒
生熟比：76.0 g/100 g
含油比：3.5 g/100 g
含盐比：0.7 g/100 g

048046 山苦荬叶 [启明菜叶]

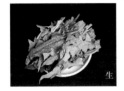 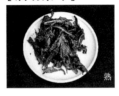

烹饪方式：烤
生熟比：185.0 g/100 g
含油比：2.7 g/100 g
含盐比：2.2 g/100 g

048046 山苦荬叶 [启明菜叶]

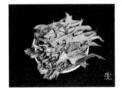 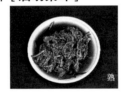

烹饪方式：烧
生熟比：85.6 g/100 g
含油比：4.2 g/100 g
含盐比：3.1 g/100 g

048046 山苦荬叶 [启明菜叶]

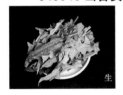 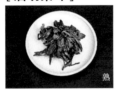

烹饪方式：蒸
生熟比：92.1 g/100 g
含油比：0 g/100 g
含盐比：0 g/100 g

048046 山苦荬叶 [启明菜叶]

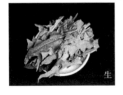 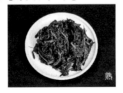

烹饪方式：煮
生熟比：77.5 g/100 g
含油比：0.8 g/100 g
含盐比：0.9 g/100 g

198. 048047 食用大黄

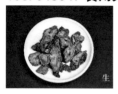 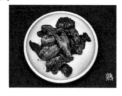

烹饪方式：炒
生熟比：106.7 g/100 g
含油比：16.6 g/100 g
含盐比：1.0 g/100 g

048047 食用大黄

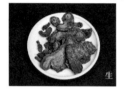 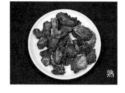

烹饪方式：烤
生熟比：51.0 g/100 g
含油比：0 g/100 g
含盐比：0 g/100 g

048047 食用大黄

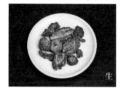 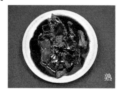

烹饪方式：烧
生熟比：83.4 g/100 g
含油比：0 g/100 g
含盐比：1.4 g/100 g

048047 食用大黄

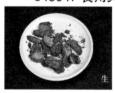 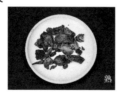

烹饪方式：蒸
生熟比：90.5 g/100 g
含油比：0 g/100 g
含盐比：0 g/100 g

048047 食用大黄

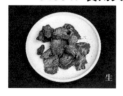 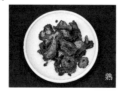

烹饪方式：煮
生熟比：71.3 g/100 g
含油比：0 g/100 g
含盐比：0 g/100 g

199. 048055 香椿（鲜）［香椿芽］

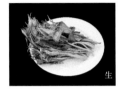 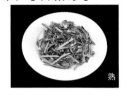

烹饪方式：炒
生熟比：81.4 g/100 g
含油比：13.1 g/100 g
含盐比：－g/100 g

048055 香椿（鲜）［香椿芽］

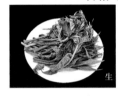 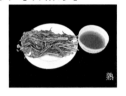

烹饪方式：煮
生熟比：76.5 g/100 g
含油比：0 g/100 g
含盐比：0.7 g/100 g

200. 048056 香茅

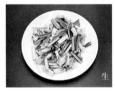 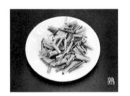

烹饪方式：炒
生熟比：91.8 g/100 g
含油比：10.4 g/100 g
含盐比：1.1 g/100 g

048056 香茅

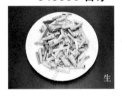 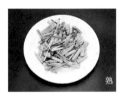

烹饪方式：烧
生熟比：89.0 g/100 g
含油比：12.7 g/100 g
含盐比：1.8 g/100 g

048056 香茅

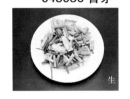 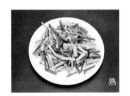

烹饪方式：煮
生熟比：90.7 g/100 g
含油比：11.5 g/100 g
含盐比：1.5 g/100 g

048056 香茅

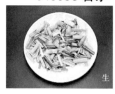 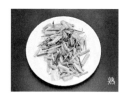

烹饪方式：烤
生熟比：134.8 g/100 g
含油比：15.8/100 g
含盐比：2.2 g/100 g

201. 048062 野蒜［小蒜，野葱］

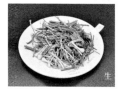 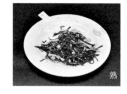

烹饪方式：炒
生熟比：96.8 g/100 g
含油比：17.2 g/100 g
含盐比：0.4 g/100 g

048062 野蒜［小蒜，野葱］

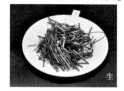 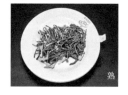

烹饪方式：煮
生熟比：91.4 g/100 g
含油比：0 g/100 g
含盐比：0 g/100 g

202. 048063 野苋菜

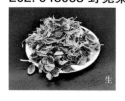 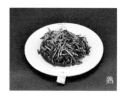

烹饪方式：炒
生熟比：111.9 g/100 g
含油比：8.0 g/100 g
含盐比：0.3 g/100 g

048063 野苋菜

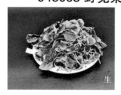 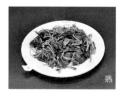

烹饪方式：煮
生熟比：112.1 g/100 g
含油比：0 g/100 g
含盐比：0 g/100 g

203. 048070 苣荬菜

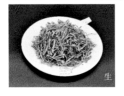 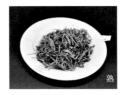

烹饪方式：炒
生熟比：101.2 g/100 g
含油比：2.2 g/100 g
含盐比：0.6 g/100 g

048070 苣荬菜

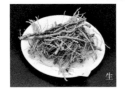 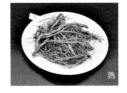

烹饪方式：煮
生熟比：103.6 g/100 g
含油比：0 g/100 g
含盐比：0 g/100 g

204. 048075 蒌蒿

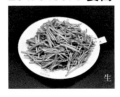 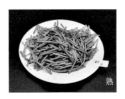

烹饪方式：炒
生熟比：103.9 g/100 g
含油比：5.0 g/100 g
含盐比：0.2 g/100 g

048075 蒌蒿

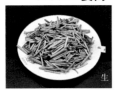 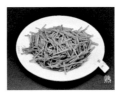

烹饪方式：煮
生熟比：100.0 g/100 g
含油比：0 g/100 g
含盐比：0 g/100 g

205. 048076 蕨菜

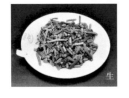 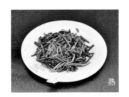

烹饪方式：炒
生熟比：103.1 g/100 g
含油比：9.6 g/100 g
含盐比：0.5 g/100 g

048076 蕨菜

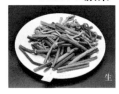
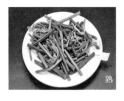

烹饪方式：煮
生熟比：98.2 g/100 g
含油比：0 g/100 g
含盐比：0 g/100 g

206. 048077 蕨菜（脱水）

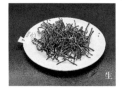
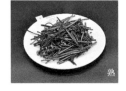

烹饪方式：炒
生熟比：63.4 g/100 g
含油比：11.9 g/100 g
含盐比：0.3 g/100 g

048077 蕨菜（脱水）

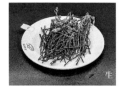
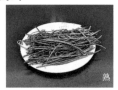

烹饪方式：煮
生熟比：58.1 g/100 g
含油比：0 g/100 g
含盐比：0 g/100 g

207. 048081 苦苣菜

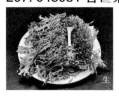
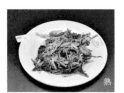

烹饪方式：炒
生熟比：60.5 g/100 g
含油比：14.9 g/100 g
含盐比：0.4 g/100 g

048081 苦苣菜

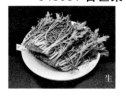
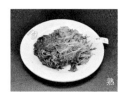

烹饪方式：煮
生熟比：103.8 g/100 g
含油比：0 g/100 g
含盐比：0 g/100 g

208. 048082 苜蓿［草头，金花菜］

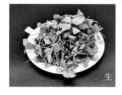 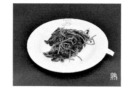

烹饪方式：炒
生熟比：103.9 g/100 g
含油比：9.0 g/100 g
含盐比：0.4 g/100 g

048082 苜蓿［草头，金花菜］

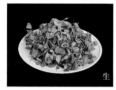 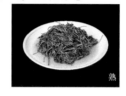

烹饪方式：炒
生熟比：100.0 g/100 g
含油比：11.8 g/100 g
含盐比：1.1 g/100 g

048082 苜蓿［草头，金花菜］

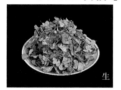 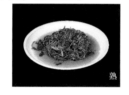

烹饪方式：涮
生熟比：91.1 g/100 g
含油比：0 g/100 g
含盐比：2.2 g/100 g

048082 苜蓿［草头，金花菜］

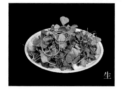 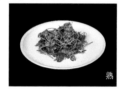

烹饪方式：蒸
生熟比：114.9 g/100 g
含油比：0 g/100 g
含盐比：0 g/100 g

048082 苜蓿［草头，金花菜］

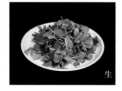 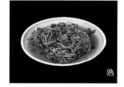

烹饪方式：烧
生熟比：109.1 g/100 g
含油比：6.7 g/100 g
含盐比：1.6 g/100 g

209. 048083 鱼腥草（叶）［蕺菜，臭菜］

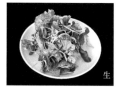 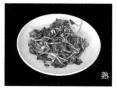

烹饪方式：炒
生熟比：136.6 g/100 g
含油比：32.3 g/100 g
含盐比：1.1 g/100 g

210. 048084 鱼腥草（根）

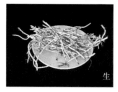 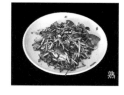

烹饪方式：炒
生熟比：104.2 g/100 g
含油比：15.6 g/100 g
含盐比：0.6 g/100 g

048084 鱼腥草（根）

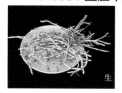 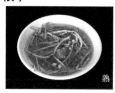

烹饪方式：煮
生熟比：79.6 g/100 g
含油比：1.1 g/100 g
含盐比：0.4 g/100 g

四、菌藻类及制品

菌类和藻类都含有丰富的蛋白质。

菌类包括蘑菇、香菇、平菇、木耳等。它们既不属于植物性食物，也不属于动物性食物。食用菌营养丰富，且具有"高蛋白、低脂肪"的特点。

藻类除了富含蛋白质，还含有丰富的B类维生素，可以作食品的海洋藻类有100多种。

1. 051008 金针菇（鲜）［智力菇］

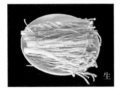 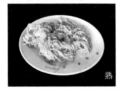

烹饪方式：炒
生熟比：117.5 g/100 g
含油比：5.7 g/100 g
含盐比：0.8 g/100 g

051008 金针菇（鲜）［智力菇］

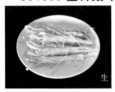 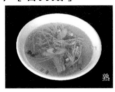

烹饪方式：煮
生熟比：109.5 g/100 g
含油比：0.2 g/100 g
含盐比：0.2 g/100 g

2. 051010 口蘑［白蘑］

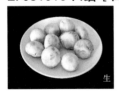 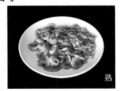

烹饪方式：炒
生熟比：121.4 g/100 g
含油比：8.7 g/100 g
含盐比：0.5 g/100 g

3. 051013 木耳（干）［黑木耳，云耳］

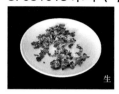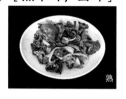

烹饪方式：炒
生熟比：13.3 g/100 g
含油比：12.4 g/100 g
含盐比：－g/100 g

4. 051014 木耳（水发）［黑木耳，云耳］

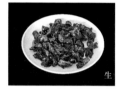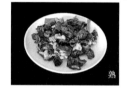

烹饪方式：炒
生熟比：93.3 g/100 g
含油比：12.7 g/100 g
含盐比：－g/100 g

5. 051015 平菇［糙皮侧耳，青蘑］

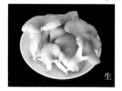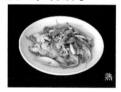

烹饪方式：炒
生熟比：139.6 g/100 g
含油比：11.4 g/100 g
含盐比：0.5 g/100 g

051015 平菇［糙皮侧耳，青蘑］

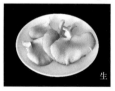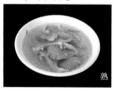

烹饪方式：煮
生熟比：108.5 g/100 g
含油比：1.0 g/100 g
含盐比：0.2 g/100 g

6. 051019 香菇（鲜）［香蕈，冬菇］

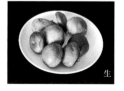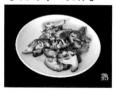

烹饪方式：炒
生熟比：110.3 g/100 g
含油比：8.4 g/100 g
含盐比：0.6 g/100 g

051019 香菇（鲜）［香蕈，冬菇］

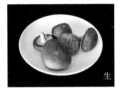 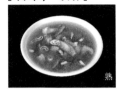

烹饪方式：煮
生熟比：110.7 g/100 g
含油比：0.9 g/100 g
含盐比：0.3 g/100 g

7. 051020 香菇（干）［香蕈，冬菇］

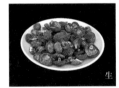 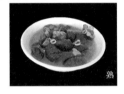

烹饪方式：煮
生熟比：16.5 g/100 g
含油比：2.7 g/100 g
含盐比：0.6 g/100 g

8. 051023 羊肚菌［干狼肚］

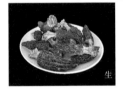 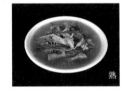

烹饪方式：煮
生熟比：28.6 g/100 g
含油比：3.1 g/100 g
含盐比：0.5 g/100 g

9. 051024 银耳（干）［白木耳］

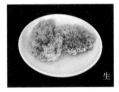 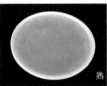

烹饪方式：炖
生熟比：4.7 g/100 g
含油比：0 g/100 g
含盐比：0 g/100 g

10. 051031 茶树菇（干）［柱状田头菇，油茶菇］

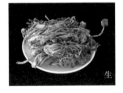 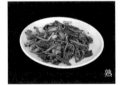

烹饪方式：炒
生熟比：24.8 g/100 g
含油比：8.9 g/100 g
含盐比：− g/100 g

11. 051036 鸡腿菇（干）［毛头鬼伞］

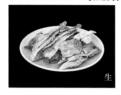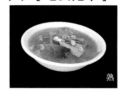

烹饪方式：炒
生熟比：30.6 g/100 g
含油比：5.9 g/100 g
含盐比：0.8 g/100 g

12. 051043 牛肝菌（白，干）［美味牛肝菌］

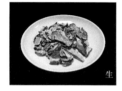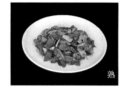

烹饪方式：炒
生熟比：17.6 g/100 g
含油比：12.4 g/100 g
含盐比：0.6 g/100 g

13. 051051 杏鲍菇

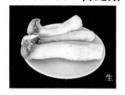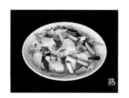

烹饪方式：炒
生熟比：122.4 g/100 g
含油比：15.3 g/100 g
含盐比：0.3 g/100 g

14. 051054 竹荪（干）［竹笙，竹参］

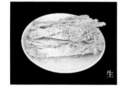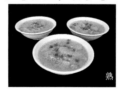

烹饪方式：煮
生熟比：13.4 g/100 g
含油比：1.8 g/100 g
含盐比：0.2 g/100 g

15. 052001 发菜

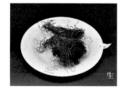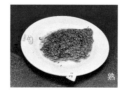

烹饪方式：炒
生熟比：60.5 g/100 g
含油比：14.9 g/100 g
含盐比：0.4 g/100 g

052001 发菜

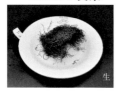 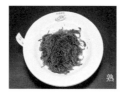

烹饪方式：煮
生熟比：57.0 g/100 g
含油比：0 g/100 g
含盐比：0 g/100 g

16. 052002 海带（鲜）[江白菜]

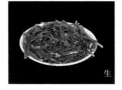 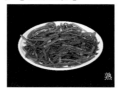

烹饪方式：炒
生熟比：98.5 g/100 g
含油比：12.2 g/100 g
含盐比：0.4 g/100 g

052002 海带（鲜）[江白菜]

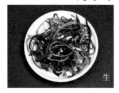 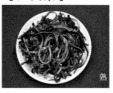

烹饪方式：炖
生熟比：63.6 g/100 g
含油比：0 g/100 g
含盐比：0 g/100 g

052002 海带（鲜）[江白菜]

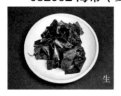 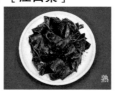

烹饪方式：烤
生熟比：103.1 g/100 g
含油比：14.5 g/100 g
含盐比：2.5 g/100 g

052002 海带（鲜）[江白菜]

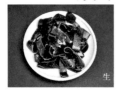 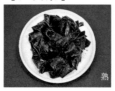

烹饪方式：涮
生熟比：93.5 g/100 g
含油比：0 g/100 g
含盐比：0 g/100 g

052002 海带（鲜）［江白菜］

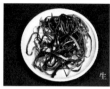 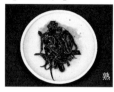

烹饪方式：蒸
生熟比：106.5 g/100 g
含油比：0 g/100 g
含盐比：0 g/100 g

052002 海带（鲜）［江白菜］

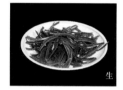 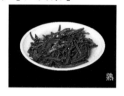

烹饪方式：烧
生熟比：92.9 g/100 g
含油比：6.9 g/100 g
含盐比：2.4 g/100 g

052002 海带（鲜）［江白菜］

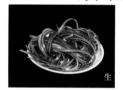 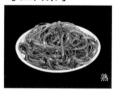

烹饪方式：煮
生熟比：109.5 g/100 g
含油比：0 g/100 g
含盐比：0.6 g/100 g

17. 052003 海带（干）［江白菜，昆布］

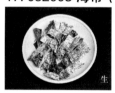 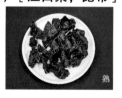

烹饪方式：炒
生熟比：122.7 g/100 g
含油比：13.9 g/100 g
含盐比：1.2 g/100 g

052003 海带（干）［江白菜，昆布］

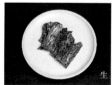 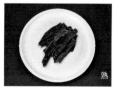

烹饪方式：炖
生熟比：40.5 g/100 g
含油比：0 g/100 g
含盐比：0 g/100 g

052003 海带（干）[江白菜，昆布]

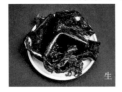 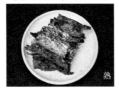

烹饪方式：烤
生熟比：107.0 g/100 g
含油比：0 g/100 g
含盐比：0 g/100 g

052003 海带（干）[江白菜，昆布]

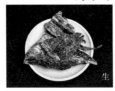 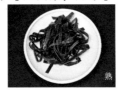

烹饪方式：涮
生熟比：112.2 g/100 g
含油比：18.3 g/100 g
含盐比：6.1 g/100 g

18. 052004 海带（浸）[江白菜，昆布]

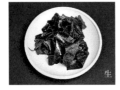 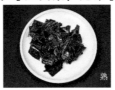

烹饪方式：炒
生熟比：92.2 g/100 g
含油比：19.9 g/100 g
含盐比：0.7 g/100 g

052004 海带（浸）[江白菜，昆布]

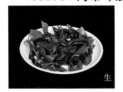 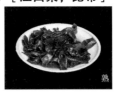

烹饪方式：烧
生熟比：95.8 g/100 g
含油比：4.8 g/100 g
含盐比：2.3 g/100 g

052004 海带（浸）[江白菜，昆布]

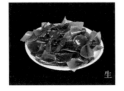 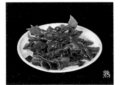

烹饪方式：煮
生熟比：96.6 g/100 g
含油比：0 g/100 g
含盐比：0.3 g/100 g

052004 海带（浸）［江白菜，昆布］

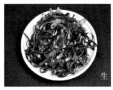 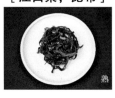

烹饪方式：烤
生熟比：118.2 g/100 g
含油比：12.7 g/100 g
含盐比：4.8 g/100 g

052004 海带（浸）［江白菜，昆布］

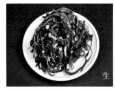 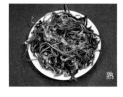

烹饪方式：涮
生熟比：89.9 g/100 g
含油比：5.8 g/100 g
含盐比：1.9 g/100 g

052004 海带（浸）［江白菜，昆布］

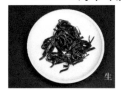 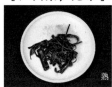

烹饪方式：蒸
生熟比：114.4 g/100 g
含油比：0 g/100 g
含盐比：0 g/100 g

19. 052005 石花菜

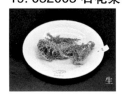 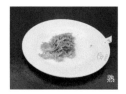

烹饪方式：炒
生熟比：79.7 g/100 g
含油比：12.6 g/100 g
含盐比：0.5 g/100 g

052005 石花菜

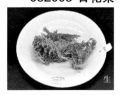 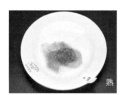

烹饪方式：煮
生熟比：85.6 g/100 g
含油比：0 g/100 g
含盐比：0 g/100 g

20. 052006 琼脂

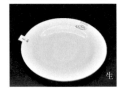 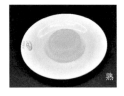

烹饪方式：煮
生熟比：3.8 g/100 g
含油比：0 g/100 g
含盐比：0 g/100 g

21. 052007 苔菜（干）

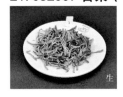 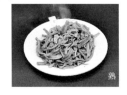

烹饪方式：炒
生熟比：48.4 g/100 g
含油比：7.9 g/100 g
含盐比：0.4 g/100 g

052007 苔菜（干）

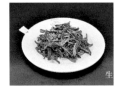 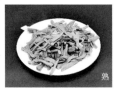

烹饪方式：煮
生熟比：43.7 g/100 g
含油比：0 g/100 g
含盐比：0 g/100 g

22. 052008 紫菜（干）

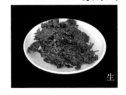 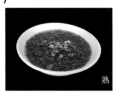

烹饪方式：煮
生熟比：5.3 g/100 g
含油比：1.9 g/100 g
含盐比：0.5 g/100 g

23. 052009 煮螺旋藻（干）

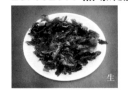 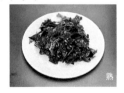

烹饪方式：煮
生熟比：78.4 g/100 g
含油比：5.8 g/100 g
含盐比：1.3 g/100 g

24. 052010 裙带菜（干）

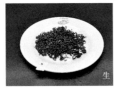 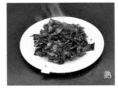

烹饪方式：炒
生熟比：41.5 g/100 g
含油比：10.8 g/100 g
含盐比：0.4 g/100 g

052010 裙带菜（干）

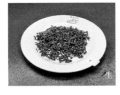 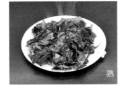

烹饪方式：煮
生熟比：43.7 g/100 g
含油比：0 g/100 g
含盐比：0 g/100 g

25. 052011 海带菜

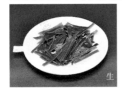 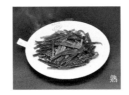

烹饪方式：炒
生熟比：101.8 g/100 g
含油比：7.8 g/100 g
含盐比：0.3 g/100 g

052011 海带菜

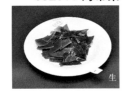 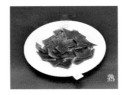

烹饪方式：煮
生熟比：97.7 g/100 g
含油比：0 g/100 g
含盐比：0 g/100 g

五、畜肉类及制品

常见的家畜有猪、牛、羊、驴、马等。畜肉的肌色较深，呈暗红色，故有"红肉"之称。蛋白质含量一般为10%～20%，脂肪含量平均在15%，碳水化合物含量较低，维生素以B族维生素和维生素A为主，矿物质含量一般为0.8%～1.2%。畜肉中的铁主要以血红素铁形式存在，消化吸收率很高。

1. 081101x 猪肉（代表值）

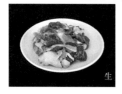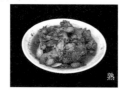

烹饪方式：炒
生熟比：170.7 g/100 g
含油比：9.3 g/100 g
含盐比：0.2 g/100 g

2. 081102 猪肥肉（肥）

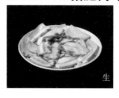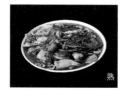

烹饪方式：炒
生熟比：129.2 g/100 g
含油比：12.8 g/100 g
含盐比：1.2 g/100 g

3. 081104 猪肉（后肘）

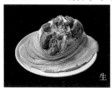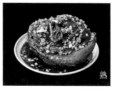

烹饪方式：烧
生熟比：125.4 g/100 g
含油比：2.8 g/100 g
含盐比：0.3 g/100 g

4. 081105 猪肉（肋条肉）

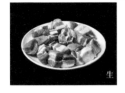 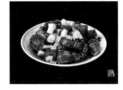

烹饪方式：烧
生熟比：138.0 g/100 g
含油比：10.2 g/100 g
含盐比：0.1 g/100 g

5. 081107 软五花

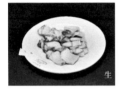 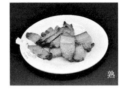

烹饪方式：炒
生熟比：123.1 g/100 g
含油比：10.1 g/100 g
含盐比：0.7 g/100 g

081107 软五花

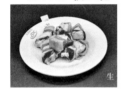 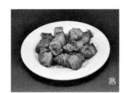

烹饪方式：烧
生熟比：110.7 g/100 g
含油比：4.3 g/100 g
含盐比：- g/100 g

081107 软五花

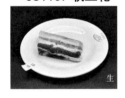 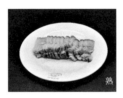

烹饪方式：煮
生熟比：103.9 g/100 g
含油比：0 g/100 g
含盐比：0 g/100 g

6. 081108 猪肉硬五花

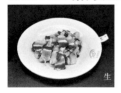 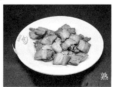

烹饪方式：炒
生熟比：111.5 g/100 g
含油比：6.5 g/100 g
含盐比：0.3 g/100 g

081108 猪肉硬五花

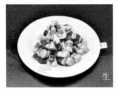 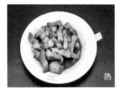

烹饪方式：烧
生熟比：110.7 g/100 g
含油比：4.3 g/100 g
含盐比：−g/100 g

7. 081109 猪肉（前肘）

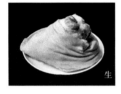 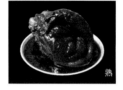

烹饪方式：烧
生熟比：126.2 g/100 g
含油比：5.2 g/100 g
含盐比：1.5 g/100 g

8. 081110 猪肉（瘦）

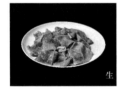 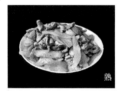

烹饪方式：炒
生熟比：124.6 g/100 g
含油比：14.2 g/100 g
含盐比：1.5 g/100 g

9. 081111 猪肉（腿）

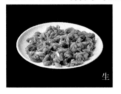 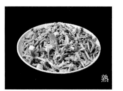

烹饪方式：炒
生熟比：107.5 g/100 g
含油比：13.0 g/100 g
含盐比：0.3 g/100 g

10. 081112 猪脖

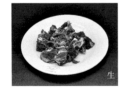 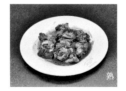

烹饪方式：烧
生熟比：120.2 g/100 g
含油比：7.1 g/100 g
含盐比：−g/100 g

081112 猪脖

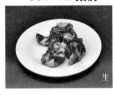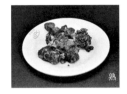

烹饪方式：炸
生熟比：112.4 g/100 g
含油比：8.2 g/100 g
含盐比：0.8 g/100 g

081112 猪脖

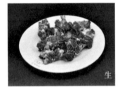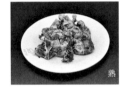

烹饪方式：煮
生熟比：113.0 g/100 g
含油比：0 g/100 g
含盐比：0 g/100 g

11. 081113 猪大肠

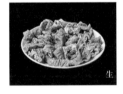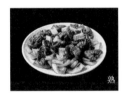

烹饪方式：炒
生熟比：137.5 g/100 g
含油比：17.9 g/100 g
含盐比：0.9 g/100 g

12. 081114 猪大排

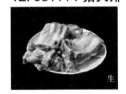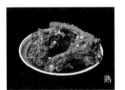

烹饪方式：烧
生熟比：124.9 g/100 g
含油比：7.9 g/100 g
含盐比：2.5 g/100 g

13. 081115 猪耳

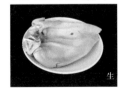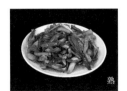

烹饪方式：炒
生熟比：117.9 g/100 g
含油比：21.5 g/100 g
含盐比：0.5 g/100 g

14. 081116 猪蹄

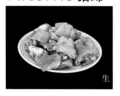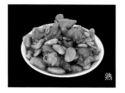

烹饪方式：炖
生熟比：122.3 g/100 g
含油比：6.9 g/100 g
含盐比：－g/100 g

15. 081117 猪蹄筋

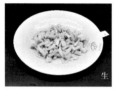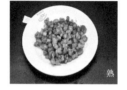

烹饪方式：炒
生熟比：97.0 g/100 g
含油比：6.8 g/100 g
含盐比：0 g/100 g

081117 猪蹄筋

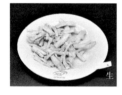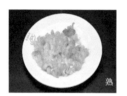

烹饪方式：蒸
生熟比：93.8 g/100 g
含油比：0 g/100 g
含盐比：0 g/100 g

081117 猪蹄筋

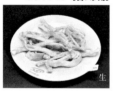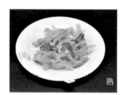

烹饪方式：煮
生熟比：100.6 g/100 g
含油比：0 g/100 g
含盐比：0 g/100 g

16. 081118 猪头皮

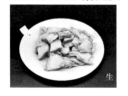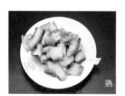

烹饪方式：炒
生熟比：113.9 g/100 g
含油比：6.0 g/100 g
含盐比：0.7 g/100 g

081118 猪头皮

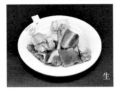
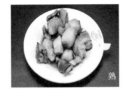

烹饪方式：烧
生熟比：105.5 g/100 g
含油比：4.6 g/100 g
含盐比：－g/100 g

081118 猪头皮

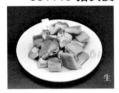
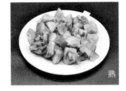

烹饪方式：煮
生熟比：101.7 g/100 g
含油比：0 g/100 g
含盐比：0 g/100 g

17. 081120 猪肘棒

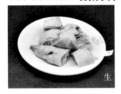
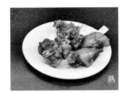

烹饪方式：炖
生熟比：105.3 g/100 g
含油比：3.5 g/100 g
含盐比：－g/100 g

081120 猪肘棒

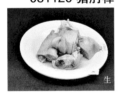
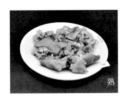

烹饪方式：煮
生熟比：105.0 g/100 g
含油比：0 g/100 g
含盐比：0 g/100 g

18. 081121 猪肉（前臀尖，杜长大猪）

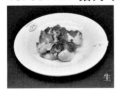
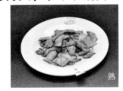

烹饪方式：炒
生熟比：104.4 g/100 g
含油比：－g/100 g
含盐比：0.3 g/100 g

081121 猪肉（前臀尖，杜长大猪）

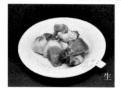 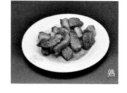

烹饪方式：烧
生熟比：125.4 g/100 g
含油比：7.1 g/100 g
含盐比：− g/100 g

081121 猪肉（前臀尖，杜长大猪）

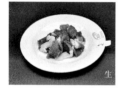 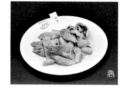

烹饪方式：煮
生熟比：109.9 g/100 g
含油比：0 g/100 g
含盐比：0 g/100 g

19. 081122 猪肉（前臀尖，杂粮猪）

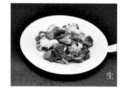 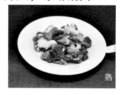

烹饪方式：炒
生熟比：111.5 g/100 g
含油比：10.7 g/100 g
含盐比：− g/100 g

081122 猪肉（前臀尖，杂粮猪）

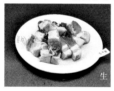 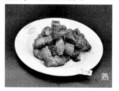

烹饪方式：烧
生熟比：117.1 g/100 g
含油比：− g/100 g
含盐比：− g/100 g

20. 081123 猪肉（后臀尖，杜长大猪）

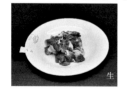 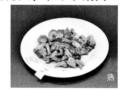

烹饪方式：炒
生熟比：107.7 g/100 g
含油比：8.3 g/100 g
含盐比：0.3 g/100 g

081123 猪肉（后臀尖，杜长大猪）

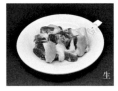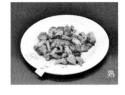

烹饪方式：烧
生熟比：113.8 g/100 g
含油比：6.8 g/100 g
含盐比：－g/100 g

21. 081124 猪肉（后臀尖，杂粮猪）

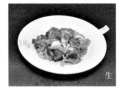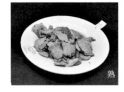

烹饪方式：炒
生熟比：113.8 g/100 g
含油比：14.9 g/100 g
含盐比：－g/100 g

081124 猪肉（后臀尖，杂粮猪）

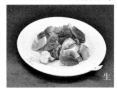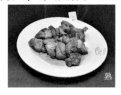

烹饪方式：烧
生熟比：117.1 g/100 g
含油比：－g/100 g
含盐比：－g/100 g

22. 081125 猪肉（硬肋，杜长大猪）

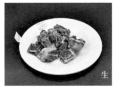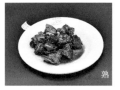

烹饪方式：烧
生熟比：115.8 g/100 g
含油比：11.2 g/100 g
含盐比：－g/100 g

081125 猪肉（硬肋，杜长大猪）

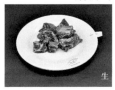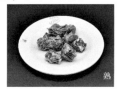

烹饪方式：炸
生熟比：104.6 g/100 g
含油比：5.5 g/100 g
含盐比：0.3 g/100 g

081125 猪肉（硬肋，杜长大猪）

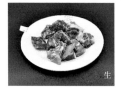 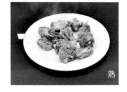

烹饪方式：煮
生熟比：113.2 g/100 g
含油比：0 g/100 g
含盐比：0 g/100 g

23. 081126 猪肉（硬肋，杂粮猪）

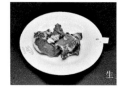 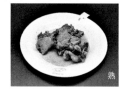

烹饪方式：烧
生熟比：119.5 g/100 g
含油比：6.1 g/100 g
含盐比：- g/100 g

081126 猪肉（硬肋，杂粮猪）

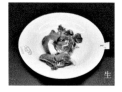 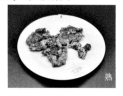

烹饪方式：炸
生熟比：106.5 g/100 g
含油比：5.7 g/100 g
含盐比：0.2 g/100 g

081126 猪肉（硬肋，杂粮猪）

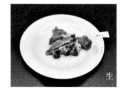 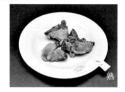

烹饪方式：煮
生熟比：114.7 g/100 g
含油比：0 g/100 g
含盐比：0 g/100 g

24. 081127 猪肉（通脊，杜长大猪）

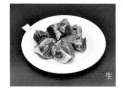 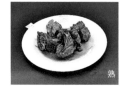

烹饪方式：烧
生熟比：120.0 g/100 g
含油比：9.5 g/100 g
含盐比：- g/100 g

081127 猪肉（通脊，杜长大猪）

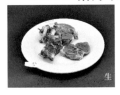 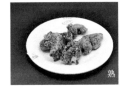

烹饪方式：炸
生熟比：107.2 g/100 g
含油比：6.0 g/100 g
含盐比：0.2 g/100 g

081127 猪肉（通脊，杜长大猪）

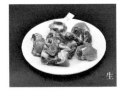 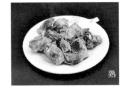

烹饪方式：煮
生熟比：110.3 g/100 g
含油比：0 g/100 g
含盐比：0 g/100 g

25. 081128 猪肉（通脊，杂粮猪）

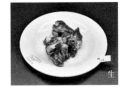 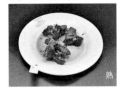

烹饪方式：烧
生熟比：123.3 g/100 g
含油比：6.5 g/100 g
含盐比：－g/100 g

081128 猪肉（通脊，杂粮猪）

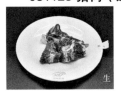 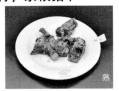

烹饪方式：炸
生熟比：105.3 g/100 g
含油比：4.1 g/100 g
含盐比：0.2 g/100 g

081128 猪肉（通脊，杂粮猪）

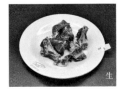 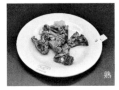

烹饪方式：煮
生熟比：112.6 g/100 g
含油比：0 g/100 g
含盐比：0 g/100 g

26. 081129 猪肉（里脊）

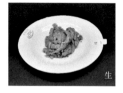 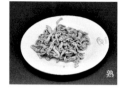

烹饪方式：炒
生熟比：103.1 g/100 g
含油比：15.9 g/100 g
含盐比：0.7 g/100 g

081129 猪肉（里脊）

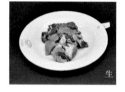 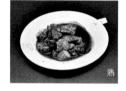

烹饪方式：烧
生熟比：119.1 g/100 g
含油比：11.2 g/100 g
含盐比：- g/100 g

081129 猪肉（里脊）

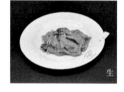 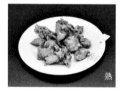

烹饪方式：炸
生熟比：107.7 g/100 g
含油比：17.9 g/100 g
含盐比：0.6 g/100 g

27. 081130 猪皮

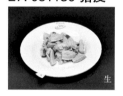 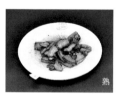

烹饪方式：炒
生熟比：116.1 g/100 g
含油比：6.9 g/100 g
含盐比：- g/100 g

081130 猪皮

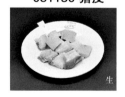 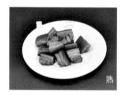

烹饪方式：烧
生熟比：101.0 g/100 g
含油比：7.6 g/100 g
含盐比：- g/100 g

28. 081131 猪小排（杜长大猪）

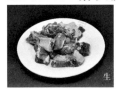 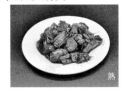

烹饪方式：烧
生熟比：117.2 g/100 g
含油：4.1 g/100 g
含盐比：－g/100 g

081131 猪小排（杜长大猪）

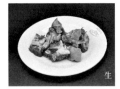 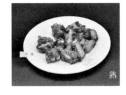

烹饪方式：炸
生熟比：117.4 g/100 g
含油：4.7 g/100 g
含盐比：0.5 g/100 g

081131 猪小排（杜长大猪）

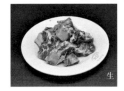 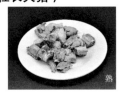

烹饪方式：煮
生熟比：114.2 g/100 g
含油：0 g/100 g
含盐比：0 g/100 g

081131 猪小排（杜长大猪）

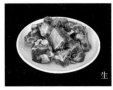 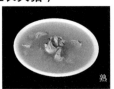

烹饪方式：炖
生熟比：132.1 g/100 g
含油：－g/100 g
含盐比：0.1 g/100 g

29. 081132 猪小排（杂粮猪）

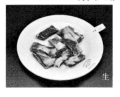 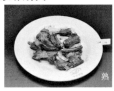

烹饪方式：烧
生熟比：114.0 g/100 g
含油：4.5 g/100 g
含盐比：－g/100 g

30. 081201 猪胆肝

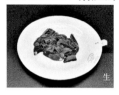 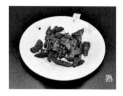

烹饪方式：炒
生熟比：145.3 g/100 g
含油比：6.0 g/100 g
含盐比：- g/100 g

081201 猪胆肝

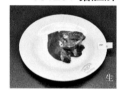 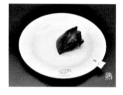

烹饪方式：煮
生熟比：86.7 g/100 g
含油比：0 g/100 g
含盐比：0 g/100 g

31. 081202 猪肚

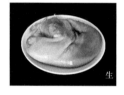 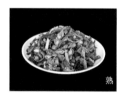

烹饪方式：炒
生熟比：270.6 g/100 g
含油比：27.1 g/100 g
含盐比：- g/100 g

32. 081203 猪肺

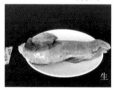 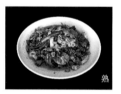

烹饪方式：炒
生熟比：125.6 g/100 g
含油比：32.0 g/100 g
含盐比：- g/100 g

33. 081206 猪脾

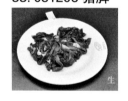 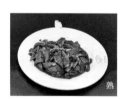

烹饪方式：炒
生熟比：119.6 g/100 g
含油比：6.3 g/100 g
含盐比：- g/100 g

081206 猪脾

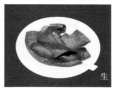 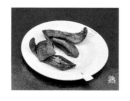

烹饪方式：煮
生熟比：138.8 g/100 g
含油比：0 g/100 g
含盐比：0 g/100 g

34. 081209 猪肾（fat 8g）［猪腰子］

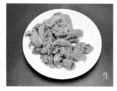 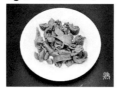

烹饪方式：炒
生熟比：172.4 g/100 g
含油比：11.3 g/100 g
含盐比：2.0 g/100 g

081209 猪肾（fat 8g）［猪腰子］

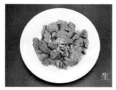 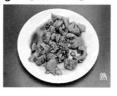

烹饪方式：烧
生熟比：174.5 g/100 g
含油比：10.2 g/100 g
含盐比：1.9 g/100 g

081209 猪肾（fat 8g）［猪腰子］

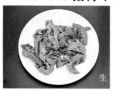 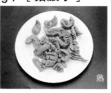

烹饪方式：煮
生熟比：163.9 g/100 g
含油比：11.3 g/100 g
含盐比：1.9 g/100 g

081209 猪肾（fat 8g）［猪腰子］

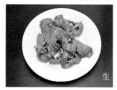 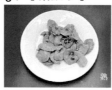

烹饪方式：烤
生熟比：174.9 g/100 g
含油比：7.7 g/100 g
含盐比：1.7 g/100 g

35. 081210 猪小肠

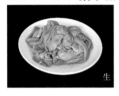 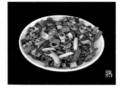

烹饪方式：炒
生熟比：287.8 g/100 g
含油比：18.9 g/100 g
含盐比：-g/100 g

36. 081211 猪心

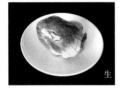 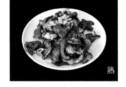

烹饪方式：炒
生熟比：186.2 g/100 g
含油比：12.3 g/100 g
含盐比：-g/100 g

37. 081212 猪血

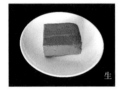 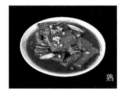

烹饪方式：煮
生熟比：112.0 g/100 g
含油比：5.4 g/100 g
含盐比：-g/100 g

38. 081213 猪肚

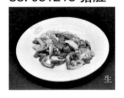 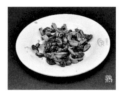

烹饪方式：炒
生熟比：124.7 g/100 g
含油比：12.7 g/100 g
含盐比：-g/100 g

081213 猪肚

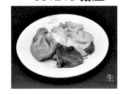 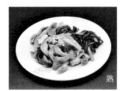

烹饪方式：煮
生熟比：138.8 g/100 g
含油比：0 g/100 g
含盐比：0 g/100 g

39. 081214 猪肝

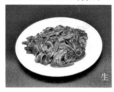
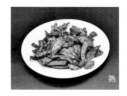

烹饪方式：炒
生熟比：106.0 g/100 g
含油比：14.9 g/100 g
含盐比：－g/100 g

081214 猪肝

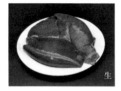
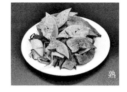

烹饪方式：煮
生熟比：131.4 g/100 g
含油比：0 g/100 g
含盐比：0 g/100 g

40. 081215 猪舌［口条］

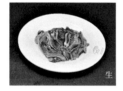
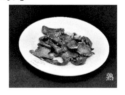

烹饪方式：炒
生熟比：114.4 g/100 g
含油比：8.4 g/100 g
含盐比：0.7 g/100 g

081215 猪舌［口条］

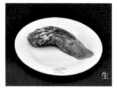
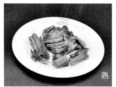

烹饪方式：煮
生熟比：128.2 g/100 g
含油比：0 g/100 g
含盐比：0 g/100 g

41. 081216 猪肾（fat 2g）［猪腰子］

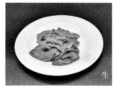
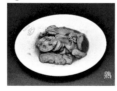

烹饪方式：炒
生熟比：110.4 g/100 g
含油比：11.4 g/100 g
含盐比：－g/100 g

081216 猪肾（fat 2g）［猪腰子］

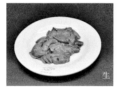 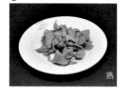

烹饪方式：煮
生熟比：114.7 g/100 g
含油比：0 g/100 g
含盐比：0 g/100 g

42. 081304 腊肉（培根）

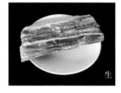 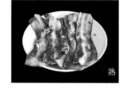

烹饪方式：炒
生熟比：147.5 g/100 g
含油比：3.7 g/100 g
含盐比：- g/100 g

43. 081305 腊肉（生）

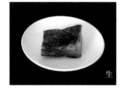 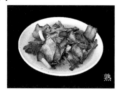

烹饪方式：炒
生熟比：165.0 g/100 g
含油比：- g/100 g
含盐比：- g/100 g

44. 081307 午餐肉

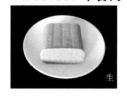 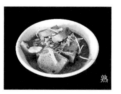

烹饪方式：煮
生熟比：97.2 g/100 g
含油比：2.7 g/100 g
含盐比：0.4 g/100 g

45. 081407 广东香肠

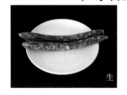 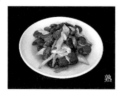

烹饪方式：炒
生熟比：122.7 g/100 g
含油比：8.8 g/100 g
含盐比：0.4 g/100 g

46. 081409 火腿肠

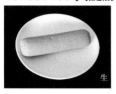 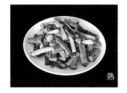

烹饪方式：炒
生熟比：98.8 g/100 g
含油比：6.5 g/100 g
含盐比：0.3 g/100 g

47. 081413 香肠

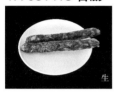 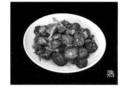

烹饪方式：炒
生熟比：137.5 g/100 g
含油比：3.8 g/100 g
含盐比：0.4 g/100 g

48. 081420 火腿

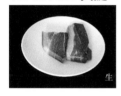 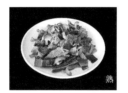

烹饪方式：炒
生熟比：127.9 g/100 g
含油比：6 g/100 g
含盐比：-g/100 g

081420 火腿

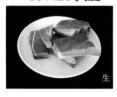 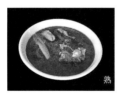

烹饪方式：炖
生熟比：125.3 g/100 g
含油比：-g/100 g
含盐比：-g/100 g

49. 082101x 牛肉（代表值）

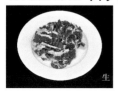 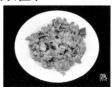

烹饪方式：炒
生熟比：149.4 g/100 g
含油比：9.5 g/100 g
含盐比：-g/100 g

082101x 牛肉（代表值）

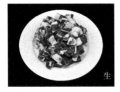 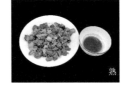

烹饪方式：炖
生熟比：146.8 g/100 g
含油比：7.3 g/100 g
含盐比：0.4 g/100 g

082101x 牛肉（代表值）

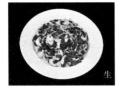 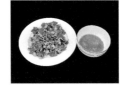

烹饪方式：煮
生熟比：141.1 g/100 g
含油比：0 g/100 g
含盐比：0.5 g/100 g

082101x 牛肉（代表值）

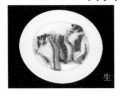 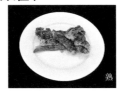

烹饪方式：烤
生熟比：141.6 g/100 g
含油比：- g/100 g
含盐比：1.1 g/100 g

50. 082102 牛肉（肋条）

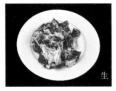 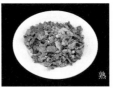

烹饪方式：炒
生熟比：128.7 g/100 g
含油比：5.5 g/100 g
含盐比：0.6 g/100 g

082102 牛肉（肋条）

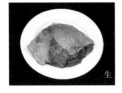 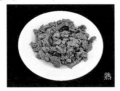

烹饪方式：炖
生熟比：164.1 g/100 g
含油比：8.4 g/100 g
含盐比：1.2 g/100 g

082102 牛肉（肋条）

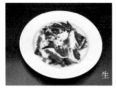 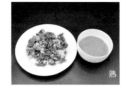

烹饪方式：煮
生熟比：133.8 g/100 g
含油比：0 g/100 g
含盐比：0.7 g/100 g

082102 牛肉（肋条）

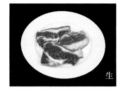 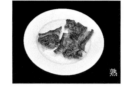

烹饪方式：烤
生熟比：144.6 g/100 g
含油比：－g/100 g
含盐比：－g/100 g

51. 082103 牛肉（后腿）

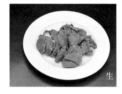 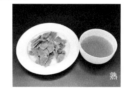

烹饪方式：煮
生熟比：197.8 g/100 g
含油比：0 g/100 g
含盐比：0.4 g/100 g

082103 牛肉（后腿）

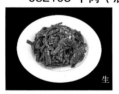 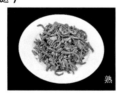

烹饪方式：炒
生熟比：154.3 g/100 g
含油比：11.9 g/100 g
含盐比：0.7 g/100 g

082103 牛肉（后腿）

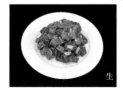 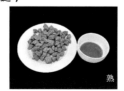

烹饪方式：炖
生熟比：155.4 g/100 g
含油比：5.1 g/100 g
含盐比：0.4 g/100 g

082103 牛肉（后腿）

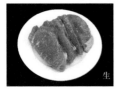 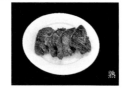

烹饪方式：烤
生熟比：174.5 g/100 g
含油比：- g/100 g
含盐比：0.5 g/100 g

52. 082104 牛肉（后腱）

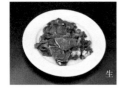 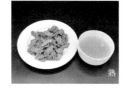

烹饪方式：煮
生熟比：168.4 g/100 g
含油比：0 g/100 g
含盐比：11.8 g/100 g

082104 牛肉（后腱）

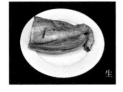 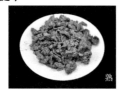

烹饪方式：炒
生熟比：123.9 g/100 g
含油比：6.2 g/100 g
含盐比：1.0 g/100 g

082104 牛肉（后腱）

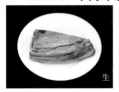 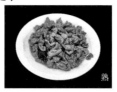

烹饪方式：炖
生熟比：137.1 g/100 g
含油比：8.4 g/100 g
含盐比：0.4 g/100 g

082104 牛肉（后腱）

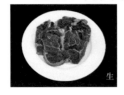 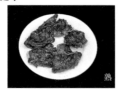

烹饪方式：烤
生熟比：159.4 g/100 g
含油比：- g/100 g
含盐比：0.5 g/100 g

53. 082105 牛肉（里脊肉）［牛柳］

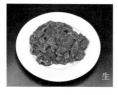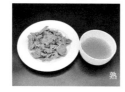

烹饪方式：煮
生熟比：194.4 g/100 g
含油比：0 g/100 g
含盐比：0.4 g/100 g

082105 牛肉（里脊肉）［牛柳］

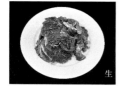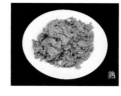

烹饪方式：炒
生熟比：147.1 g/100 g
含油比：10.1 g/100 g
含盐比：1.0 g/100 g

082105 牛肉（里脊肉）［牛柳］

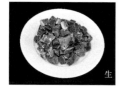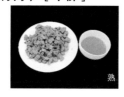

烹饪方式：炖
生熟比：142.9 g/100 g
含油比：3.8 g/100 g
含盐比：0.6 g/100 g

082105 牛肉（里脊肉）［牛柳］

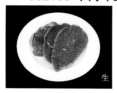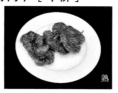

烹饪方式：烤
生熟比：165.7 g/100 g
含油比：－g/100 g
含盐比：0.7 g/100 g

54. 082106 牛肉（前腿）

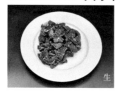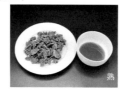

烹饪方式：煮
生熟比：184.4 g/100 g
含油比：0 g/100 g
含盐比：2.8 g/100 g

082106 牛肉（前腿）

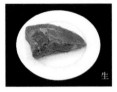 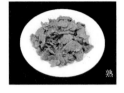

烹饪方式：炒
生熟比：151.5 g/100 g
含油比：9.9 g/100 g
含盐比：1.2 g/100 g

082106 牛肉（前腿）

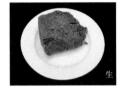 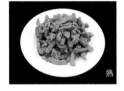

烹饪方式：烧
生熟比：160.6 g/100 g
含油比：8.5 g/100 g
含盐比：0.7 g/100 g

082106 牛肉（前腿）

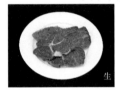 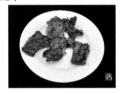

烹饪方式：烤
生熟比：170.3 g/100 g
含油比：- g/100 g
含盐比：0.6 g/100 g

55. 082107 牛肉（前腱）

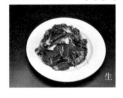 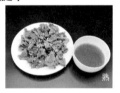

烹饪方式：煮
生熟比：164.7 g/100 g
含油比：0 g/100 g
含盐比：0.6 g/100 g

082107 牛肉（前腱）

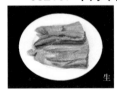 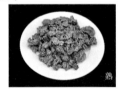

烹饪方式：炒
生熟比：133.3 g/100 g
含油比：10.3 g/100 g
含盐比：0.8 g/100 g

082107 牛肉（前腱）

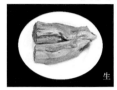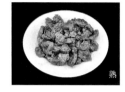

烹饪方式：炖
生熟比：129.6 g/100 g
含油比：5.1 g/100 g
含盐比：0.6 g/100 g

082107 牛肉（前腱）

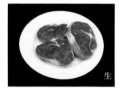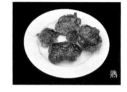

烹饪方式：烤
生熟比：154.1 g/100 g
含油比：-g/100 g
含盐比：0.5 g/100 g

56. 082108x 牛肉（代表值，瘦，fat 3g）

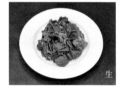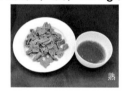

烹饪方式：煮
生熟比：171.8 g/100 g
含油比：0 g/100 g
含盐比：0.8 g/100 g

082108x 牛肉（代表值，瘦，fat 3g）

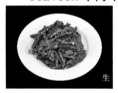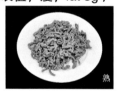

烹饪方式：炒
生熟比：153.0 g/100 g
含油比：6.5 g/100 g
含盐比：1.2 g/100 g

082108x 牛肉（代表值，瘦，fat 3g）

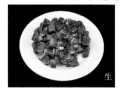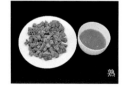

烹饪方式：炖
生熟比：99.4 g/100 g
含油比：6.1 g/100 g
含盐比：0.3 g/100 g

082108x 牛肉（代表值，瘦，fat 3g）

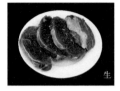 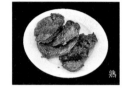

烹饪方式：烤
生熟比：156.1 g/100 g
含油比：- g/100 g
含盐比：- g/100 g

57. 082116 牛肉（腹部肉）［牛腩］

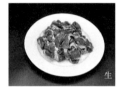 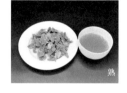

烹饪方式：煮
生熟比：168.7 g/100 g
含油比：0 g/100 g
含盐比：0.7 g/100 g

082116 牛肉（腹部肉）［牛腩］

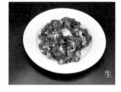 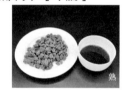

烹饪方式：炖
生熟比：175.4 g/100 g
含油比：2.0 g/100 g
含盐比：1.6 g/100 g

58. 082203 牛肚

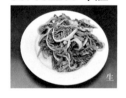 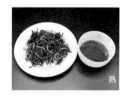

烹饪方式：炖
生熟比：246.8 g/100 g
含油比：10.5 g/100 g
含盐比：0.5 g/100 g

082203 牛肚

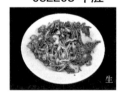 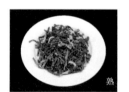

烹饪方式：炒
生熟比：166.7 g/100 g
含油比：23.3 g/100 g
含盐比：1.3 g/100 g

082203 牛肚

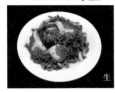 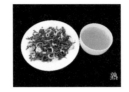

烹饪方式：煮
生熟比：207.4 g/100 g
含油比：0 g/100 g
含盐比：0 g/100 g

082203 牛肚

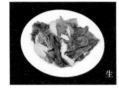 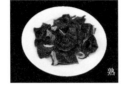

烹饪方式：烤
生熟比：166.1 g/100 g
含油比：－g/100 g
含盐比：0.9 g/100 g

59. 082207 牛舌

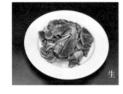 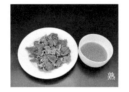

烹饪方式：煮
生熟比：207.5 g/100 g
含油比：0 g/100 g
含盐比：0 g/100 g

082207 牛舌

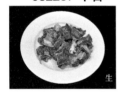 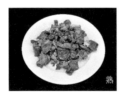

烹饪方式：炒
生熟比：125.7 g/100 g
含油比：9.4 g/100 g
含盐比：－g/100 g

082207 牛舌

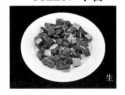 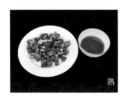

烹饪方式：炖
生熟比：158.1 g/100 g
含油比：12.3 g/100 g
含盐比：1.1 g/100 g

082207 牛舌

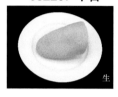 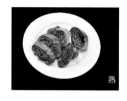

烹饪方式：烤
生熟比：130.2 g/100 g
含油比：−g/100 g
含盐比：0.5 g/100 g

60. 083101x 羊肉（代表值）

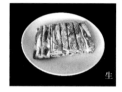 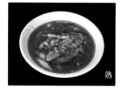

烹饪方式：煮
生熟比：162.9 g/100 g
含油比：5.9 g/100 g
含盐比：0.7 g/100 g

61. 083102 羊肉（冻）

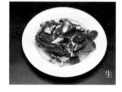 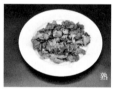

烹饪方式：炒
生熟比：125.5 g/100 g
含油比：27.5 g/100 g
含盐比：0.7 g/100 g

083102 羊肉（冻）

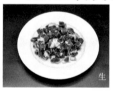 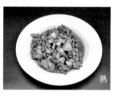

烹饪方式：炖
生熟比：135.0 g/100 g
含油比：2.0 g/100 g
含盐比：−g/100 g

083102 羊肉（冻）

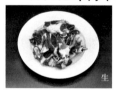 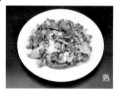

烹饪方式：煮
生熟比：130.3 g/100 g
含油比：0 g/100 g
含盐比：0.8 g/100 g

083102 羊肉（冻）

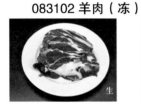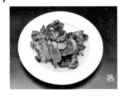

烹饪方式：烤
生熟比：185.4 g/100 g
含油比：0 g/100 g
含盐比：0 g/100 g

083102 羊肉（冻）

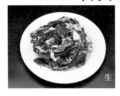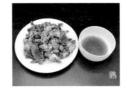

烹饪方式：蒸
生熟比：131.5 g/100 g
含油比：0 g/100 g
含盐比：0 g/100 g

62. 083103 羊肉（后腿，带骨）

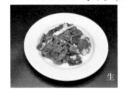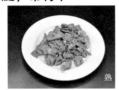

烹饪方式：炒
生熟比：125.3 g/100 g
含油比：8.6 g/100 g
含盐比：- g/100 g

083103 羊肉（后腿，带骨）

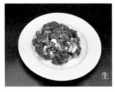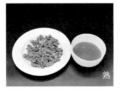

烹饪方式：炖
生熟比：165.1 g/100 g
含油比：4.6 g/100 g
含盐比：0.4 g/100 g

083103 羊肉（后腿，带骨）

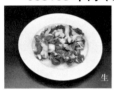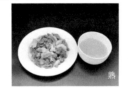

烹饪方式：煮
生熟比：142.9 g/100 g
含油比：0 g/100 g
含盐比：1.2 g/100 g

63. 083104 羊肉（颈）

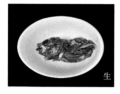 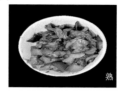

烹饪方式：炒
生熟比：73.5 g/100 g
含油比：9.7 g/100 g
含盐比：0.3 g/100 g

64. 083105 羊肉（里脊）

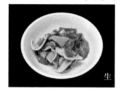 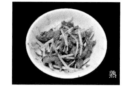

烹饪方式：炒
生熟比：78.5 g/100 g
含油比：20.9 g/100 g
含盐比：0.5 g/100 g

65. 083106 羊肉（前腿）

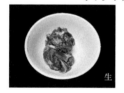 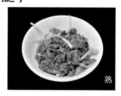

烹饪方式：炒
生熟比：65.7 g/100 g
含油比：10.8 g/100 g
含盐比：0.7 g/100 g

66. 083108 羊肉（fat 4g）

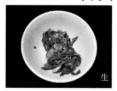 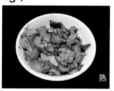

烹饪方式：炒
生熟比：76.1 g/100 g
含油比：9.5 g/100 g
含盐比：0.4 g/100 g

67. 083109 羊肉（胸脯）

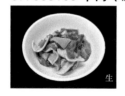 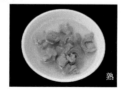

烹饪方式：炖
生熟比：126.6 g/100 g
含油比：12.0 g/100 g
含盐比：0.7 g/100 g

68. 083110 山羊肉（生）

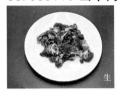 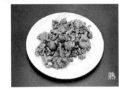

烹饪方式：炒
生熟比：126.2 g/100 g
含油比：9.3 g/100 g
含盐比：1.2 g/100 g

083110 山羊肉（生）

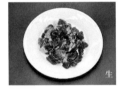 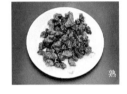

烹饪方式：烧
生熟比：128.1 g/100 g
含油比：10.5 g/100 g
含盐比：1.8 g/100 g

083110 山羊肉（生）

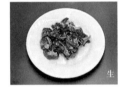 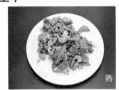

烹饪方式：煮
生熟比：143.6 g/100 g
含油比：10.7 g/100 g
含盐比：2.1 g/100 g

083110 山羊肉（生）

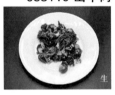 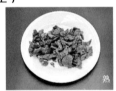

烹饪方式：烤
生熟比：153.7 g/100 g
含油比：15.0 g/100 g
含盐比：0.6 g/100 g

69. 083113 羊肉（上脑）

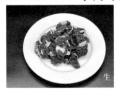 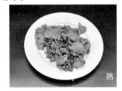

烹饪方式：炒
生熟比：144.3 g/100 g
含油比：21.1 g/100 g
含盐比：1.0 g/100 g

083113 羊肉（上脑）

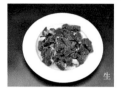 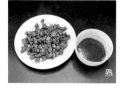

烹饪方式：炖
生熟比：150.0 g/100 g
含油比：14.0 g/100 g
含盐比：0.7 g/100 g

083113 羊肉（上脑）

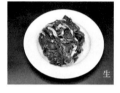 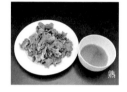

烹饪方式：煮
生熟比：156.2 g/100 g
含油比：0 g/100 g
含盐比：0.9 g/100 g

083113 羊肉（上脑）

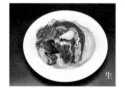 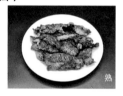

烹饪方式：烤
生熟比：186.6 g/100 g
含油比：0 g/100 g
含盐比：0.7 g/100 g

083113 羊肉（上脑）

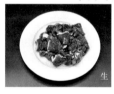 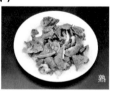

烹饪方式：蒸
生熟比：148.3 g/100 g
含油比：0 g/100 g
含盐比：0 g/100 g

70. 083114 羊肉（腰窝）

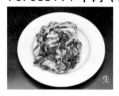 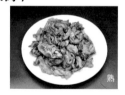

烹饪方式：炒
生熟比：128.6 g/100 g
含油比：10.8 g/100 g
含盐比：- g/100 g

083114 羊肉（腰窝）

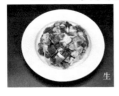 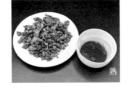

烹饪方式：炖
生熟比：117.1 g/100 g
含油比：8.1 g/100 g
含盐比：1.4 g/100 g

083114 羊肉（腰窝）

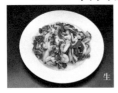 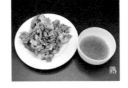

烹饪方式：煮
生熟比：120.1 g/100 g
含油比：0 g/100 g
含盐比：1.0 g/100 g

083114 羊肉（腰窝）

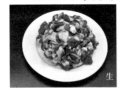 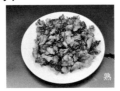

烹饪方式：烤
生熟比：152.5 g/100 g
含油比：0 g/100 g
含盐比：0 g/100 g

083114 羊肉（腰窝）

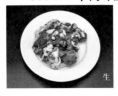 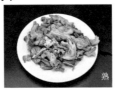

烹饪方式：蒸
生熟比：129.8 g/100 g
含油比：0 g/100 g
含盐比：0 g/100 g

71. 083115 羊肉（前腿）

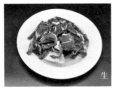 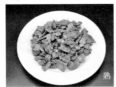

烹饪方式：炒
生熟比：127.7 g/100 g
含油比：14.9 g/100 g
含盐比：－g/100 g

083115 羊肉（前腿）

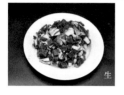 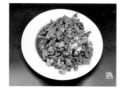

烹饪方式：炖
生熟比：141.7 g/100 g
含油比：5.8 g/100 g
含盐比：0.7 g/100 g

083115 羊肉（前腿）

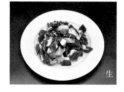 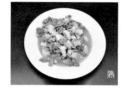

烹饪方式：煮
生熟比：134.9 g/100 g
含油比：0 g/100 g
含盐比：0.5 g/100 g

083115 羊肉（前腿）

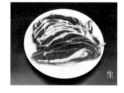 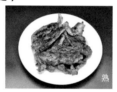

烹饪方式：烤
生熟比：141.7 g/100 g
含油比：0 g/100 g
含盐比：0 g/100 g

083115 羊肉（前腿）

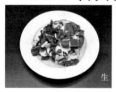 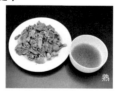

烹饪方式：蒸
生熟比：143.0 g/100 g
含油比：0 g/100 g
含盐比：0 g/100 g

72. 083116 羊肉（后腿）

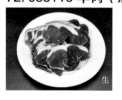 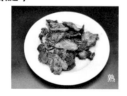

烹饪方式：烤
生熟比：182.7 g/100 g
含油比：0 g/100 g
含盐比：0 g/100 g

083116 羊肉（后腿）

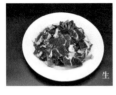 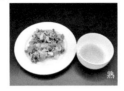

烹饪方式：蒸
生熟比：116.6 g/100 g
含油比：0 g/100 g
含盐比：0 g/100 g

73.083117 羊肉片

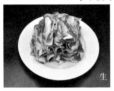 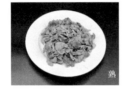

烹饪方式：炒
生熟比：175.0 g/100 g
含油比：9.9 g/100 g
含盐比：－g/100 g

083117 羊肉片

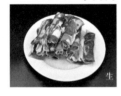 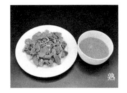

烹饪方式：炖
生熟比：164.2 g/100 g
含油比：2.7 g/100 g
含盐比：1.0 g/100 g

083117 羊肉片

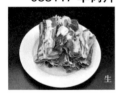 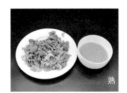

烹饪方式：煮
生熟比：171.4 g/100 g
含油比：0 g/100 g
含盐比：0.7 g/100 g

083117 羊肉片

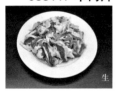 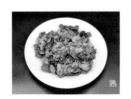

烹饪方式：烤
生熟比：163.5 g/100 g
含油比：0 g/100 g
含盐比：0 g/100 g

083117 羊肉片

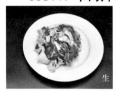 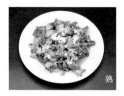

烹饪方式：蒸
生熟比：141.1 g/100 g
含油比：0 g/100 g
含盐比：0 g/100 g

74. 083201 羊大肠

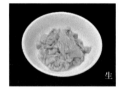 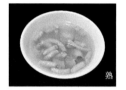

烹饪方式：煮
生熟比：185.7 g/100 g
含油比：0 g/100 g
含盐比：0.4 g/100 g

75. 083202 羊肚

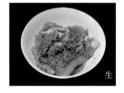 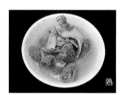

烹饪方式：煮
生熟比：150.3 g/100 g
含油比：0 g/100 g
含盐比：0.3 g/100 g

76. 083203 羊肺

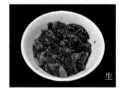 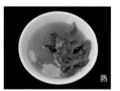

烹饪方式：煮
生熟比：138.6 g/100 g
含油比：0 g/100 g
含盐比：0.4 g/100 g

77. 083207 羊肾

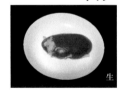 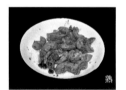

烹饪方式：炒
生熟比：42.5 g/100 g
含油比：12.0 g/100 g
含盐比：1.1 g/100 g

78. 083208 羊心

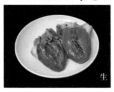
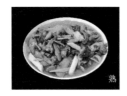

烹饪方式：炒
生熟比：170.7 g/100 g
含油比：20.7 g/100 g
含盐比：0.4 g/100 g

79. 083306 羊肉干

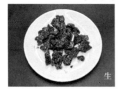
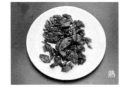

烹饪方式：炒
生熟比：106.3 g/100 g
含油比：10.2 g/100 g
含盐比：- g/100 g

083306 羊肉干

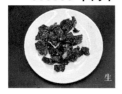
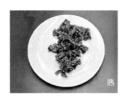

烹饪方式：烧
生熟比：87.4 g/100 g
含油比：9.8 g/100 g
含盐比：- g/100 g

80. 083310 羊肉串（生）

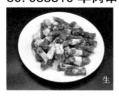
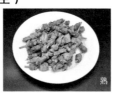

烹饪方式：炒
生熟比：138.2 g/100 g
含油比：16.5 g/100 g
含盐比：- g/100 g

083310 羊肉串（生）

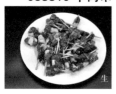
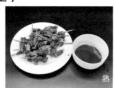

烹饪方式：炖
生熟比：148.5 g/100 g
含油比：15.0 g/100 g
含盐比：0.5 g/100 g

083310 羊肉串（生）

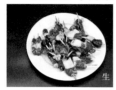 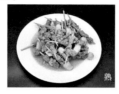

烹饪方式：煮
生熟比：140.3 g/100 g
含油比：0 g/100 g
含盐比：0.9 g/100 g

083310 羊肉串（生）

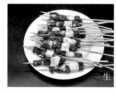 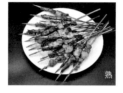

烹饪方式：烤
生熟比：148.8 g/100 g
含油比：0.6 g/100 g
含盐比：－g/100 g

81.089004 兔肉

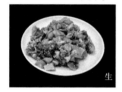 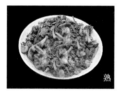

烹饪方式：炒
生熟比：137.8 g/100 g
含油比：23.9 g/100 g
含盐比：0.6 g/100 g

六、禽肉类及制品

禽肉主要有鸡、鸭、鹅、火鸡等，以鸡为最多。禽肉蛋白质含量为16%～20%，脂肪含量为9%～14%，维生素以维生素A和B族维生素为主。矿物质在内脏中含量较高，铁在肝脏和血液中含量十分丰富，以血红素铁形式存在，消化吸收率很高。

1.091101x 鸡（代表值）

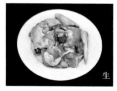
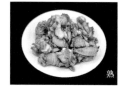

烹饪方式：炒
生熟比：127.5 g/100 g
含油比：7.1 g/100 g
含盐比：0.4 g/100 g

091101x 鸡（代表值）

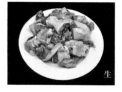
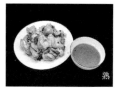

烹饪方式：炖
生熟比：120.2 g/100 g
含油比：4.0 g/100 g
含盐比：0.4 g/100 g

091101x 鸡（代表值）

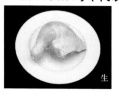
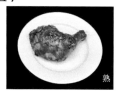

烹饪方式：烤
生熟比：120.7 g/100 g
含油比：－g/100 g
含盐比：0.5 g/100 g

091101x 鸡（代表值）

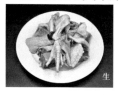
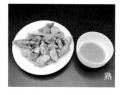

烹饪方式：煮
生熟比：132.5 g/100 g
含油比：0 g/100 g
含盐比：0.6 g/100 g

2. 091102 鸡（土鸡，家养）

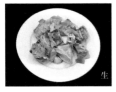 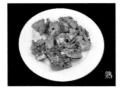

烹饪方式：炒
生熟比：142.3 g/100 g
含油比：8.2 g/100 g
含盐比：－g/100 g

091102 鸡（土鸡，家养）

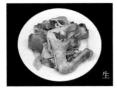 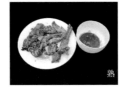

烹饪方式：炖
生熟比：132.6 g/100 g
含油比：7.8 g/100 g
含盐比：0.4 g/100 g

091102 鸡（土鸡，家养）

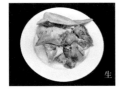 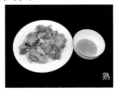

烹饪方式：煮
生熟比：125.7 g/100 g
含油比：0 g/100 g
含盐比：0.8 g/100 g

091102 鸡（土鸡，家养）

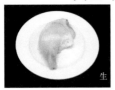 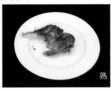

烹饪方式：烤
生熟比：167.6 g/100 g
含油比：－g/100 g
含盐比：－g/100 g

091102 鸡（土鸡，家养）

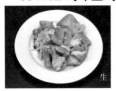 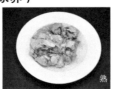

烹饪方式：蒸
生熟比：130.0 g/100 g
含油比：0 g/100 g
含盐比：0.4 g/100 g

3. 091103 母鸡（一年内）

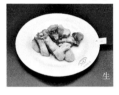 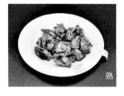

烹饪方式：炒
生熟比：112.1 g/100 g
含油比：9.1 g/100 g
含盐比：0.3 g/100 g

091103 母鸡（一年内）

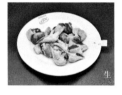 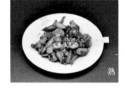

烹饪方式：烧
生熟比：114.7 g/100 g
含油比：3.7 g/100 g
含盐比：0 g/100 g

091103 母鸡（一年内）

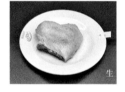 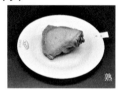

烹饪方式：煮
生熟比：114.5 g/100 g
含油比：0 g/100 g
含盐比：0 g/100 g

091103 母鸡（一年内）

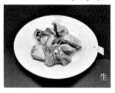 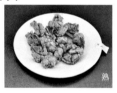

烹饪方式：炸
生熟比：78.1 g/100 g
含油比：6.7 g/100 g
含盐比：0.2 g/100 g

4. 091104 肉鸡（肥）

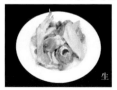 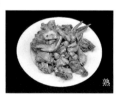

烹饪方式：炒
生熟比：113.9 g/100 g
含油比：5.6 g/100 g
含盐比：－g/100 g

091104 肉鸡（肥）

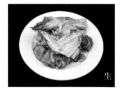
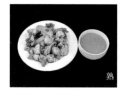

烹饪方式：炖
生熟比：135.1 g/100 g
含油比：3.6 g/100 g
含盐比：0.2 g/100 g

091104 肉鸡（肥）

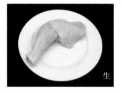
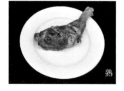

烹饪方式：烤
生熟比：120.5 g/100 g
含油比：- g/100 g
含盐比：1.3 g/100 g

091104 肉鸡（肥）

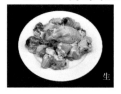
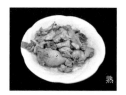

烹饪方式：蒸
生熟比：132.4 g/100 g
含油比：0 g/100 g
含盐比：1.0 g/100 g

5. 091107 鸡（乌骨鸡）

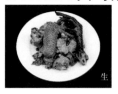
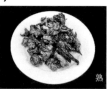

烹饪方式：炒
生熟比：126.9 g/100 g
含油比：3.3 g/100 g
含盐比：0.7 g/100 g

091107 鸡（乌骨鸡）

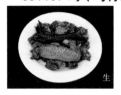
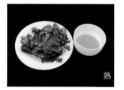

烹饪方式：炖
生熟比：134.2 g/100 g
含油比：0 g/100 g
含盐比：0.6 g/100 g

091107 鸡（乌骨鸡）

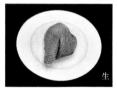 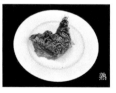

烹饪方式：**烤**
生熟比：120.1 g/100 g
含油比：－g/100 g
含盐比：0.7 g/100 g

091107 鸡（乌骨鸡）

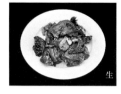 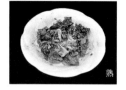

烹饪方式：**蒸**
生熟比：123.4 g/100 g
含油比：0 g/100 g
含盐比：0.4 g/100 g

6. 091111 鸡爪

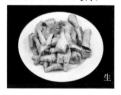 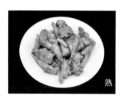

烹饪方式：**炒**
生熟比：98.4 g/100 g
含油比：4.9 g/100 g
含盐比：0.5 g/100 g

091111 鸡爪

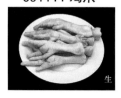 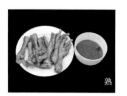

烹饪方式：**炖**
生熟比：107.2 g/100 g
含油比：3.9 g/100 g
含盐比：0.5 g/100 g

091111 鸡爪

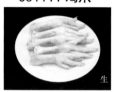 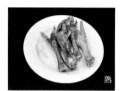

烹饪方式：**烤**
生熟比：117.5 g/100 g
含油比：－g/100 g
含盐比：0.5 g/100 g

091111 鸡爪

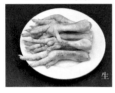 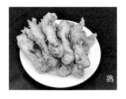

烹饪方式：炸
生熟比：98.8 g/100 g
含油比：6.4 g/100 g
含盐比：0.2 g/100 g

7. 091112 鸡胸脯肉

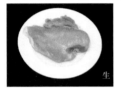 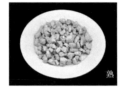

烹饪方式：炒
生熟比：156.3 g/100 g
含油比：12.5 g/100 g
含盐比：1.0 g/100 g

091112 鸡胸脯肉

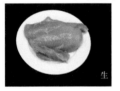 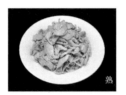

烹饪方式：煮
生熟比：143.2 g/100 g
含油比：5.9 g/100 g
含盐比：0.7 g/100 g

091112 鸡胸脯肉

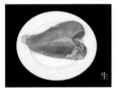 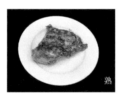

烹饪方式：烤
生熟比：131.7 g/100 g
含油比：- g/100 g
含盐比：0.5 g/100 g

8. 091113 鸡腿

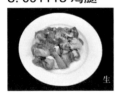 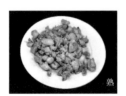

烹饪方式：炒
生熟比：129.3 g/100 g
含油比：11.1 g/100 g
含盐比：0.5 g/100 g

091113 鸡腿

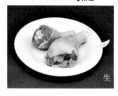
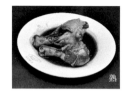

烹饪方式：烧
生熟比：109.5 g/100 g
含油比：0.5 g/100 g
含盐比：0.6 g/100 g

091113 鸡腿

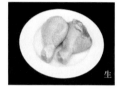
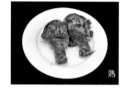

烹饪方式：烤
生熟比：117.1 g/100 g
含油比：-g/100 g
含盐比：0.4 g/100 g

091113 鸡腿

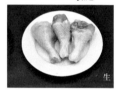
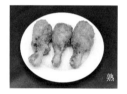

烹饪方式：炸
生熟比：121.7 g/100 g
含油比：7.8 g/100 g
含盐比：0.6 g/100 g

091113 鸡腿

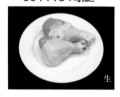
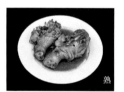

烹饪方式：炖
生熟比：115.0 g/100 g
含油比：7.4 g/100 g
含盐比：1.1 g/100 g

9. 091114 鸡翅

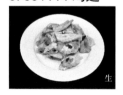
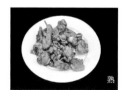

烹饪方式：炒
生熟比：129.7 g/100 g
含油比：14.6 g/100 g
含盐比：0.5 g/100 g

091114 鸡翅

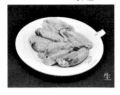 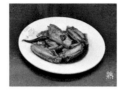

烹饪方式：烧
生熟比：108.3 g/100 g
含油比：11.3 g/100 g
含盐比：− g/100 g

091114 鸡翅

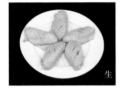 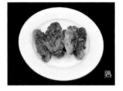

烹饪方式：烤
生熟比：122.0 g/100 g
含油比：− g/100 g
含盐比：− g/100 g

091114 鸡翅

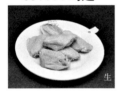 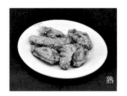

烹饪方式：炸
生熟比：116.9 g/100 g
含油比：0.5 g/100 g
含盐比：0.6 g/100 g

091114 鸡翅

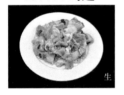 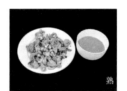

烹饪方式：炖
生熟比：144.1 g/100 g
含油比：7.6 g/100 g
含盐比：0.5 g/100 g

091114 鸡翅

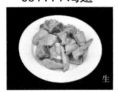 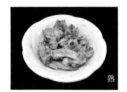

烹饪方式：蒸
生熟比：122.9 g/100 g
含油比：0 g/100 g
含盐比：0 g/100 g

10. 091115 鸡块

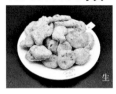

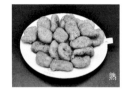

烹饪方式：炸
生熟比：110.9 g/100 g
含油比：7.9 g/100 g
含盐比：0 g/100 g

11. 091116 野山鸡

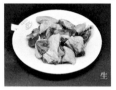

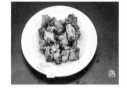

烹饪方式：炒
生熟比：136.6 g/100 g
含油比：10.2 g/100 g
含盐比：0.5 g/100 g

091116 野山鸡

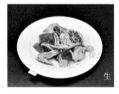

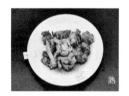

烹饪方式：烧
生熟比：128.7 g/100 g
含油比：7.4 g/100 g
含盐比：－g/100 g

091116 野山鸡

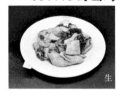

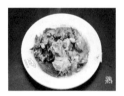

烹饪方式：蒸
生熟比：135.5 g/100 g
含油比：0 g/100 g
含盐比：0 g/100 g

12. 091201 鸡肝

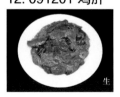

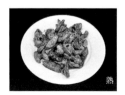

烹饪方式：炒
生熟比：124.0 g/100 g
含油比：8.7 g/100 g
含盐比：0.4 g/100 g

091201 鸡肝

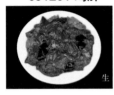 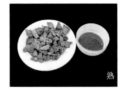

烹饪方式：炖
生熟比：127.9 g/100 g
含油比：7.5 g/100 g
含盐比：− g/100 g

091201 鸡肝

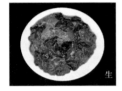 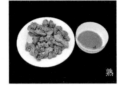

烹饪方式：煮
生熟比：140.5 g/100 g
含油比：0 g/100 g
含盐比：0.3 g/100 g

091201 鸡肝

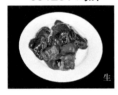 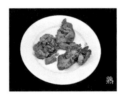

烹饪方式：烤
生熟比：96.9 g/100 g
含油比：− g/100 g
含盐比：0.6 g/100 g

13. 091202 鸡肝（肉鸡）

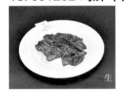 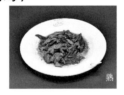

烹饪方式：炒
生熟比：108.8 g/100 g
含油比：10.4 g/100 g
含盐比：− g/100 g

091202 鸡肝（肉鸡）

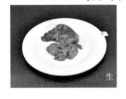 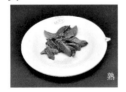

烹饪方式：煮
生熟比：115.4 g/100 g
含油比：0 g/100 g
含盐比：0 g/100 g

14. 091203 鸡心

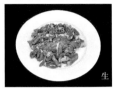
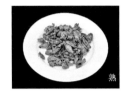

烹饪方式：炒
生熟比：140.3 g/100 g
含油比：16.5 g/100 g
含盐比：－g/100 g

091203 鸡心

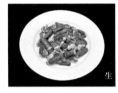
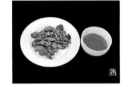

烹饪方式：炖
生熟比：147.6 g/100 g
含油比：15.3 g/100 g
含盐比：1.1 g/100 g

091203 鸡心

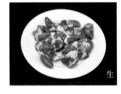
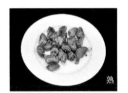

烹饪方式：烤
生熟比：139.1 g/100 g
含油比：－g/100 g
含盐比：0.8 g/100 g

091203 鸡心

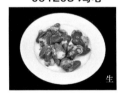
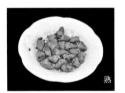

烹饪方式：蒸
生熟比：151.3 g/100 g
含油比：0 g/100 g
含盐比：0.9 g/100 g

15. 091205 鸡肫［鸡胗］

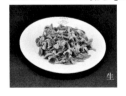
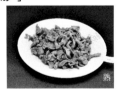

烹饪方式：炒
生熟比：118.0 g/100 g
含油比：9.8 g/100 g
含盐比：－g/100 g

091205 鸡肫 [鸡胗]

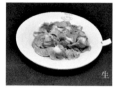 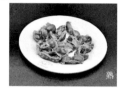

烹饪方式：煮
生熟比：135.4 g/100 g
含油比：0 g/100 g
含盐比：0 g/100 g

091205 鸡肫 [鸡胗]

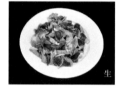 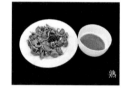

烹饪方式：炖
生熟比：168.6 g/100 g
含油比：8.8 g/100 g
含盐比：0.9 g/100 g

091205 鸡肫 [鸡胗]

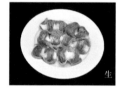 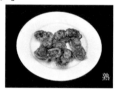

烹饪方式：烤
生熟比：142.3 g/100 g
含油比：- g/100 g
含盐比：0.9 g/100 g

091205 鸡肫 [鸡胗]

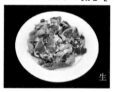 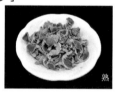

烹饪方式：蒸
生熟比：167.9 g/100 g
含油比：0 g/100 g
含盐比：0.5 g/100 g

16. 092101x 鸭（代表值）

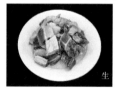 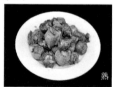

烹饪方式：炒
生熟比：115.8 g/100 g
含油比：8.4 g/100 g
含盐比：0.3 g/100 g

092101x 鸭（代表值）

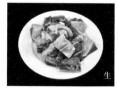 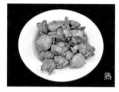

烹饪方式：炖
生熟比：166.4 g/100 g
含油比：11.4 g/100 g
含盐比：0.4 g/100 g

092101x 鸭（代表值）

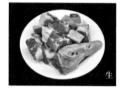 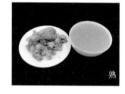

烹饪方式：煮
生熟比：140.5 g/100 g
含油比：0 g/100 g
含盐比：0.2 g/100 g

092101x 鸭（代表值）

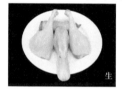 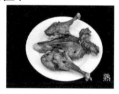

烹饪方式：烤
生熟比：153.5 g/100 g
含油比：− g/100 g
含盐比：0.4 g/100 g

17. 092102 公麻鸭

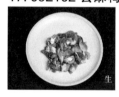 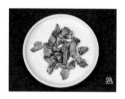

烹饪方式：炒
生熟比：149.4 g/100 g
含油比：32.6 g/100 g
含盐比：2.3 g/100 g

092102 公麻鸭

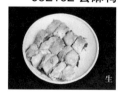 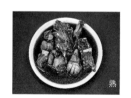

烹饪方式：烧
生熟比：126.4 g/100 g
含油比：0 g/100 g
含盐比：2.7 g/100 g

092102 公麻鸭

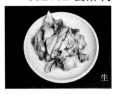 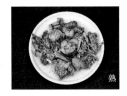

烹饪方式：煮
生熟比：106.2 g/100 g
含油比：6.4 g/100 g
含盐比：1.0 g/100 g

092102 公麻鸭

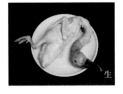 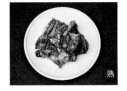

烹饪方式：烤
生熟比：63.9 g/100 g
含油比：46.9 g/100 g
含盐比：9.2 g/100 g

092102 公麻鸭

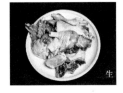 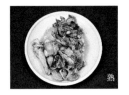

烹饪方式：蒸
生熟比：188.0 g/100 g
含油比：0 g/100 g
含盐比：0 g/100 g

18. 092103 母麻鸭

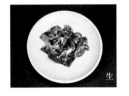 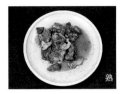

烹饪方式：炒
生熟比：133.0 g/100 g
含油比：45.5 g/100 g
含盐比：2.0 g/100 g

092103 母麻鸭

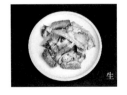 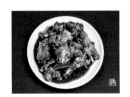

烹饪方式：烧
生熟比：135.4 g/100 g
含油比：3.6 g/100 g
含盐比：2.7 g/100 g

092103 母麻鸭

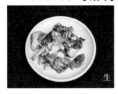 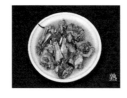

烹饪方式：煮
生熟比：110.2 g/100 g
含油比：13.4 g/100 g
含盐比：1.2 g/100 g

092103 母麻鸭

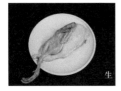 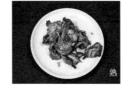

烹饪方式：烤
生熟比：54.2 g/100 g
含油比：36.9 g/100 g
含盐比：9.4 g/100 g

092103 母麻鸭

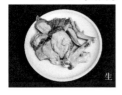 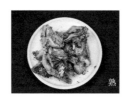

烹饪方式：蒸
生熟比：98.2 g/100 g
含油比：0 g/100 g
含盐比：0 g/100 g

19. 092104 鸭胸脯肉

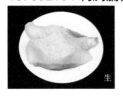 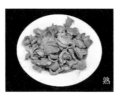

烹饪方式：炒
生熟比：160.1 g/100 g
含油比：10.6 g/100 g
含盐比：0.8 g/100 g

092104 鸭胸脯肉

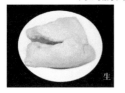 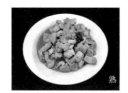

烹饪方式：炖
生熟比：176.2 g/100 g
含油比：7.5 g/100 g
含盐比：1.1 g/100 g

092104 鸭胸脯肉

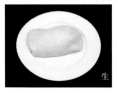 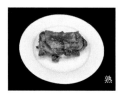

烹饪方式：烤
生熟比：175.0 g/100 g
含油比：－g/100 g
含盐比：0.9 g/100 g

092104 鸭胸脯肉

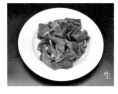 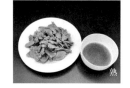

烹饪方式：煮
生熟比：160.4 g/100 g
含油比：0 g/100 g
含盐比：0.4 g/100 g

20. 092105 鸭皮

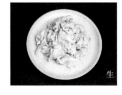 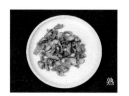

烹饪方式：炒
生熟比：396.3 g/100 g
含油比：36.6 g/100 g
含盐比：2.4 g/100 g

092105 鸭皮

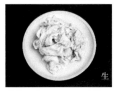 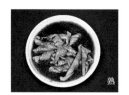

烹饪方式：烧
生熟比：181.8 g/100 g
含油比：0 g/100 g
含盐比：3.9 g/100 g

092105 鸭皮

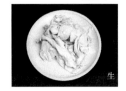 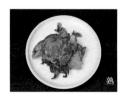

烹饪方式：烤
生熟比：331.9 g/100 g
含油比：9.0 g/100 g
含盐比：0.6 g/100 g

092105 鸭皮

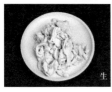 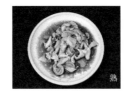

烹饪方式：蒸
生熟比：204.6 g/100 g
含油比：0 g/100 g
含盐比：0 g/100 g

092105 鸭皮

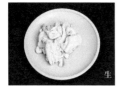 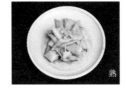

烹饪方式：涮
生熟比：101.4 g/100 g
含油比：13.0 g/100 g
含盐比：3.6 g/100 g

21. 092106 鸭翅

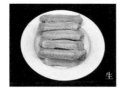 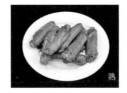

烹饪方式：炒
生熟比：109.1 g/100 g
含油比：8.7 g/100 g
含盐比：0.7 g/100 g

092106 鸭翅

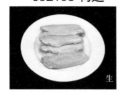 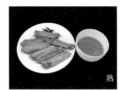

烹饪方式：炖
生熟比：118.9 g/100 g
含油比：8.4 g/100 g
含盐比：1.6 g/100 g

092106 鸭翅

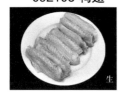 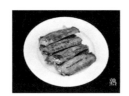

烹饪方式：烤
生熟比：136.8 g/100 g
含油比：－g/100 g
含盐比：0.5 g/100 g

092106 鸭翅

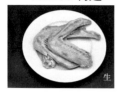 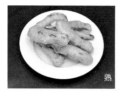

烹饪方式：炸
生熟比：102.1 g/100 g
含油比：73.8 g/100 g
含盐比：0.4 g/100 g

22. 092107 鸭掌

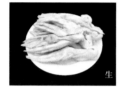 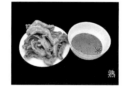

烹饪方式：炖
生熟比：118.3 g/100 g
含油比：2.3 g/100 g
含盐比：0.2 g/100 g

092107 鸭掌

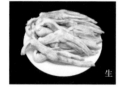 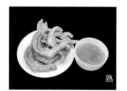

烹饪方式：煮
生熟比：114.5 g/100 g
含油比：0 g/100 g
含盐比：0.2 g/100 g

092107 鸭掌

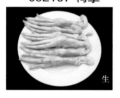 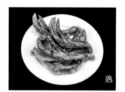

烹饪方式：烤
生熟比：123.9 g/100 g
含油比：－g/100 g
含盐比：0.5 g/100 g

092107 鸭掌

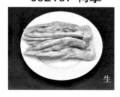 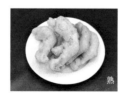

烹饪方式：炸
生熟比：68.6 g/100 g
含油比：47.4 g/100 g
含盐比：0.3 g/100 g

23. 092201 鸭肠

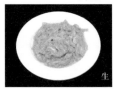 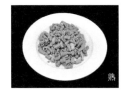

烹饪方式：炒
生熟比：187.6 g/100 g
含油比：21.2 g/100 g
含盐比：1.8 g/100 g

092201 鸭肠

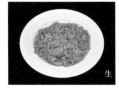 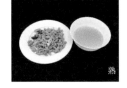

烹饪方式：煮
生熟比：201.0 g/100 g
含油比：0 g/100 g
含盐比：0.8 g/100 g

092201 鸭肠

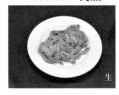 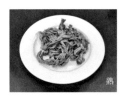

烹饪方式：烤
生熟比：201.9 g/100 g
含油比：− g/100 g
含盐比：1.0 g/100 g

092201 鸭肠

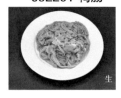 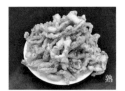

烹饪方式：炸
生熟比：77.9 g/100 g
含油比：42.7 g/100 g
含盐比：0.2 g/100 g

24. 092202 鸭肝

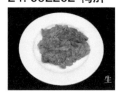 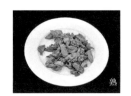

烹饪方式：炒
生熟比：140.1 g/100 g
含油比：7.7 g/100 g
含盐比：0.5 g/100 g

092202 鸭肝

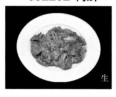 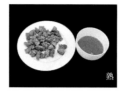

烹饪方式：炖
生熟比：162.4 g/100 g
含油比：12.2 g/100 g
含盐比：1.1 g/100 g

092202 鸭肝

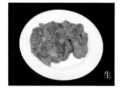 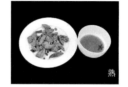

烹饪方式：煮
生熟比：154.6 g/100 g
含油比：0 g/100 g
含盐比：1.1 g/100 g

092202 鸭肝

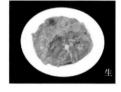 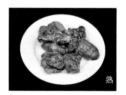

烹饪方式：烤
生熟比：134.7 g/100 g
含油比：− g/100 g
含盐比：− g/100 g

25. 092203 鸭肝（公麻鸭）

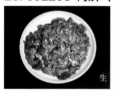 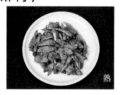

烹饪方式：炒
生熟比：124.3 g/100 g
含油比：4.7 g/100 g
含盐比：0.8 g/100 g

092203 鸭肝（公麻鸭）

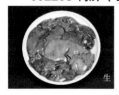 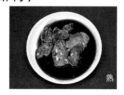

烹饪方式：烧
生熟比：142.9 g/100 g
含油比：0 g/100 g
含盐比：2.5 g/100 g

092203 鸭肝（公麻鸭）

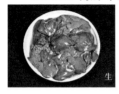 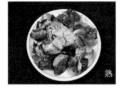

烹饪方式：烤
生熟比：55.7 g/100 g
含油比：17.9 g/100 g
含盐比：8.9 g/100 g

092203 鸭肝（公麻鸭）

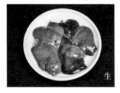 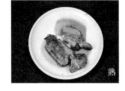

烹饪方式：蒸
生熟比：304.8 g/100 g
含油比：0 g/100 g
含盐比：0 g/100 g

092203 鸭肝（公麻鸭）

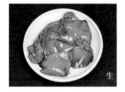 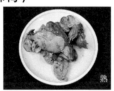

烹饪方式：涮
生熟比：109.0 g/100 g
含油比：6.3 g/100 g
含盐比：1.2 g/100 g

26. 092204 鸭肝（母麻鸭）

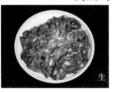 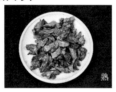

烹饪方式：炒
生熟比：120.1 g/100 g
含油比：3.6 g/100 g
含盐比：0.6 g/100 g

092204 鸭肝（母麻鸭）

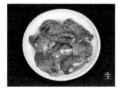 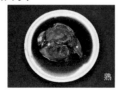

烹饪方式：烧
生熟比：145.1 g/100 g
含油比：0 g/100 g
含盐比：2.5 g/100 g

092204 鸭肝（母麻鸭）

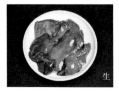 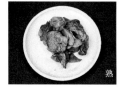

烹饪方式：烤
生熟比：71.8 g/100 g
含油比：27.9 g/100 g
含盐比：4.2 g/100 g

092204 鸭肝（母麻鸭）

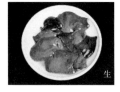 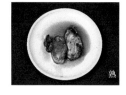

烹饪方式：蒸
生熟比：216.2 g/100 g
含油比：0 g/100 g
含盐比：0 g/100 g

092204 鸭肝（母麻鸭）

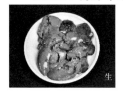 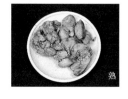

烹饪方式：涮
生熟比：99.3 g/100 g
含油比：6.0 g/100 g
含盐比：1.2 g/100 g

27. 092205 鸭舌［鸭条］

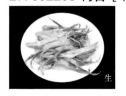 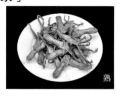

烹饪方式：炒
生熟比：115.6 g/100 g
含油比：7.5 g/100 g
含盐比：0.6 g/100 g

092205 鸭舌［鸭条］

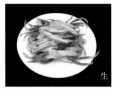 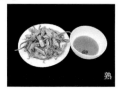

烹饪方式：炖
生熟比：123.4 g/100 g
含油比：8.6 g/100 g
含盐比：− g/100 g

092205 鸭舌［鸭条］

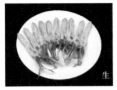 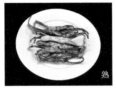

烹饪方式：烤
生熟比：113.6 g/100 g
含油比：－g/100 g
含盐比：2.5 g/100 g

092205 鸭舌［鸭条］

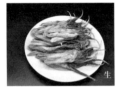 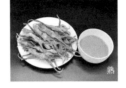

烹饪方式：煮
生熟比：135.1 g/100 g
含油比：0 g/100 g
含盐比：0.7 g/100 g

28. 092206 鸭心

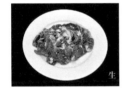 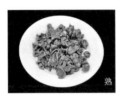

烹饪方式：炒
生熟比：162.7 g/100 g
含油比：13.4 g/100 g
含盐比：0.6 g/100 g

092206 鸭心

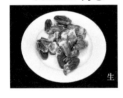 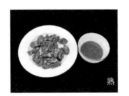

烹饪方式：炖
生熟比：167.0 g/100 g
含油比：6.9 g/100 g
含盐比：0.6 g/100 g

092206 鸭心

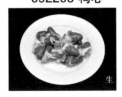 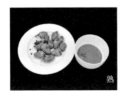

烹饪方式：煮
生熟比：167.0 g/100 g
含油比：0 g/100 g
含盐比：1.3 g/100 g

092206 鸭心

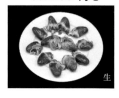 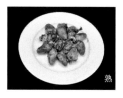

烹饪方式：烤
生熟比：137.2 g/100 g
含油比：－g/100 g
含盐比：－g/100 g

29. 092207 鸭血（白鸭）

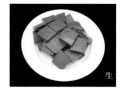 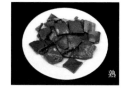

烹饪方式：炒
生熟比：113.9 g/100 g
含油比：8.8 g/100 g
含盐比：0.4 g/100 g

092207 鸭血（白鸭）

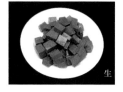 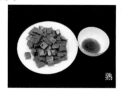

烹饪方式：炖
生熟比：109.0 g/100 g
含油比：5.1 g/100 g
含盐比：0.4 g/100 g

092207 鸭血（白鸭）

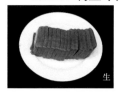 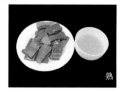

烹饪方式：煮
生熟比：106.8 g/100 g
含油比：0 g/100 g
含盐比：0.4 g/100 g

30. 092208 鸭血（公麻鸭）

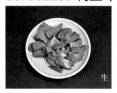 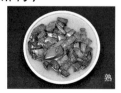

烹饪方式：炒
生熟比：148.1 g/100 g
含油比：14.5 g/100 g
含盐比：0.6 g/100 g

092208 鸭血（公麻鸭）

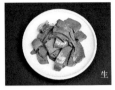 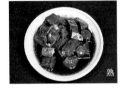

烹饪方式：烧
生熟比：53.3 g/100 g
含油比：1.3 g/100 g
含盐比：0.8 g/100 g

092208 鸭血（公麻鸭）

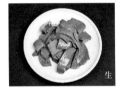 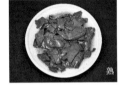

烹饪方式：烤
生熟比：81.5 g/100 g
含油比：24.6 g/100 g
含盐比：7.3 g/100 g

092208 鸭血（公麻鸭）

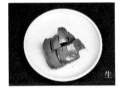 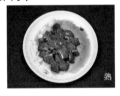

烹饪方式：蒸
生熟比：163.4 g/100 g
含油比：0 g/100 g
含盐比：0 g/100 g

092208 鸭血（公麻鸭）

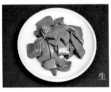 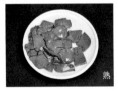

烹饪方式：涮
生熟比：92.7 g/100 g
含油比：7.6 g/100 g
含盐比：1.4 g/100 g

31. 092209 鸭血（母麻鸭）

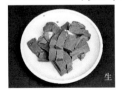 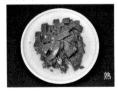

烹饪方式：炒
生熟比：133.0 g/100 g
含油比：9.2 g/100 g
含盐比：0.5 g/100 g

092209 鸭血（母麻鸭）

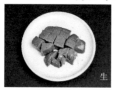 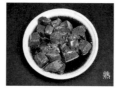

烹饪方式：烧
生熟比：56.3 g/100 g
含油比：1.4 g/100 g
含盐比：0.9 g/100 g

092209 鸭血（母麻鸭）

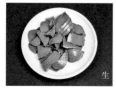 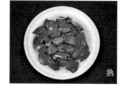

烹饪方式：烤
生熟比：102.9 g/100 g
含油比：29.1 g/100 g
含盐比：5.2 g/100 g

092209 鸭血（母麻鸭）

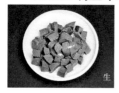 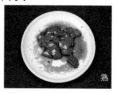

烹饪方式：蒸
生熟比：242.5 g/100 g
含油比：0 g/100 g
含盐比：0 g/100 g

092209 鸭血（母麻鸭）

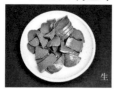 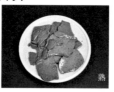

烹饪方式：涮
生熟比：95.6 g/100 g
含油比：6.7 g/100 g
含盐比：1.2 g/100 g

32. 092210 鸭胰

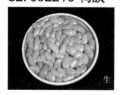 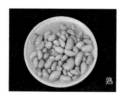

烹饪方式：炒
生熟比：138.9 g/100 g
含油比：14.1 g/100 g
含盐比：0.5 g/100 g

092210 鸭胰

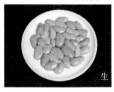 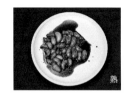

烹饪方式：烧
生熟比：188.4 g/100 g
含油比：14.2 g/100 g
含盐比：19.3 g/100 g

092210 鸭胰

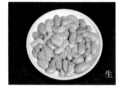 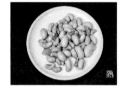

烹饪方式：烤
生熟比：63.6 g/100 g
含油比：0 g/100 g
含盐比：11.6 g/100 g

092210 鸭胰

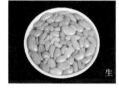 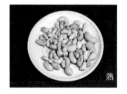

烹饪方式：蒸
生熟比：59.0 g/100 g
含油比：0 g/100 g
含盐比：0 g/100 g

092210 鸭胰

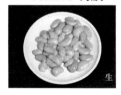 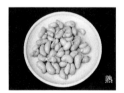

烹饪方式：涮
生熟比：112.7 g/100 g
含油比：11.7 g/100 g
含盐比：1.9 g/100 g

33. 092211 鸭肫

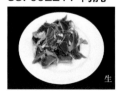 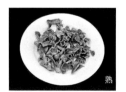

烹饪方式：炒
生熟比：173.1 g/100 g
含油比：16.0 g/100 g
含盐比：0.8 g/100 g

092211 鸭肫

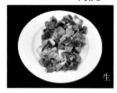 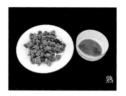

烹饪方式：炖
生熟比：165.4 g/100 g
含油比：13.4 g/100 g
含盐比：- g/100 g

092211 鸭肫

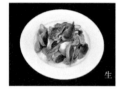 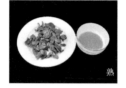

烹饪方式：煮
生熟比：171.5 g/100 g
含油比：0 g/100 g
含盐比：1.1 g/100 g

092211 鸭肫

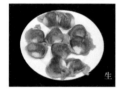 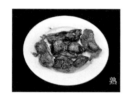

烹饪方式：烤
生熟比：137.4 g/100 g
含油比：- g/100 g
含盐比：0.5 g/100 g

34.092212 鸭肫（公麻鸭）

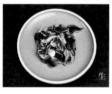 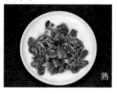

烹饪方式：炒
生熟比：139.9 g/100 g
含油比：24.4 g/100 g
含盐比：1.3 g/100 g

092212 鸭肫（公麻鸭）

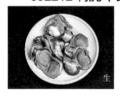 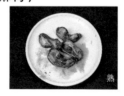

烹饪方式：烧
生熟比：79.5 g/100 g
含油比：4.4 g/100 g
含盐比：1.9 g/100 g

092212 鸭肫（公麻鸭）

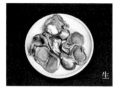 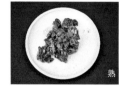

烹饪方式：烤
生熟比：87.4 g/100 g
含油比：11.4 g/100 g
含盐比：7.3 g/100 g

092212 鸭肫（公麻鸭）

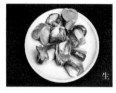 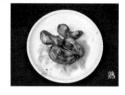

烹饪方式：蒸
生熟比：299.0 g/100 g
含油比：0 g/100 g
含盐比：0 g/100 g

092212 鸭肫（公麻鸭）

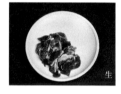 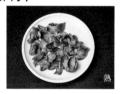

烹饪方式：涮
生熟比：41.1 g/100 g
含油比：4.7 g/100 g
含盐比：0.7 g/100 g

35. 092213 鸭肫（母麻鸭）

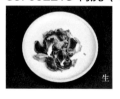 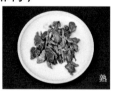

烹饪方式：炒
生熟比：143.9 g/100 g
含油比：18.1 g/100 g
含盐比：1.4 g/100 g

092213 鸭肫（母麻鸭）

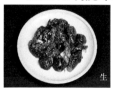 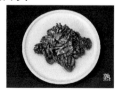

烹饪方式：烧
生熟比：129.4 g/100 g
含油比：0 g/100 g
含盐比：1.6 g/100 g

092213 鸭肫（母麻鸭）

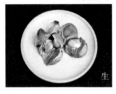 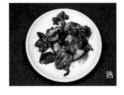

烹饪方式：烤
生熟比：56.8 g/100 g
含油比：17.6 g/100 g
含盐比：9.8 g/100 g

092213 鸭肫（母麻鸭）

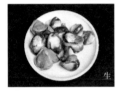 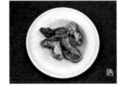

烹饪方式：蒸
生熟比：307.4 g/100 g
含油比：0 g/100 g
含盐比：0 g/100 g

092213 鸭肫（母麻鸭）

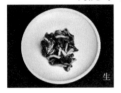 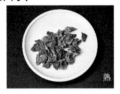

烹饪方式：涮
生熟比：39.4 g/100 g
含油比：5.4 g/100 g
含盐比：0.8 g/100 g

36. 092302 北京填鸭

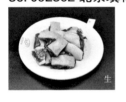 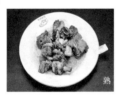

烹饪方式：炒
生熟比：137.2 g/100 g
含油比：8.7 g/100 g
含盐比：0.2 g/100 g

092302 北京填鸭

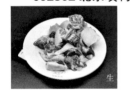 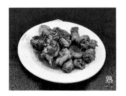

烹饪方式：烧
生熟比：141.0 g/100 g
含油比：5.4 g/100 g
含盐比：- g/100 g

092302 北京填鸭

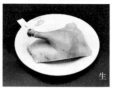 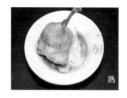

烹饪方式：蒸
生熟比：133.9 g/100 g
含油比：0 g/100 g
含盐比：0 g/100 g

37. 093201 鹅肝

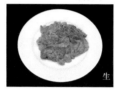 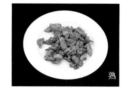

烹饪方式：炒
生熟比：121.9 g/100 g
含油比：13.3 g/100 g
含盐比：0.8 g/100 g

093201 鹅肝

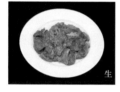 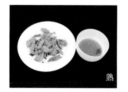

烹饪方式：炖
生熟比：135.6 g/100 g
含油比：6.0 g/100 g
含盐比：0.4 g/100 g

093201 鹅肝

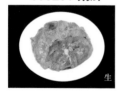 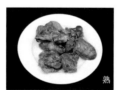

烹饪方式：煮
生熟比：135.7 g/100 g
含油比：0 g/100 g
含盐比：1.8 g/100 g

093201 鹅肝

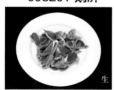 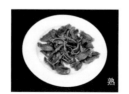

烹饪方式：烤
生熟比：137.2 g/100 g
含油比：-g/100 g
含盐比：0.8 g/100 g

38. 093202 鹅肫

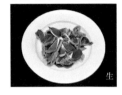 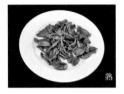

烹饪方式：炒
生熟比：185.7 g/100 g
含油比：22.2 g/100 g
含盐比：1.0 g/100 g

093202 鹅肫

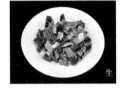 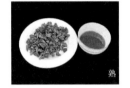

烹饪方式：炖
生熟比：163.9 g/100 g
含油比：5.8 g/100 g
含盐比：- g/100 g

093202 鹅肫

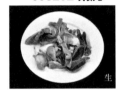 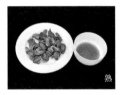

烹饪方式：煮
生熟比：167.1 g/100 g
含油比：0 g/100 g
含盐比：1.6 g/100 g

39. 094101 火鸡腿肉

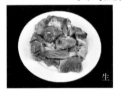 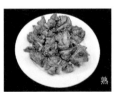

烹饪方式：炒
生熟比：142.7 g/100 g
含油比：9.9 g/100 g
含盐比：0.4 g/100 g

094101 火鸡腿肉

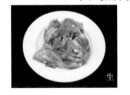 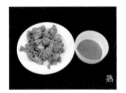

烹饪方式：炖
生熟比：158.8 g/100 g
含油比：5.2 g/100 g
含盐比：0.3 g/100 g

094101 火鸡腿肉

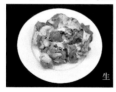
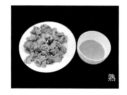

烹饪方式：煮
生熟比：158.6 g/100 g
含油比：0 g/100 g
含盐比：0.6 g/100 g

094101 火鸡腿肉

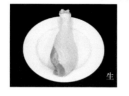
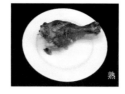

烹饪方式：烤
生熟比：136.4 g/100 g
含油比：−g/100 g
含盐比：0.6 g/100 g

40. 094102 火鸡胸脯肉

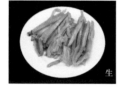
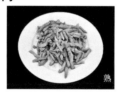

烹饪方式：炒
生熟比：143.9 g/100 g
含油比：15.9 g/100 g
含盐比：1.9 g/100 g

094102 火鸡胸脯肉

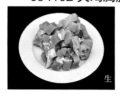
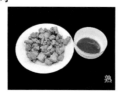

烹饪方式：炖
生熟比：148.3 g/100 g
含油比：8.0 g/100 g
含盐比：0.3 g/100 g

094102 火鸡胸脯肉

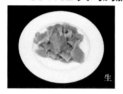
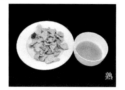

烹饪方式：煮
生熟比：149.6 g/100 g
含油比：0 g/100 g
含盐比：0.5 g/100 g

094102 火鸡胸脯肉

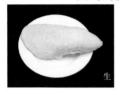 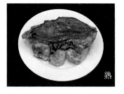

烹饪方式：烤
生熟比：127.3 g/100 g
含油比：−g/100 g
含盐比：0.3 g/100 g

41. 094201 火鸡肝

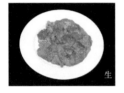 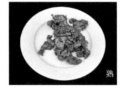

烹饪方式：炒
生熟比：129.2 g/100 g
含油比：14.2 g/100 g
含盐比：0.8 g/100 g

094201 火鸡肝

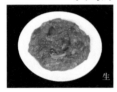 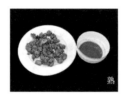

烹饪方式：炖
生熟比：155.0 g/100 g
含油比：9.9 g/100 g
含盐比：1.2 g/100 g

094201 火鸡肝

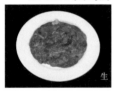 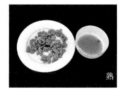

烹饪方式：煮
生熟比：156.3 g/100 g
含油比：0 g/100 g
含盐比：0.7 g/100 g

094201 火鸡肝

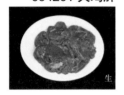 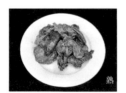

烹饪方式：烤
生熟比：141.2 g/100 g
含油比：−g/100 g
含盐比：0.5 g/100 g

42. 094202 火鸡肫

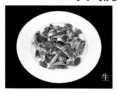 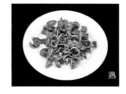

烹饪方式：炒
生熟比：163.6 g/100 g
含油比：18.7 g/100 g
含盐比：0.9 g/100 g

094202 火鸡肫

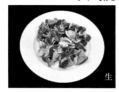 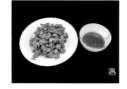

烹饪方式：炖
生熟比：144.9 g/100 g
含油比：12.9 g/100 g
含盐比：0.5 g/100 g

094202 火鸡肫

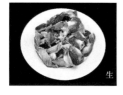 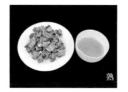

烹饪方式：煮
生熟比：155.3 g/100 g
含油比：0 g/100 g
含盐比：0.6 g/100 g

43. 094301 火鸡腿

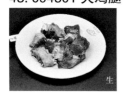 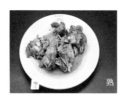

烹饪方式：炒
生熟比：123.1 g/100 g
含油比：4.9 g/100 g
含盐比：0.4 g/100 g

094301 火鸡腿

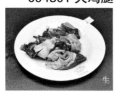 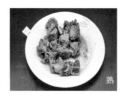

烹饪方式：烧
生熟比：124.2 g/100 g
含油比：7.5 g/100 g
含盐比：- g/100 g

094301 火鸡腿

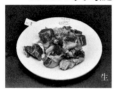 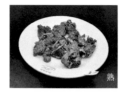

烹饪方式：煮
生熟比：148.1 g/100 g
含油比：0 g/100 g
含盐比：0 g/100 g

44. 099001 鸽

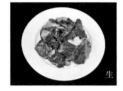 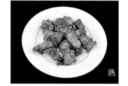

烹饪方式：炒
生熟比：137.6 g/100 g
含油比：9.4 g/100 g
含盐比：0.6 g/100 g

099001 鸽

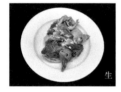 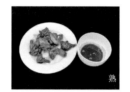

烹饪方式：炖
生熟比：142.0 g/100 g
含油比：9.5 g/100 g
含盐比：0.6 g/100 g

099001 鸽

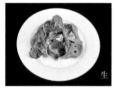 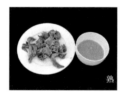

烹饪方式：煮
生熟比：134.6 g/100 g
含油比：0 g/100 g
含盐比：0.8 g/100 g

099001 鸽

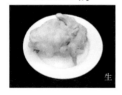 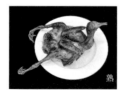

烹饪方式：烤
生熟比：153.7 g/100 g
含油比：－g/100 g
含盐比：1.3 g/100 g

099001 鸽

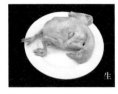 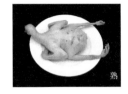

烹饪方式：蒸
生熟比：117.8 g/100 g
含油比：0 g/100 g
含盐比：0.3 g/100 g

45. 099002 鹌鹑

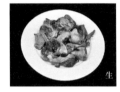 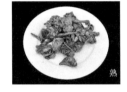

烹饪方式：炒
生熟比：132.2 g/100 g
含油比：11.6 g/100 g
含盐比：0.5 g/100 g

099002 鹌鹑

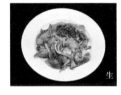 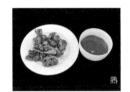

烹饪方式：炖
生熟比：149.4 g/100 g
含油比：7.8 g/100 g
含盐比：0.7 g/100 g

099002 鹌鹑

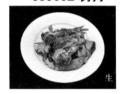 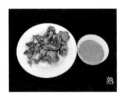

烹饪方式：煮
生熟比：148.7 g/100 g
含油比：0 g/100 g
含盐比：0.7 g/100 g

099002 鹌鹑

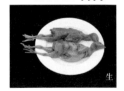 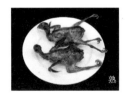

烹饪方式：烤
生熟比：159.4 g/100 g
含油比：- g/100 g
含盐比：1.2 g/100 g

099002 鹌鹑

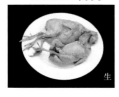 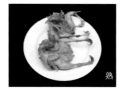

烹饪方式：蒸
生熟比：141.4 g/100 g
含油比：0 g/100 g
含盐比：0.5 g/100 g

46. 099003 乳鸽

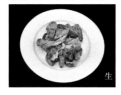 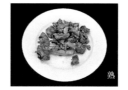

烹饪方式：炒
生熟比：160.5 g/100 g
含油比：10.9 g/100 g
含盐比：1.6 g/100 g

099003 乳鸽

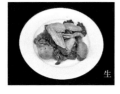 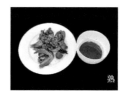

烹饪方式：炖
生熟比：148.9 g/100 g
含油比：10.7 g/100 g
含盐比：0.6 g/100 g

099003 乳鸽

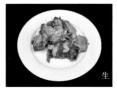 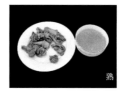

烹饪方式：煮
生熟比：148.5 g/100 g
含油比：0 g/100 g
含盐比：0.3 g/100 g

099003 乳鸽

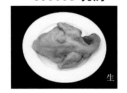 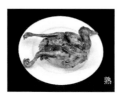

烹饪方式：烤
生熟比：143.5 g/100 g
含油比：-g/100 g
含盐比：0.5 g/100 g

七、蛋类及制品

蛋类有鸡蛋、鸭蛋、鹅蛋、鹌鹑蛋等，经常食用的是鸡蛋。各类蛋的营养成分大致相同。蛋类蛋白质的营养价值很高，优于其他的动物性蛋白质。蛋黄中的脂肪组成以油酸为主，磷脂含量也较高，胆固醇集中在蛋黄，每100 g可达1 510 mg。

1. 111101x 鸡蛋（代表值）

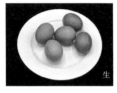 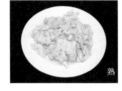

烹饪方式：炒
生熟比：115.3 g/100 g
含油比：12.0 g/100 g
含盐比：0.8 g/100 g

111101x 鸡蛋（代表值）

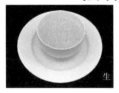 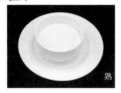

烹饪方式：炖
生熟比：101.1 g/100 g
含油比：0 g/100 g
含盐比：0 g/100 g

111101x 鸡蛋（代表值）

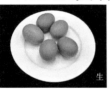 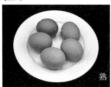

烹饪方式：煮
生熟比：89.7 g/100 g
含油比：0 g/100 g
含盐比：0 g/100 g

111101x 鸡蛋（代表值）

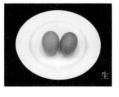 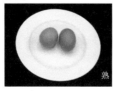

烹饪方式：烤
生熟比：101.9 g/100 g
含油比：0 g/100 g
含盐比：0 g/100 g

111101x 鸡蛋（代表值）

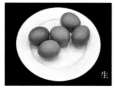 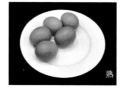

烹饪方式：蒸
生熟比：100.7 g/100 g
含油比：0 g/100 g
含盐比：0 g/100 g

2. 111102 鸡蛋（白皮）

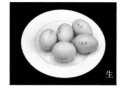 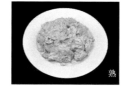

烹饪方式：炒
生熟比：112.8 g/100 g
含油比：10.0 g/100 g
含盐比：0.4 g/100 g

111102 鸡蛋（白皮）

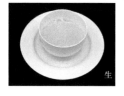 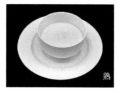

烹饪方式：炖
生熟比：100.6 g/100 g
含油比：0 g/100 g
含盐比：0 g/100 g

111102 鸡蛋（白皮）

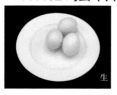 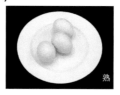

烹饪方式：烤
生熟比：99.3 g/100 g
含油比：0 g/100 g
含盐比：0 g/100 g

3. 111104 鸡蛋（土鸡）

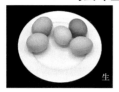 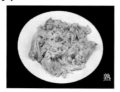

烹饪方式：炒
生熟比：115.7 g/100 g
含油比：10.6 g/100 g
含盐比：1.3 g/100 g

111104 鸡蛋（土鸡）

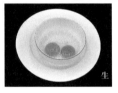 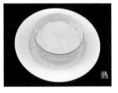

烹饪方式：炖
生熟比：103.4 g/100 g
含油比：0 g/100 g
含盐比：0 g/100 g

111104 鸡蛋（土鸡）

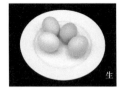 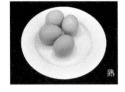

烹饪方式：煮
生熟比：99.5 g/100 g
含油比：0 g/100 g
含盐比：0 g/100 g

111104 鸡蛋（土鸡）

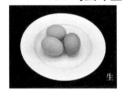 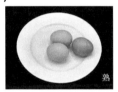

烹饪方式：烤
生熟比：100.7 g/100 g
含油比：0 g/100 g
含盐比：0 g/100 g

111104 鸡蛋（土鸡）

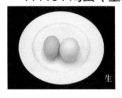 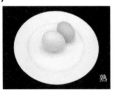

烹饪方式：蒸
生熟比：100.9 g/100 g
含油比：0 g/100 g
含盐比：0 g/100 g

4. 111105 鸡蛋白

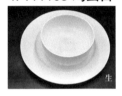 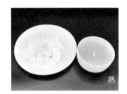

烹饪方式：煮
生熟比：99.2 g/100 g
含油比：0 g/100 g
含盐比：0.3 g/100 g

111105 鸡蛋白

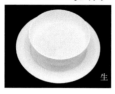 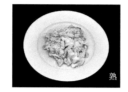

烹饪方式：炒
生熟比：93.1 g/100 g
含油比：23.7 g/100 g
含盐比：0.8 g/100 g

111105 鸡蛋白

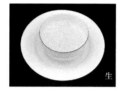 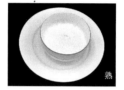

烹饪方式：炖
生熟比：103.4 g/100 g
含油比：0 g/100 g
含盐比：0 g/100 g

5. 111107 鸡蛋黄

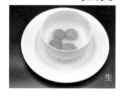 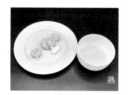

烹饪方式：煮
生熟比：101.9 g/100 g
含油比：0 g/100 g
含盐比：0 g/100 g

111107 鸡蛋黄

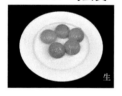 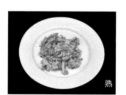

烹饪方式：炒
生熟比：110.4 g/100 g
含油比：23.4 g/100 g
含盐比：1.3 g/100 g

111107 鸡蛋黄

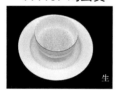 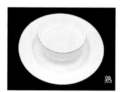

烹饪方式：炖
生熟比：107.1 g/100 g
含油比：0 g/100 g
含盐比：0 g/100 g

6. 111109 鸡蛋（红皮）

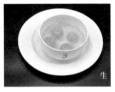 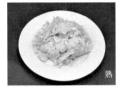

烹饪方式：炒
生熟比：92.7 g/100 g
含油比：6.1 g/100 g
含盐比：0.7 g/100 g

111109 鸡蛋（红皮）

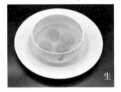 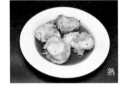

烹饪方式：炖
生熟比：101.5 g/100 g
含油比：0 g/100 g
含盐比：- g/100 g

111109 鸡蛋（红皮）

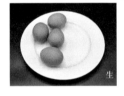 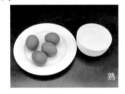

烹饪方式：煮
生熟比：101.5 g/100 g
含油比：0 g/100 g
含盐比：0 g/100 g

111109 鸡蛋（红皮）

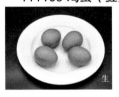 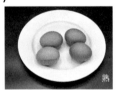

烹饪方式：烤
生熟比：102.5 g/100 g
含油比：0.5 g/100 g
含盐比：0 g/100 g

111109 鸡蛋（红皮）

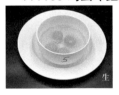 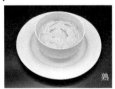

烹饪方式：蒸
生熟比：77.0 g/100 g
含油比：0 g/100 g
含盐比：0.5 g/100 g

111109 鸡蛋（红皮）

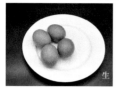 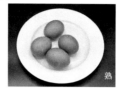

烹饪方式：蒸
生熟比：95.0 g/100 g
含油比：0 g/100 g
含盐比：0 g/100 g

7. 111203 松花蛋（鸡蛋）

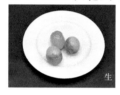 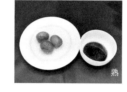

烹饪方式：炖
生熟比：101.9 g/100 g
含油比：14.1 g/100 g
含盐比：1.6 g/100 g

111203 松花蛋（鸡蛋）

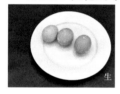 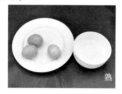

烹饪方式：煮
生熟比：98.5 g/100 g
含油比：0 g/100 g
含盐比：0 g/100 g

111203 松花蛋（鸡蛋）

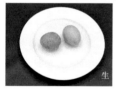 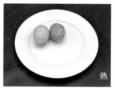

烹饪方式：蒸
生熟比：100.0 g/100 g
含油比：0 g/100 g
含盐比：0 g/100 g

8. 111205 毛蛋

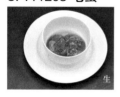 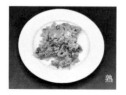

烹饪方式：炒
生熟比：125.3 g/100 g
含油比：62.7 g/100 g
含盐比：2.4 g/100 g

111205 毛蛋

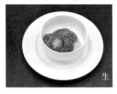
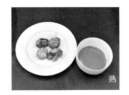

烹饪方式：炖
生熟比：112.0 g/100 g
含油比：16.2 g/100 g
含盐比：1.9 g/100 g

111205 毛蛋

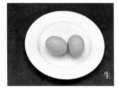
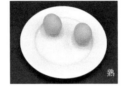

烹饪方式：煮
生熟比：100.9 g/100 g
含油比：0 g/100 g
含盐比：0 g/100 g

111205 毛蛋

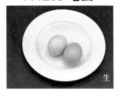
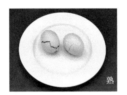

烹饪方式：烤
生熟比：95.2 g/100 g
含油比：- g/100 g
含盐比：0 g/100 g

111205 毛蛋

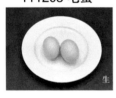
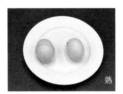

烹饪方式：蒸
生熟比：101.8 g/100 g
含油比：0 g/100 g
含盐比：0 g/100 g

9. 111206 荷包蛋（油煎）

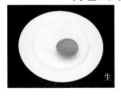
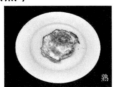

烹饪方式：炒
生熟比：123.8 g/100 g
含油比：19.0 g/100 g
含盐比：2.4 g/100 g

10. 111207 荷包蛋（煮）

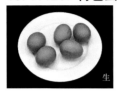 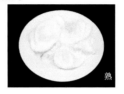

烹饪方式：煮
生熟比：107.9 g/100 g
含油比：0 g/100 g
含盐比：0 g/100 g

11. 112101 鸭蛋

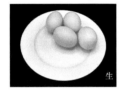 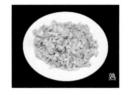

烹饪方式：炒
生熟比：119.1 g/100 g
含油比：14.2 g/100 g
含盐比：0.9 g/100 g

112101 鸭蛋

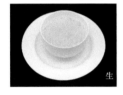 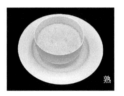

烹饪方式：炖
生熟比：100.5 g/100 g
含油比：0 g/100 g
含盐比：0 g/100 g

112101 鸭蛋

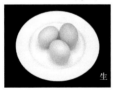 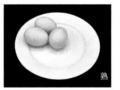

烹饪方式：煮
生熟比：101.5 g/100 g
含油比：0 g/100 g
含盐比：0 g/100 g

112101 鸭蛋

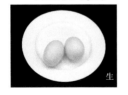 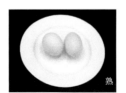

烹饪方式：烤
生熟比：100.0 g/100 g
含油比：0 g/100 g
含盐比：0 g/100 g

112101 鸭蛋

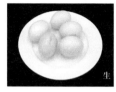 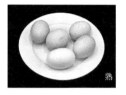

烹饪方式：蒸
生熟比：101.8 g/100 g
含油比：0 g/100 g
含盐比：0 g/100 g

12. 112102 鸭蛋白

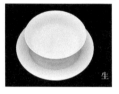 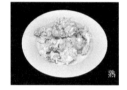

烹饪方式：炒
生熟比：96.5 g/100 g
含油比：25.4 g/100 g
含盐比：－g/100 g

112102 鸭蛋白

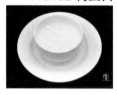 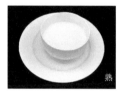

烹饪方式：炖
生熟比：100.0 g/100 g
含油比：0 g/100 g
含盐比：0 g/100 g

112102 鸭蛋白

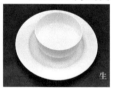 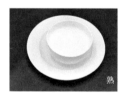

烹饪方式：蒸
生熟比：52.5 g/100 g
含油比：0 g/100 g
含盐比：0.5 g/100 g

13. 112103 鸭蛋黄

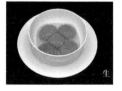 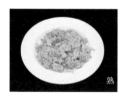

烹饪方式：炒
生熟比：100 g/100 g
含油比：22.8 g/100 g
含盐比：0.7 g/100 g

259

112103 鸭蛋黄

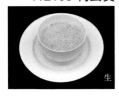 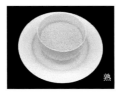

烹饪方式：炖
生熟比：102.3 g/100 g
含油比：0 g/100 g
含盐比：0 g/100 g

112103 鸭蛋黄

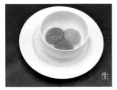 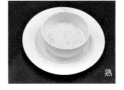

烹饪方式：蒸
生熟比：56.0 g/100 g
含油比：0 g/100 g
含盐比：0.7 g/100 g

14.112104 海鸭蛋

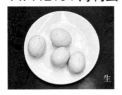 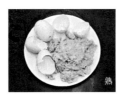

烹饪方式：炒
生熟比：100.8 g/100 g
含油比：16.2 g/100 g
含盐比：0.6 g/100 g

112104 海鸭蛋

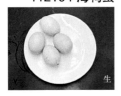 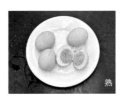

烹饪方式：煮
生熟比：104.5 g/100 g
含油比：0 g/100 g
含盐比：0 g/100 g

112104 海鸭蛋

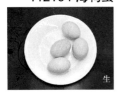 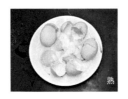

烹饪方式：蒸
生熟比：102.0 g/100 g
含油比：0 g/100 g
含盐比：0 g/100 g

15. 112201 松花蛋（鸭蛋）［皮蛋］

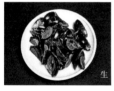 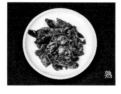

烹饪方式：炒
生熟比：258.9 g/100 g
含油比：7.5 g/100 g
含盐比：0.7 g/100 g

112201 松花蛋（鸭蛋）［皮蛋］

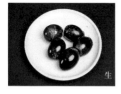 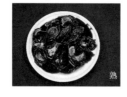

烹饪方式：烧
生熟比：103.6 g/100 g
含油比：4.5 g/100 g
含盐比：2.2 g/100 g

112201 松花蛋（鸭蛋）［皮蛋］

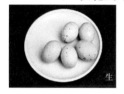 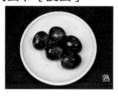

烹饪方式：煮
生熟比：106.7 g/100 g
含油比：0 g/100 g
含盐比：0 g/100 g

112201 松花蛋（鸭蛋）［皮蛋］

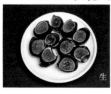 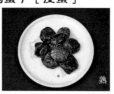

烹饪方式：烤
生熟比：111.9 g/100 g
含油比：8.9 g/100 g
含盐比：4.6 g/100 g

112201 松花蛋（鸭蛋）［皮蛋］

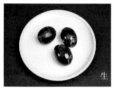 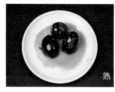

烹饪方式：蒸
生熟比：103.9 g/100 g
含油比：0 g/100 g
含盐比：0 g/100 g

16. 112202 鸭蛋（咸鸭蛋，生）

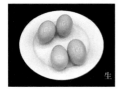 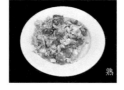

烹饪方式：炒
生熟比：143.1 g/100 g
含油比：19.0 g/100 g
含盐比：- g/100 g

112202 鸭蛋（咸鸭蛋，生）

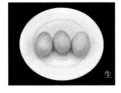 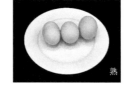

烹饪方式：煮
生熟比：102.7 g/100 g
含油比：0 g/100 g
含盐比：0 g/100 g

112202 鸭蛋（咸鸭蛋，生）

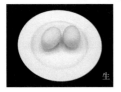 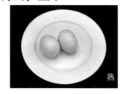

烹饪方式：烤
生熟比：103.2 g/100 g
含油比：0 g/100 g
含盐比：0 g/100 g

112202 鸭蛋（咸鸭蛋，生）

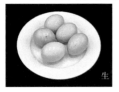 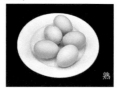

烹饪方式：蒸
生熟比：103.9 g/100 g
含油比：0 g/100 g
含盐比：0 g/100 g

17. 113101 鹅蛋

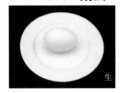 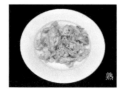

烹饪方式：炒
生熟比：116.8 g/100 g
含油比：11.2 g/100 g
含盐比：0.9 g/100 g

113101 鹅蛋

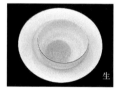 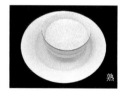

烹饪方式：炖
生熟比：100.0 g/100 g
含油比：0 g/100 g
含盐比：0 g/100 g

113101 鹅蛋

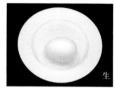 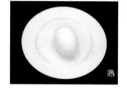

烹饪方式：煮
生熟比：100.8 g/100 g
含油比：0 g/100 g
含盐比：0 g/100 g

113101 鹅蛋

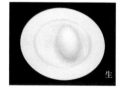 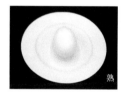

烹饪方式：蒸
生熟比：101.7 g/100 g
含油比：0 g/100 g
含盐比：0 g/100 g

18. 113102 鹅蛋白

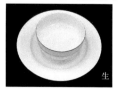 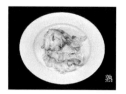

烹饪方式：炒
生熟比：97.4 g/100 g
含油比：17.4 g/100 g
含盐比：- g/100 g

113102 鹅蛋白

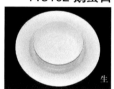 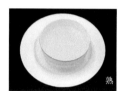

烹饪方式：炖
生熟比：104.2 g/100 g
含油比：0 g/100 g
含盐比：0 g/100 g

19. 113103 鹅蛋黄

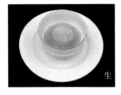 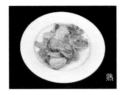

烹饪方式：炒
生熟比：104.5 g/100 g
含油比：19.3 g/100 g
含盐比：2.3 g/100 g

113103 鹅蛋黄

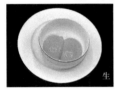 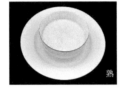

烹饪方式：炖
生熟比：104.3 g/100 g
含油比：0 g/100 g
含盐比：0 g/100 g

20. 114101 鹌鹑蛋

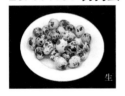 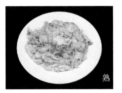

烹饪方式：炒
生熟比：114.7 g/100 g
含油比：15.1 g/100 g
含盐比：1.3 g/100 g

114101 鹌鹑蛋

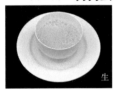 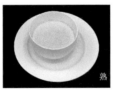

烹饪方式：炖
生熟比：100.0 g/100 g
含油比：0 g/100 g
含盐比：0 g/100 g

114101 鹌鹑蛋

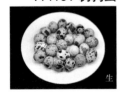 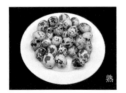

烹饪方式：煮
生熟比：100.0 g/100 g
含油比：0 g/100 g
含盐比：0 g/100 g

114101 鹌鹑蛋

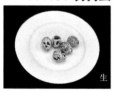
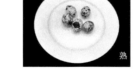

烹饪方式：**烤**
生熟比：101.9 g/100 g
含油比：0 g/100 g
含盐比：0 g/100 g

114101 鹌鹑蛋

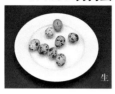
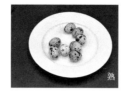

烹饪方式：**蒸**
生熟比：101.2 g/100 g
含油比：0 g/100 g
含盐比：0 g/100 g

八、鱼虾蟹贝类及制品

从水中获得的食物，习惯上被称为水产品。此类食物富含优质蛋白质、脂类、维生素和矿物质。蛋白质含量为15%～22%，脂肪和碳水化合物含量都较低，含有一定数量的维生素A、维生素D、维生素E、维生素B₁、维生素B₂和烟酸，矿物质以硒、锌和碘的含量较高。鱼虾类富含多不饱和脂肪酸，是二十碳五烯酸（EPA）和二十二碳六烯酸（DHA）的较好来源。

1. 121101 白条鱼（裸鱼）

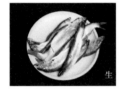 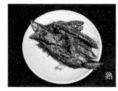

烹饪方式：炒
生熟比：147.1 g/100 g
含油比：7.5 g/100 g
含盐比：1.3 g/100 g

121101 白条鱼（裸鱼）

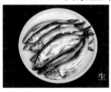 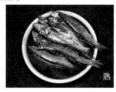

烹饪方式：烧
生熟比：100.3 g/100 g
含油比：3.4 g/100 g
含盐比：2.0 g/100 g

121101 白条鱼（裸鱼）

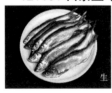 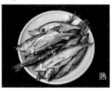

烹饪方式：煮
生熟比：90.1 g/100 g
含油比：0 g/100 g
含盐比：0.8 g/100 g

121101 白条鱼（裸鱼）

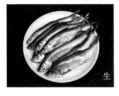 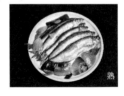

烹饪方式：烤
生熟比：54.3 g/100 g
含油比：55.3 g/100 g
含盐比：16.7 g/100 g

121101 白条鱼（裸鱼）

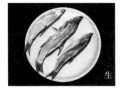 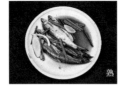

烹饪方式：蒸
生熟比：105.4 g/100 g
含油比：0 g/100 g
含盐比：－g/100 g

2. 121102 草鱼［白鲩，草包鱼］

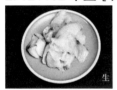 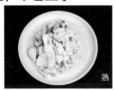

烹饪方式：炒
生熟比：122.9 g/100 g
含油比：7.8 g/100 g
含盐比：0.7 g/100 g

121102 草鱼［白鲩，草包鱼］

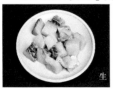 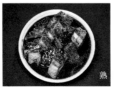

烹饪方式：烧
生熟比：203.1 g/100 g
含油比：4.6 g/100 g
含盐比：1.5 g/100 g

121102 草鱼［白鲩，草包鱼］

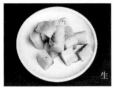 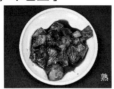

烹饪方式：煮
生熟比：128.8 g/100 g
含油比：11.6 g/100 g
含盐比：2.5 g/100 g

121102 草鱼［白鲩，草包鱼］

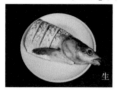 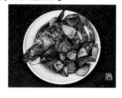

烹饪方式：烤
生熟比：76.3 g/100 g
含油比：0 g/100 g
含盐比：9.6 g/100 g

121102 草鱼［白鲩，草包鱼］

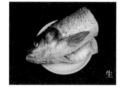 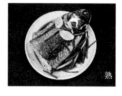

烹饪方式：蒸
生熟比：104.6 g/100 g
含油比：0 g/100 g
含盐比：－g/100 g

3. 121103 赤眼鳟［金目鱼］

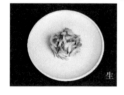 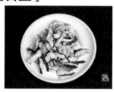

烹饪方式：炒
生熟比：81.4 g/100 g
含油比：4.2 g/100 g
含盐比：0.8 g/100 g

121103 赤眼鳟［金目鱼］

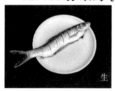 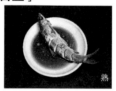

烹饪方式：煮
生熟比：90.1 g/100 g
含油比：1.6 g/100 g
含盐比：1.7 g/100 g

121103 赤眼鳟［金目鱼］

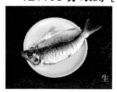 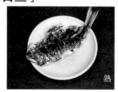

烹饪方式：烤
生熟比：92.2 g/100 g
含油比：4.3 g/100 g
含盐比：8.2 g/100 g

121103 赤眼鳟［金目鱼］

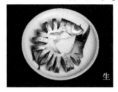 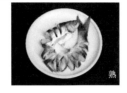

烹饪方式：蒸
生熟比：103.8 g/100 g
含油比：0 g/100 g
含盐比：- g/100 g

4. 121105 胡子鲶［塘虱（鱼）］

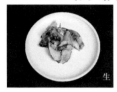 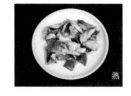

烹饪方式：炒
生熟比：57.2 g/100 g
含油比：11.4 g/100 g
含盐比：2.0 g/100 g

121105 胡子鲶［塘虱（鱼）］

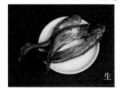 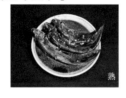

烹饪方式：烧
生熟比：76.9 g/100 g
含油比：3.0 g/100 g
含盐比：1.1 g/100 g

121105 胡子鲶［塘虱（鱼）］

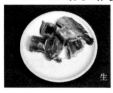 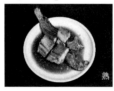

烹饪方式：煮
生熟比：118.9 g/100 g
含油比：2.3 g/100 g
含盐比：2.1 g/100 g

121105 胡子鲶［塘虱（鱼）］

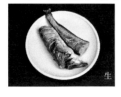 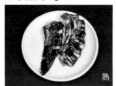

烹饪方式：烤
生熟比：110.7 g/100 g
含油比：4.5 g/100 g
含盐比：4.9 g/100 g

121105 胡子鲇［塘虱（鱼）］

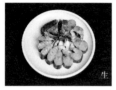 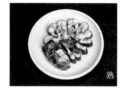

烹饪方式：蒸
生熟比：107.4 g/100 g
含油比：0 g/100 g
含盐比：- g/100 g

5. 121106 黄颡鱼［戈牙鱼，黄鳍鱼］

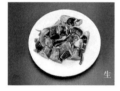 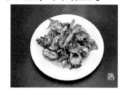

烹饪方式：炒
生熟比：108.7 g/100 g
含油比：5.5 g/100 g
含盐比：1.2 g/100 g

121106 黄颡鱼［戈牙鱼，黄鳍鱼］

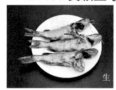 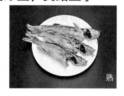

烹饪方式：煮
生熟比：106.0 g/100 g
含油比：7.4 g/100 g
含盐比：1.5 g/100 g

121106 黄颡鱼［戈牙鱼，黄鳍鱼］

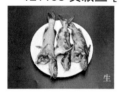 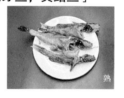

烹饪方式：烤
生熟比：133.8 g/100 g
含油比：11.4 g/100 g
含盐比：1.1 g/100 g

6. 121107 黄鳝［鳝鱼］

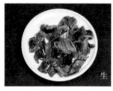 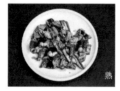

烹饪方式：炒
生熟比：148.3 g/100 g
含油比：14.6 g/100 g
含盐比：1.9 g/100 g

121107 黄鳝［鳝鱼］

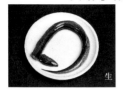
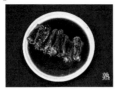

烹饪方式：烧
生熟比：98.1 g/100 g
含油比：2.9 g/100 g
含盐比：2.5 g/100 g

121107 黄鳝［鳝鱼］

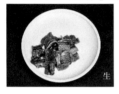
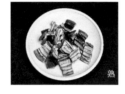

烹饪方式：煮
生熟比：139.4 g/100 g
含油比：19.7 g/100 g
含盐比：2.9 g/100 g

121107 黄鳝［鳝鱼］

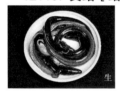
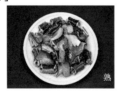

烹饪方式：烤
生熟比：115.3 g/100 g
含油比：8.7 g/100 g
含盐比：3.2 g/100 g

121107 黄鳝［鳝鱼］

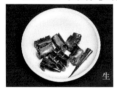
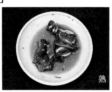

烹饪方式：蒸
生熟比：57.0 g/100 g
含油比：0 g/100 g
含盐比：- g/100 g

7. 121108 黄鳝丝

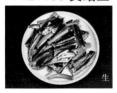
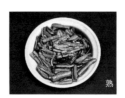

烹饪方式：炒
生熟比：122.7 g/100 g
含油比：6.0 g/100 g
含盐比：1.1 g/100 g

121108 黄鳝丝

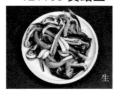 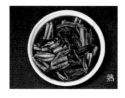

烹饪方式：烧
生熟比：110.1 g/100 g
含油比：3.4 g/100 g
含盐比：3.1 g/100 g

121108 黄鳝丝

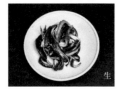 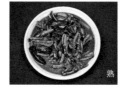

烹饪方式：煮
生熟比：93.2 g/100 g
含油比：12.4 g/100 g
含盐比：1.7 g/100 g

121108 黄鳝丝

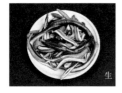 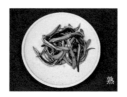

烹饪方式：烤
生熟比：43.0 g/100 g
含油比：46.5 g/100 g
含盐比：18.4 g/100 g

121108 黄鳝丝

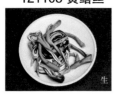 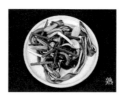

烹饪方式：蒸
生熟比：121.1 g/100 g
含油比：0 g/100 g
含盐比：− g/100 g

8. 121111 鲤鱼［鲤拐子］

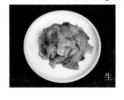 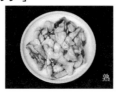

烹饪方式：炒
生熟比：112.9 g/100 g
含油比：10.0 g/100 g
含盐比：0.7 g/100 g

121111 鲤鱼［鲤拐子］

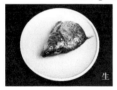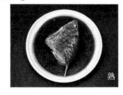

烹饪方式：烧
生熟比：98.6 g/100 g
含油比：1.0 g/100 g
含盐比：1.9 g/100 g

121111 鲤鱼［鲤拐子］

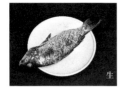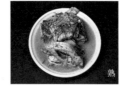

烹饪方式：煮
生熟比：97.5 g/100 g
含油比：5.6 g/100 g
含盐比：2.3 g/100 g

121111 鲤鱼［鲤拐子］

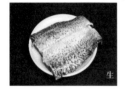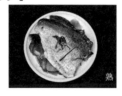

烹饪方式：烤
生熟比：58.1 g/100 g
含油比：29.2 g/100 g
含盐比：8.7 g/100 g

121111 鲤鱼［鲤拐子］

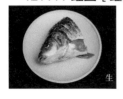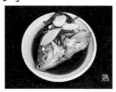

烹饪方式：蒸
生熟比：109.3 g/100 g
含油比：0 g/100 g
含盐比：− g/100 g

9. 121112 罗非鱼

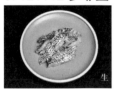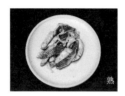

烹饪方式：炒
生熟比：118.3 g/100 g
含油比：14.6 g/100 g
含盐比：2.8 g/100 g

121112 罗非鱼

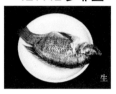 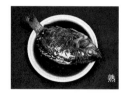

烹饪方式：烧
生熟比：100.6 g/100 g
含油比：4.8 g/100 g
含盐比：1.7 g/100 g

121112 罗非鱼

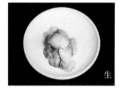 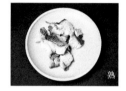

烹饪方式：煮
生熟比：71.1 g/100 g
含油比：2.8 g/100 g
含盐比：7.1 g/100 g

121112 罗非鱼

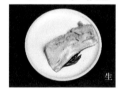 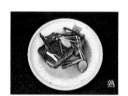

烹饪方式：蒸
生熟比：83.1 g/100 g
含油比：0 g/100 g
含盐比：0 g/100 g

121112 罗非鱼

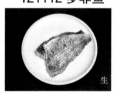 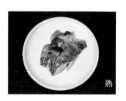

烹饪方式：涮
生熟比：102.8 g/100 g
含油比：23.9 g/100 g
含盐比：2.8 g/100 g

10. 121113 罗非鱼（莫桑比克）［非洲黑鲫鱼］

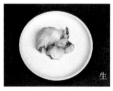 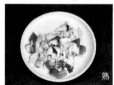

烹饪方式：炒
生熟比：79.9 g/100 g
含油比：5.2 g/100 g
含盐比：1.0 g/100 g

121113 罗非鱼（莫桑比克）［非洲黑鲫鱼］

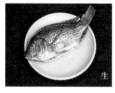 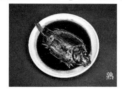

烹饪方式：烧
生熟比：80.6 g/100 g
含油比：3.2 g/100 g
含盐比：1.3 g/100 g

121113 罗非鱼（莫桑比克）［非洲黑鲫鱼］

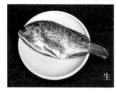 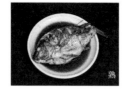

烹饪方式：煮
生熟比：91.6 g/100 g
含油比：0.7 g/100 g
含盐比：0.9 g/100 g

121113 罗非鱼（莫桑比克）［非洲黑鲫鱼］

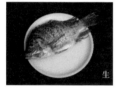 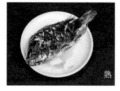

烹饪方式：烤
生熟比：128.7 g/100 g
含油比：4.7 g/100 g
含盐比：3.4 g/100 g

121113 罗非鱼（莫桑比克）［非洲黑鲫鱼］

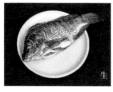 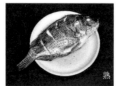

烹饪方式：蒸
生熟比：107.9 g/100 g
含油比：0 g/100 g
含盐比：0 g/100 g

11. 121114 泥鳅

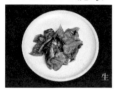 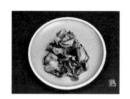

烹饪方式：炒
生熟比：112.8 g/100 g
含油比：11.8 g/100 g
含盐比：1.8 g/100 g

121114 泥鳅

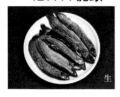 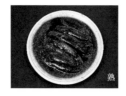

烹饪方式：烧
生熟比：92.7 g/100 g
含油比：3.3 g/100 g
含盐比：1.3 g/100 g

121114 泥鳅

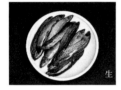 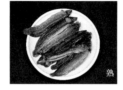

烹饪方式：煮
生熟比：87.4 g/100 g
含油比：6.8 g/100 g
含盐比：1.1 g/100 g

121114 泥鳅

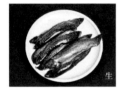 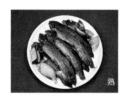

烹饪方式：烤
生熟比：53.0 g/100 g
含油比：37.7 g/100 g
含盐比：6.3 g/100 g

121114 泥鳅

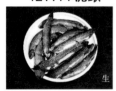 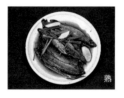

烹饪方式：蒸
生熟比：103.5 g/100 g
含油比：0 g/100 g
含盐比：- g/100 g

12. 121115 青鱼［青皮鱼，青鳞鱼，青混］

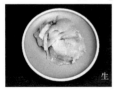 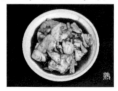

烹饪方式：炒
生熟比：118.7 g/100 g
含油比：4.6 g/100 g
含盐比：0.9 g/100 g

121115 青鱼［青皮鱼，青鳞鱼，青混］

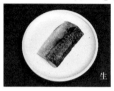 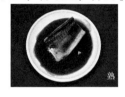

烹饪方式：烧
生熟比：98.2 g/100 g
含油比：2.7 g/100 g
含盐比：2.0 g/100 g

121115 青鱼［青皮鱼，青鳞鱼，青混］

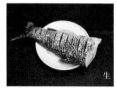 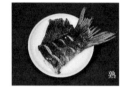

烹饪方式：烤
生熟比：74.2 g/100 g
含油比：26.9 g/100 g
含盐比：12.6 g/100 g

121115 青鱼［青皮鱼，青鳞鱼，青混］

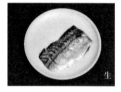 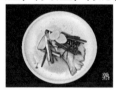

烹饪方式：蒸
生熟比：167.0 g/100 g
含油比：0 g/100 g
含盐比：－g/100 g

13. 121116 乌鳢［黑鱼，石斑鱼，生鱼］

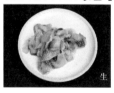 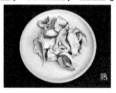

烹饪方式：炒
生熟比：110.0 g/100 g
含油比：8.7 g/100 g
含盐比：0.8 g/100 g

121116 乌鳢［黑鱼，石斑鱼，生鱼］

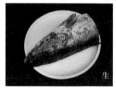 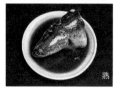

烹饪方式：烧
生熟比：97.2 g/100 g
含油比：－g/100 g
含盐比：－g/100 g

121116 乌鳢［黑鱼，石斑鱼，生鱼］

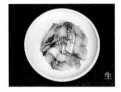 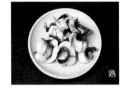

烹饪方式：煮
生熟比：108.5 g/100 g
含油比：10.4 g/100 g
含盐比：0.3 g/100 g

121116 乌鳢［黑鱼，石斑鱼，生鱼］

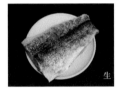 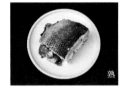

烹饪方式：烤
生熟比：65.6 g/100 g
含油比：61.0 g/100 g
含盐比：21.3 g/100 g

121116 乌鳢［黑鱼，石斑鱼，生鱼］

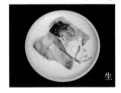 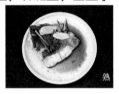

烹饪方式：蒸
生熟比：114.4 g/100 g
含油比：0 g/100 g
含盐比：− g/100 g

14. 121117 银鱼［面条鱼］

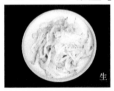 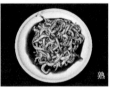

烹饪方式：炒
生熟比：143.8 g/100 g
含油比：7.1 g/100 g
含盐比：1.0 g/100 g

121117 银鱼［面条鱼］

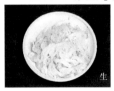 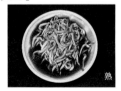

烹饪方式：烧
生熟比：117.2 g/100 g
含油比：5.1 g/100 g
含盐比：3.3 g/100 g

121117 银鱼［面条鱼］

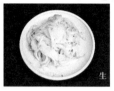 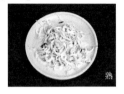

烹饪方式：煮
生熟比：116.7 g/100 g
含油比：6.1 g/100 g
含盐比：0.6 g/100 g

121117 银鱼［面条鱼］

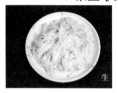 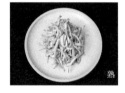

烹饪方式：烤
生熟比：111.9 g/100 g
含油比：22.3 g/100 g
含盐比：3.2 g/100 g

121117 银鱼［面条鱼］

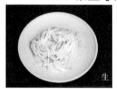 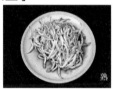

烹饪方式：蒸
生熟比：163.9 g/100 g
含油比：0 g/100 g
含盐比：- g/100 g

15. 121118 湟鱼［裸鲤鱼］

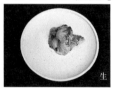 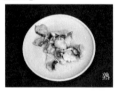

烹饪方式：炒
生熟比：96.2 g/100 g
含油比：4.5 g/100 g
含盐比：0.9 g/100 g

121118 湟鱼［裸鲤鱼］

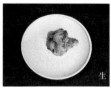 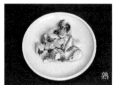

烹饪方式：烧
生熟比：96.2 g/100 g
含油比：2.4 g/100 g
含盐比：1.1 g/100 g

121118 湟鱼［裸鲤鱼］

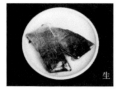 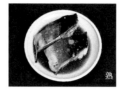

烹饪方式：煮
生熟比：93.4 g/100 g
含油比：0.7 g/100 g
含盐比：1.1 g/100 g

121118 湟鱼［裸鲤鱼］

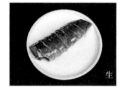 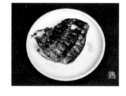

烹饪方式：烤
生熟比：141.5 g/100 g
含油比：3.5 g/100 g
含盐比：3.9 g/100 g

121118 湟鱼［裸鲤鱼］

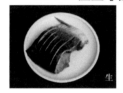 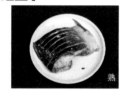

烹饪方式：蒸
生熟比：108.5 g/100 g
含油比：0 g/100 g
含盐比：0 g/100 g

16. 121120 鮎鱼［胡子鮎，鲢胡，旺虾］

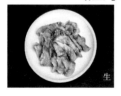 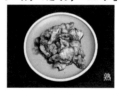

烹饪方式：炒
生熟比：169.0 g/100 g
含油比：9.0 g/100 g
含盐比：1.3 g/100 g

121120 鮎鱼［胡子鮎，鲢胡，旺虾］

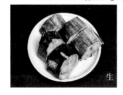 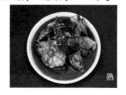

烹饪方式：烧
生熟比：110.3 g/100 g
含油比：2.9 g/100 g
含盐比：0.9 g/100 g

121120 鲇鱼［胡子鲇，鲢胡，旺虾］

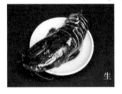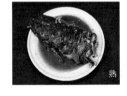

烹饪方式：煮
生熟比：124.3 g/100 g
含油比：2.7 g/100 g
含盐比：0.9 g/100 g

121120 鲇鱼［胡子鲇，鲢胡，旺虾］

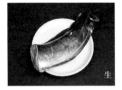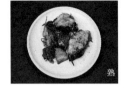

烹饪方式：烤
生熟比：141.5 g/100 g
含油比：3.5 g/100 g
含盐比：3.9 g/100 g

121120 鲇鱼［胡子鲇，鲢胡，旺虾］

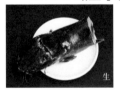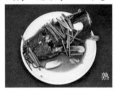

烹饪方式：蒸
生熟比：108.5 g/100 g
含油比：0 g/100 g
含盐比：- g/100 g

17. 121122 鲢鱼［白鲢，鲢子鱼］

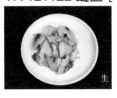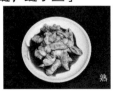

烹饪方式：炒
生熟比：113.1 g/100 g
含油比：8.6 g/100 g
含盐比：1.0 g/100 g

121122 鲢鱼［白鲢，鲢子鱼］

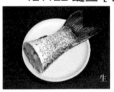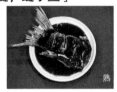

烹饪方式：烧
生熟比：99.8 g/100 g
含油比：6.0 g/100 g
含盐比：10.8 g/100 g

121122 鲢鱼［白鲢，鲢子鱼］

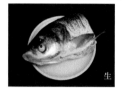 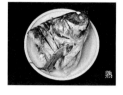

烹饪方式：煮
生熟比：97.9 g/100 g
含油比：4.4 g/100 g
含盐比：1.2 g/100 g

121122 鲢鱼［白鲢，鲢子鱼］

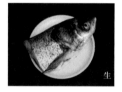 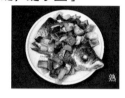

烹饪方式：烤
生熟比：35.0 g/100 g
含油比：0 g/100 g
含盐比：21.3 g/100 g

121122 鲢鱼［白鲢，鲢子鱼］

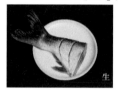 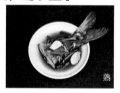

烹饪方式：蒸
生熟比：114.3 g/100 g
含油比：0 g/100 g
含盐比：− g/100 g

18. 121123 鲫鱼［喜头鱼，鲋鱼］

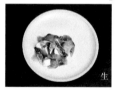 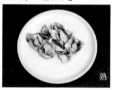

烹饪方式：炒
生熟比：101.0 g/100 g
含油比：17.9 g/100 g
含盐比：1.0 g/100 g

121123 鲫鱼［喜头鱼，鲋鱼］

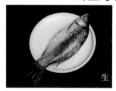 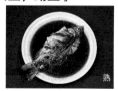

烹饪方式：烧
生熟比：97.9 g/100 g
含油比：2.7 g/100 g
含盐比：1.2 g/100 g

121123 鲫鱼［喜头鱼，鲋鱼］

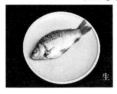 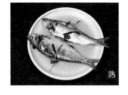

烹饪方式：煮
生熟比：78.0 g/100 g
含油比：9.3 g/100 g
含盐比：0.7 g/100 g

121123 鲫鱼［喜头鱼，鲋鱼］

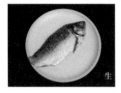 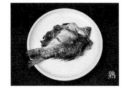

烹饪方式：烤
生熟比：48.5 g/100 g
含油比：20.6 g/100 g
含盐比：8.1 g/100 g

121123 鲫鱼［喜头鱼，鲋鱼］

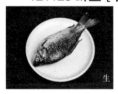 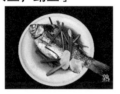

烹饪方式：蒸
生熟比：104.4 g/100 g
含油比：0 g/100 g
含盐比：－g/100 g

19. 121124 鲮鱼［雪鲮］

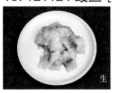 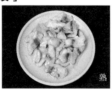

烹饪方式：炒
生熟比：106.8 g/100 g
含油比：5.7 g/100 g
含盐比：1.2 g/100 g

121124 鲮鱼［雪鲮］

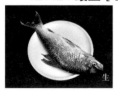 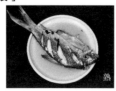

烹饪方式：烧
生熟比：98.2 g/100 g
含油比：2.7 g/100 g
含盐比：1.9 g/100 g

121124 鲮鱼［雪鲮］

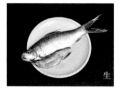 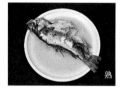

烹饪方式：煮
生熟比：72.2 g/100 g
含油比：13.3 g/100 g
含盐比：4.9 g/100 g

121124 鲮鱼［雪鲮］

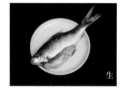 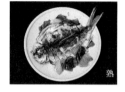

烹饪方式：烤
生熟比：53.3 g/100 g
含油比：28.1 g/100 g
含盐比：3.0 g/100 g

121124 鲮鱼［雪鲮］

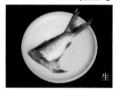 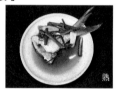

烹饪方式：蒸
生熟比：103.7 g/100 g
含油比：0 g/100 g
含盐比：－g/100 g

20. 121126 鳊鱼［鲂鱼，武昌鱼］

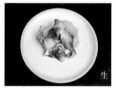 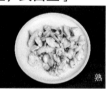

烹饪方式：炒
生熟比：114.5 g/100 g
含油比：13.2 g/100 g
含盐比：1.1 g/100 g

121126 鳊鱼［鲂鱼，武昌鱼］

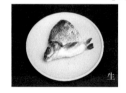 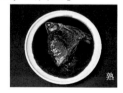

烹饪方式：烧
生熟比：97.0 g/100 g
含油比：2.2 g/100 g
含盐比：2.2 g/100 g

121126 鳊鱼〔鲂鱼，武昌鱼〕

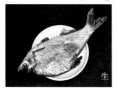 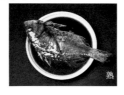

烹饪方式：煮
生熟比：181.7 g/100 g
含油比：13.5 g/100 g
含盐比：0.8 g/100 g

121126 鳊鱼〔鲂鱼，武昌鱼〕

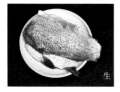 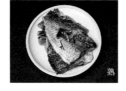

烹饪方式：烤
生熟比：69.6 g/100 g
含油比：24.4 g/100 g
含盐比：11.8 g/100 g

121126 鳊鱼〔鲂鱼，武昌鱼〕

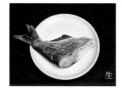 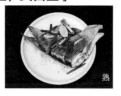

烹饪方式：蒸
生熟比：106.9 g/100 g
含油比：0 g/100 g
含盐比：- g/100 g

21. 121127 鳗鲡〔鳗鱼，河鳗〕

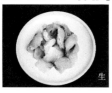 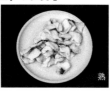

烹饪方式：炒
生熟比：119.0 g/100 g
含油比：9.0 g/100 g
含盐比：1.8 g/100 g

121127 鳗鲡〔鳗鱼，河鳗〕

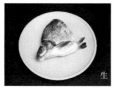 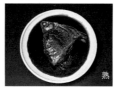

烹饪方式：烧
生熟比：125.8 g/100 g
含油比：7.0 g/100 g
含盐比：2.55 g/100 g

121127 鳗鲡［鳗鱼，河鳗］

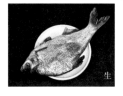 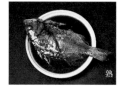

烹饪方式：煮
生熟比：96.7 g/100 g
含油比：6.9 g/100 g
含盐比：0.9 g/100 g

121127 鳗鲡［鳗鱼，河鳗］

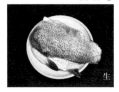 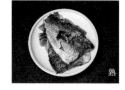

烹饪方式：烤
生熟比：111.5 g/100 g
含油比：44.8 g/100 g
含盐比：5.0 g/100 g

121127 鳗鲡［鳗鱼，河鳗］

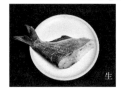 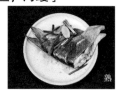

烹饪方式：蒸
生熟比：120.4 g/100 g
含油比：0 g/100 g
含盐比：− g/100 g

22. 121128 鳙鱼［胖头鱼，摆佳鱼，花鲢鱼］

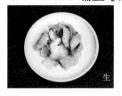 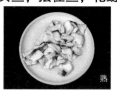

烹饪方式：炒
生熟比：117.9 g/100 g
含油比：4.8 g/100 g
含盐比：0.8 g/100 g

121128 鳙鱼［胖头鱼，摆佳鱼，花鲢鱼］

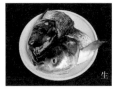 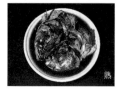

烹饪方式：烧
生熟比：124.1 g/100 g
含油比：5.8 g/100 g
含盐比：1.4 g/100 g

121128 鳙鱼﹝胖头鱼，摆佳鱼，花鲢鱼﹞

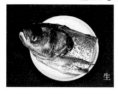 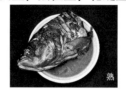

烹饪方式：煮
生熟比：97.9 g/100 g
含油比：4.4 g/100 g
含盐比：1.2 g/100 g

121128 鳙鱼﹝胖头鱼，摆佳鱼，花鲢鱼﹞

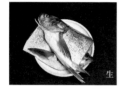 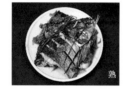

烹饪方式：烤
生熟比：67.7 g/100 g
含油比：88.6 g/100 g
含盐比：16.6 g/100 g

121128 鳙鱼﹝胖头鱼，摆佳鱼，花鲢鱼﹞

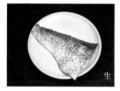 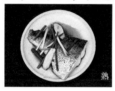

烹饪方式：蒸
生熟比：109.4 g/100 g
含油比：0 g/100 g
含盐比：﹣g/100 g

23. 121129 鳜鱼﹝桂鱼，花鲫鱼﹞

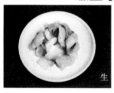 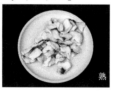

烹饪方式：炒
生熟比：120.3 g/100 g
含油比：4.1 g/100 g
含盐比：0.6 g/100 g

121129 鳜鱼﹝桂鱼，花鲫鱼﹞

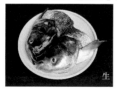 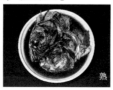

烹饪方式：烧
生熟比：105.7 g/100 g
含油比：1.4 g/100 g
含盐比：1.9 g/100 g

121129 鳜鱼［桂鱼，花鲫鱼］

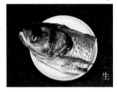 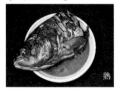

烹饪方式：煮
生熟比：92.8 g/100 g
含油比：5.3 g/100 g
含盐比：0.6 g/100 g

121129 鳜鱼［桂鱼，花鲫鱼］

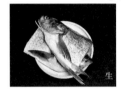 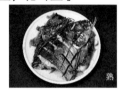

烹饪方式：烤
生熟比：115.9 g/100 g
含油比：2.7 g/100 g
含盐比：0.7 g/100 g

121129 鳜鱼［桂鱼，花鲫鱼］

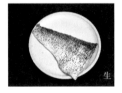 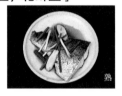

烹饪方式：蒸
生熟比：120.2 g/100 g
含油比：0 g/100 g
含盐比：− g/100 g

24. 121130 鳟鱼［红鳟鱼］

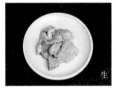 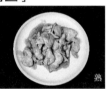

烹饪方式：炒
生熟比：120.3 g/100 g
含油比：4.1 g/100 g
含盐比：0.6 g/100 g

121130 鳟鱼［红鳟鱼］

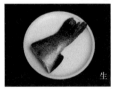 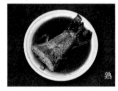

烹饪方式：烧
生熟比：96.2 g/100 g
含油比：4.0 g/100 g
含盐比：3.5 g/100 g

121130 鳟鱼［红鳟鱼］

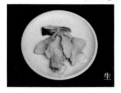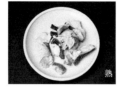

烹饪方式：煮
生熟比：92.8 g/100 g
含油比：5.3 g/100 g
含盐比：0.6 g/100 g

121130 鳟鱼［红鳟鱼］

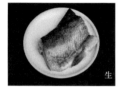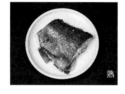

烹饪方式：烤
生熟比：56.1 g/100 g
含油比：33.8 g/100 g
含盐比：9.6 g/100 g

121130 鳟鱼［红鳟鱼］

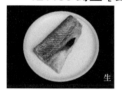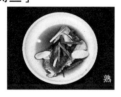

烹饪方式：蒸
生熟比：120.2 g/100 g
含油比：0 g/100 g
含盐比：- g/100 g

25. 121201 白姑鱼［白米子（鱼）］

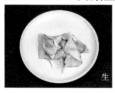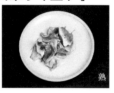

烹饪方式：炒
生熟比：113.9 g/100 g
含油比：12.1 g/100 g
含盐比：1.6 g/100 g

121201 白姑鱼［白米子（鱼）］

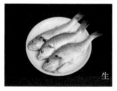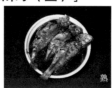

烹饪方式：烧
生熟比：116.0 g/100 g
含油比：9.5 g/100 g
含盐比：2.8 g/100 g

121201 白姑鱼［白米子（鱼）］

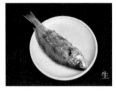 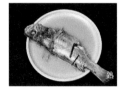

烹饪方式：煮
生熟比：78.9 g/100 g
含油比：11.0 g/100 g
含盐比：1.0 g/100 g

121201 白姑鱼［白米子（鱼）］

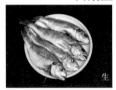 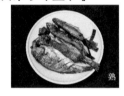

烹饪方式：烤
生熟比：66.2 g/100 g
含油比：37.8 g/100 g
含盐比：8.2 g/100 g

121201 白姑鱼［白米子（鱼）］

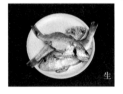 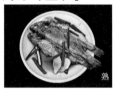

烹饪方式：蒸
生熟比：119.6 g/100 g
含油比：0 g/100 g
含盐比：- g/100 g

26.121202 鲹鱼［蓝圆鲹，边鱼］

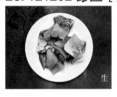 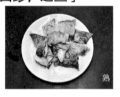

烹饪方式：炒
生熟比：101.9 g/100 g
含油比：7.8 g/100 g
含盐比：1.0 g/100 g

121202 鲹鱼［蓝圆鲹，边鱼］

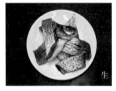 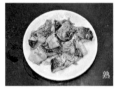

烹饪方式：煮
生熟比：103.1 g/100 g
含油比：4.7 g/100 g
含盐比：0.7 g/100 g

121202 鲹鱼［蓝圆鲹，边鱼］

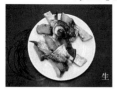 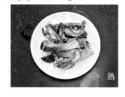

烹饪方式：烤
生熟比：113.3 g/100 g
含油比：6.1 g/100 g
含盐比：0.8 g/100 g

121202 鲹鱼［蓝圆鲹，边鱼］

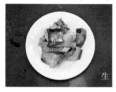 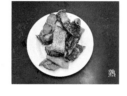

烹饪方式：炸
生熟比：132.6 g/100 g
含油比：21.0 g/100 g
含盐比：0.9 g/100 g

27. 121203 带鱼［白带鱼，刀鱼］

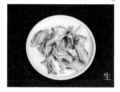 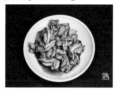

烹饪方式：炒
生熟比：108.7 g/100 g
含油比：6.8 g/100 g
含盐比：0.6 g/100 g

121203 带鱼［白带鱼，刀鱼］

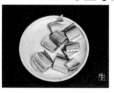 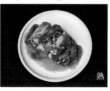

烹饪方式：烧
生熟比：100.0 g/100 g
含油比：3.6 g/100 g
含盐比：1.8 g/100 g

121203 带鱼［白带鱼，刀鱼］

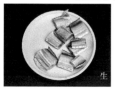 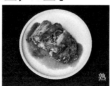

烹饪方式：煮
生熟比：56.8 g/100 g
含油比：8.7 g/100 g
含盐比：2.1 g/100 g

121203 带鱼［白带鱼，刀鱼］

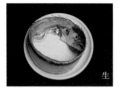 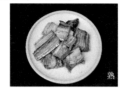

烹饪方式：烤
生熟比：47.7 g/100 g
含油比：41.9 g/100 g
含盐比：11.3 g/100 g

121203 带鱼［白带鱼，刀鱼］

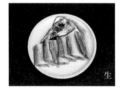 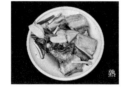

烹饪方式：蒸
生熟比：62.8 g/100 g
含油比：0 g/100 g
含盐比：− g/100 g

28. 121206 狗母鱼［大头狗母鱼］

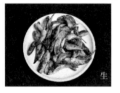 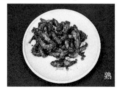

烹饪方式：炒
生熟比：122.4 g/100 g
含油比：5.5 g/100 g
含盐比：0.9 g/100 g

121206 狗母鱼［大头狗母鱼］

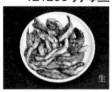 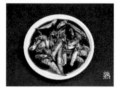

烹饪方式：烧
生熟比：100.0 g/100 g
含油比：4.5 g/100 g
含盐比：2.3 g/100 g

121206 狗母鱼［大头狗母鱼］

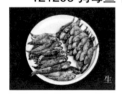 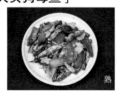

烹饪方式：烤
生熟比：61.2 g/100 g
含油比：49.0 g/100 g
含盐比：5.9 g/100 g

121206 狗母鱼［大头狗母鱼］

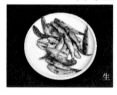
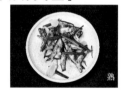

烹饪方式：蒸
生熟比：104.1 g/100 g
含油比：0 g/100 g
含盐比：0 g/100 g

121206 狗母鱼［大头狗母鱼］

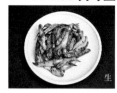
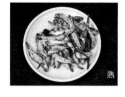

烹饪方式：涮
生熟比：90.4 g/100 g
含油比：0 g/100 g
含盐比：1.3 g/100 g

29. 121207 海鲫鱼［九九鱼］

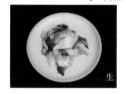
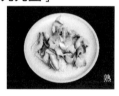

烹饪方式：炒
生熟比：106.5 g/100 g
含油比：6.7 g/100 g
含盐比：0.8 g/100 g

121207 海鲫鱼［九九鱼］

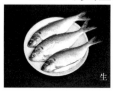
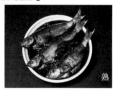

烹饪方式：烧
生熟比：105.3 g/100 g
含油比：5.0 g/100 g
含盐比：2.0 g/100 g

121207 海鲫鱼［九九鱼］

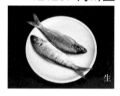
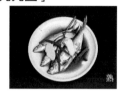

烹饪方式：煮
生熟比：77.2 g/100 g
含油比：12.7 g/100 g
含盐比：1.3 g/100 g

121207 海鲫鱼［九九鱼］

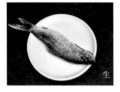 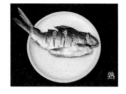

烹饪方式：烤
生熟比：47.8 g/100 g
含油比：62.7 g/100 g
含盐比：10.5 g/100 g

121207 海鲫鱼［九九鱼］

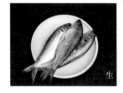 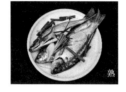

烹饪方式：蒸
生熟比：103.9 g/100 g
含油比：0 g/100 g
含盐比：－g/100 g

30. 121208 海鳗［鲫勾］

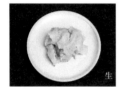 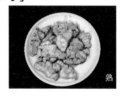

烹饪方式：炒
生熟比：105.9 g/100 g
含油比：9.3 g/100 g
含盐比：2.1 g/100 g

121208 海鳗［鲫勾］

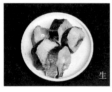 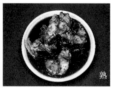

烹饪方式：烧
生熟比：99.5 g/100 g
含油比：2.7 g/100 g
含盐比：2.5 g/100 g

121208 海鳗［鲫勾］

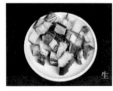 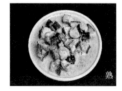

烹饪方式：煮
生熟比：85.4 g/100 g
含油比：7.9 g/100 g
含盐比：0.4 g/100 g

121208 海鳗［鲫勾］

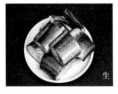
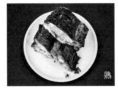

烹饪方式：烤
生熟比：104.7 g/100 g
含油比：47.7 g/100 g
含盐比：1.5 g/100 g

121208 海鳗［鲫勾］

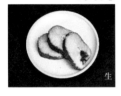
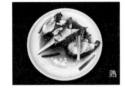

烹饪方式：蒸
生熟比：122.0 g/100 g
含油比：0 g/100 g
含盐比：- g/100 g

31. 121211 黄鱼（大黄花鱼）

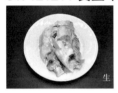
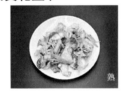

烹饪方式：炒
生熟比：106.1 g/100 g
含油比：5.2 g/100 g
含盐比：1.9 g/100 g

121211 黄鱼（大黄花鱼）

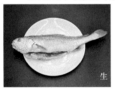
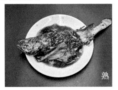

烹饪方式：烧
生熟比：104.8 g/100 g
含油比：10.5 g/100 g
含盐比：1.3 g/100 g

121211 黄鱼（大黄花鱼）

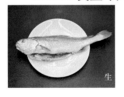
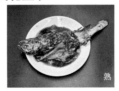

烹饪方式：煮
生熟比：106.5 g/100 g
含油比：7.7 g/100 g
含盐比：1.8 g/100 g

121211 黄鱼（大黄花鱼）

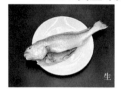 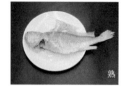

烹饪方式：**烤**
生熟比：129.4 g/100 g
含油比：11.3 g/100 g
含盐比：1.1 g/100 g

121211 黄鱼（大黄花鱼）

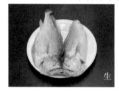 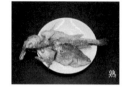

烹饪方式：**蒸**
生熟比：109.6 g/100 g
含油比：5.8 g/100 g
含盐比：0.7 g/100 g

121211 黄鱼（大黄花鱼）

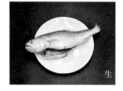 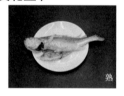

烹饪方式：**炸**
生熟比：130.6 g/100 g
含油比：16.1 g/100 g
含盐比：-g/100 g

32. 121214 金线鱼［红三鱼］

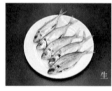 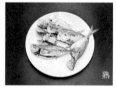

烹饪方式：**炒**
生熟比：104.0 g/100 g
含油比：8.4 g/100 g
含盐比：2.0 g/100 g

121214 金线鱼［红三鱼］

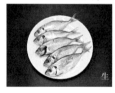 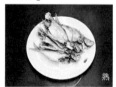

烹饪方式：**煮**
生熟比：106.0 g/100 g
含油比：9.7 g/100 g
含盐比：2.8/100 g

121214 金线鱼［红三鱼］

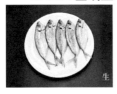
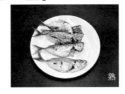

烹饪方式：烤
生熟比：135.6 g/100 g
含油比：14.5 g/100 g
含盐比：0.8 g/100 g

121214 金线鱼［红三鱼］

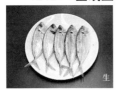
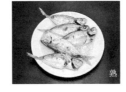

烹饪方式：蒸
生熟比：105.4 g/100 g
含油比：4.2 g/100 g
含盐比：1.2 g/100 g

121214 金线鱼［红三鱼］

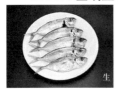
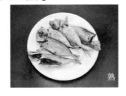

烹饪方式：炸
生熟比：123.1 g/100 g
含油比：27.0 g/100 g
含盐比：- g/100 g

33. 121215 绿鳍马面鲀［面包鱼，象皮鱼］

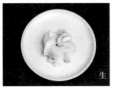
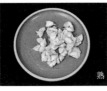

烹饪方式：炒
生熟比：123.3 g/100 g
含油比：13.2 g/100 g
含盐比：1.6 g/100 g

121215 绿鳍马面鲀［面包鱼，象皮鱼］

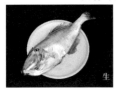
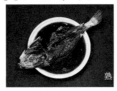

烹饪方式：烧
生熟比：123.0 g/100 g
含油比：5.6 g/100 g
含盐比：1.7 g/100 g

121215 绿鳍马面鲀［面包鱼，象皮鱼］

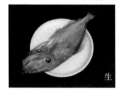 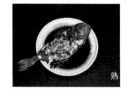

烹饪方式：煮
生熟比：55.7 g/100 g
含油比：2.3 g/100 g
含盐比：0.3 g/100 g

121215 绿鳍马面鲀［面包鱼，象皮鱼］

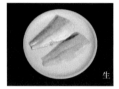 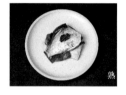

烹饪方式：烤
生熟比：38.3 g/100 g
含油比：15.7 g/100 g
含盐比：7.8 g/100 g

121215 绿鳍马面鲀［面包鱼，象皮鱼］

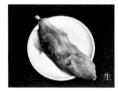 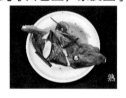

烹饪方式：蒸
生熟比：119.4 g/100 g
含油比：0 g/100 g
含盐比：- g/100 g

34. 121216 梅童鱼［大头仔鱼，丁珠鱼］

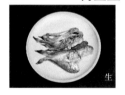 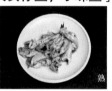

烹饪方式：炒
生熟比：112.3 g/100 g
含油比：15.7 g/100 g
含盐比：1.2 g/100 g

121216 梅童鱼［大头仔鱼，丁珠鱼］

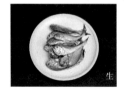 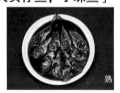

烹饪方式：烧
生熟比：100.6 g/100 g
含油比：5.7 g/100 g
含盐比：3.0 g/100 g

121216 梅童鱼 [大头仔鱼，丁珠鱼]

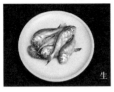 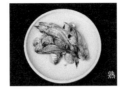

烹饪方式：煮
生熟比：93.8 g/100 g
含油比：0 g/100 g
含盐比：1.9 g/100 g

121216 梅童鱼 [大头仔鱼，丁珠鱼]

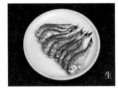 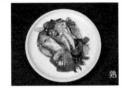

烹饪方式：烤
生熟比：44.7 g/100 g
含油比：55.9 g/100 g
含盐比：9.8 g/100 g

121216 梅童鱼 [大头仔鱼，丁珠鱼]

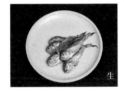 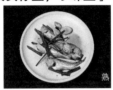

烹饪方式：蒸
生熟比：102.7 g/100 g
含油比：0 g/100 g
含盐比：- g/100 g

35. 121217 沙丁鱼 [沙鯔]

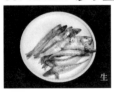 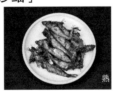

烹饪方式：炒
生熟比：237.8 g/100 g
含油比：17.0 g/100 g
含盐比：2.6 g/100 g

121217 沙丁鱼 [沙鯔]

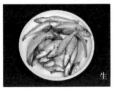 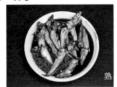

烹饪方式：烧
生熟比：112.9 g/100 g
含油比：4.9 g/100 g
含盐比：3.0 g/100 g

121217 沙丁鱼 [沙鲻]

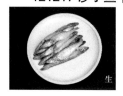 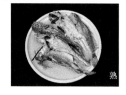

烹饪方式：煮
生熟比：92.0 g/100 g
含油比：11.6 g/100 g
含盐比：1.2 g/100 g

121217 沙丁鱼 [沙鲻]

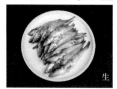 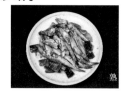

烹饪方式：烤
生熟比：55.5 g/100 g
含油比：45.0 g/100 g
含盐比：12.0 g/100 g

121217 沙丁鱼 [沙鲻]

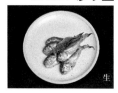 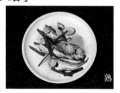

烹饪方式：蒸
生熟比：107.8 g/100 g
含油比：0 g/100 g
含盐比：- g/100 g

36. 121218 沙钻鱼 [多鳞鱚，沙梭，麦穗鱼]

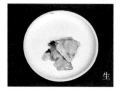 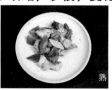

烹饪方式：炒
生熟比：53.8 g/100 g
含油比：6.5 g/100 g
含盐比：1.3 g/100 g

121218 沙钻鱼 [多鳞鱚，沙梭，麦穗鱼]

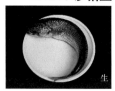 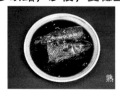

烹饪方式：烧
生熟比：72.9 g/100 g
含油比：3.1 g/100 g
含盐比：1.4 g/100 g

121218 沙钻鱼［多鳞鱚，沙梭，麦穗鱼］

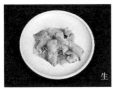
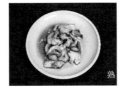

烹饪方式：煮
生熟比：93.3 g/100 g
含油比：1.3 g/100 g
含盐比：2.2 g/100 g

121218 沙钻鱼［多鳞鱚，沙梭，麦穗鱼］

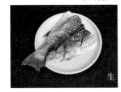
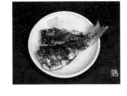

烹饪方式：烤
生熟比：57.5 g/100 g
含油比：17.4 g/100 g
含盐比：9.7 g/100 g

121218 沙钻鱼［多鳞鱚，沙梭，麦穗鱼］

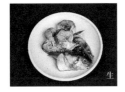
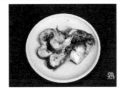

烹饪方式：蒸
生熟比：105.1 g/100 g
含油比：0 g/100 g
含盐比：- g/100 g

37. 121219 蛇鲻［沙梭鱼］

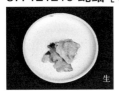
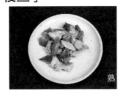

烹饪方式：炒
生熟比：103.4 g/100 g
含油比：5.9 g/100 g
含盐比：1.2 g/100 g

121219 蛇鲻［沙梭鱼］

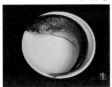
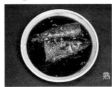

烹饪方式：烧
生熟比：84.3 g/100 g
含油比：4.0 g/100 g
含盐比：0.9 g/100 g

121219 蛇鲻［沙梭鱼］

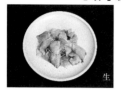 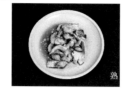

烹饪方式：煮
生熟比：115.8 g/100 g
含油比：1.2 g/100 g
含盐比：1.4 g/100 g

121219 蛇鲻［沙梭鱼］

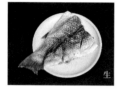 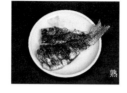

烹饪方式：烤
生熟比：259.0 g/100 g
含油比：1.5 g/100 g
含盐比：2.8 g/100 g

121219 蛇鲻［沙梭鱼］

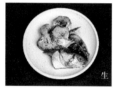 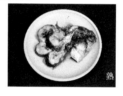

烹饪方式：蒸
生熟比：102.1 g/100 g
含油比：0 g/100 g
含盐比：- g/100 g

38. 121220 舌鳎［花纹舌头，舌头鱼］

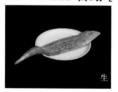 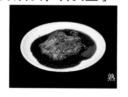

烹饪方式：烧
生熟比：186.9 g/100 g
含油比：12.8 g/100 g
含盐比：3.3 g/100 g

121220 舌鳎［花纹舌头，舌头鱼］

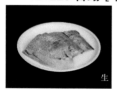 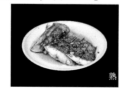

烹饪方式：煮
生熟比：110.9 g/100 g
含油比：0 g/100 g
含盐比：0.7 g/100 g

121220 舌鳎［花纹舌头，舌头鱼］

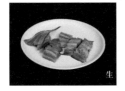

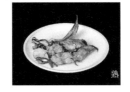

烹饪方式：烤
生熟比：126.9 g/100 g
含油比：3.9 g/100 g
含盐比：1.6 g/100 g

121220 舌鳎［花纹舌头，舌头鱼］

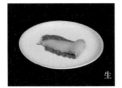

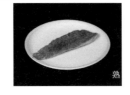

烹饪方式：蒸
生熟比：122.6 g/100 g
含油比：0 g/100 g
含盐比：0 g/100 g

121220 舌鳎［花纹舌头，舌头鱼］

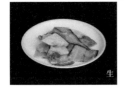

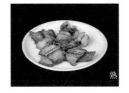

烹饪方式：炸
生熟比：136.6 g/100 g
含油比：17.6 g/100 g
含盐比：2.1 g/100 g

39. 121221 油扴［香梭鱼］

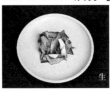

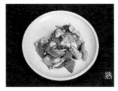

烹饪方式：炒
生熟比：91.6 g/100 g
含油比：5.1 g/100 g
含盐比：1.0 g/100 g

121221 油扴［香梭鱼］

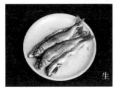

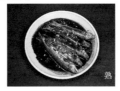

烹饪方式：烧
生熟比：71.2 g/100 g
含油比：5.3 g/100 g
含盐比：2.1 g/100 g

121221 油抒［香梭鱼］

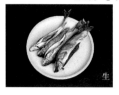 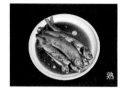

烹饪方式：煮
生熟比：109.7 g/100 g
含油比：0.8 g/100 g
含盐比：1.4 g/100 g

121221 油抒［香梭鱼］

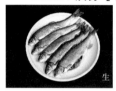 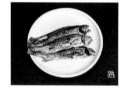

烹饪方式：烤
生熟比：197.6 g/100 g
含油比：2.5 g/100 g
含盐比：4.2 g/100 g

121221 油抒［香梭鱼］

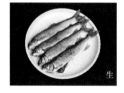 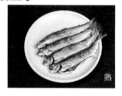

烹饪方式：蒸
生熟比：108.7 g/100 g
含油比：0 g/100 g
含盐比：0 g/100 g

40. 121224 鲅鱼（咸）［咸马鲛］

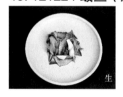 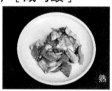

烹饪方式：炒
生熟比：130.8 g/100 g
含油比：8.7 g/100 g
含盐比：1.1 g/100 g

121224 鲅鱼（咸）［咸马鲛］

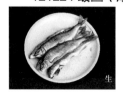 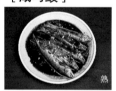

烹饪方式：烧
生熟比：100.0 g/100 g
含油比：5.0 g/100 g
含盐比：2.3 g/100 g

121224 鲅鱼（咸）［咸马鲛］

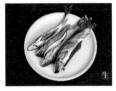 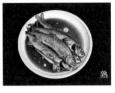

烹饪方式：煮
生熟比：113.5 g/100 g
含油比：4.6 g/100 g
含盐比：0 g/100 g

121224 鲅鱼（咸）［咸马鲛］

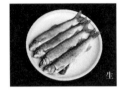 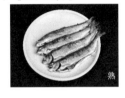

烹饪方式：蒸
生熟比：129.6 g/100 g
含油比：0 g/100 g
含盐比：0 g/100 g

41. 121225 鲆［片口鱼，比目鱼］

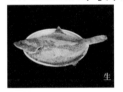 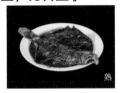

烹饪方式：烧
生熟比：102.9 g/100 g
含油比：6.4 g/100 g
含盐比：1.5 g/100 g

121225 鲆［片口鱼，比目鱼］

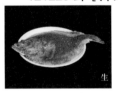 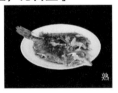

烹饪方式：煮
生熟比：118.4 g/100 g
含油比：0 g/100 g
含盐比：1.3 g/100 g

121225 鲆［片口鱼，比目鱼］

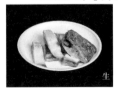 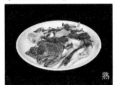

烹饪方式：烤
生熟比：110.8 g/100 g
含油比：1.9 g/100 g
含盐比：0.8 g/100 g

121225 鲆 [片口鱼，比目鱼]

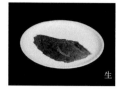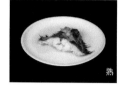

烹饪方式：蒸
生熟比：105.3 g/100 g
含油比：0 g/100 g
含盐比：0 g/100 g

121225 鲆 [片口鱼，比目鱼]

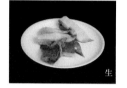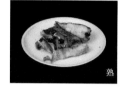

烹饪方式：炸
生熟比：182.8 g/100 g
含油比：2.6 g/100 g
含盐比：1.7 g/100 g

42.121226 鲈鱼 [鲈花]

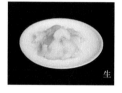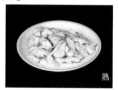

烹饪方式：炒
生熟比：90.8 g/100 g
含油比：6.8 g/100 g
含盐比：1.0 g/100 g

121226 鲈鱼 [鲈花]

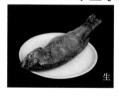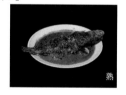

烹饪方式：烧
生熟比：108.4 g/100 g
含油比：6.2 g/100 g
含盐比：1.3 g/100 g

121226 鲈鱼 [鲈花]

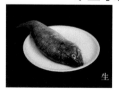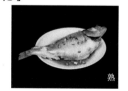

烹饪方式：煮
生熟比：111.4 g/100 g
含油比：0 g/100 g
含盐比：0.8 g/100 g

121226 鲈鱼 [鲈花]

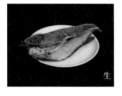 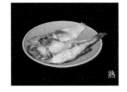

烹饪方式：烤
生熟比：112.2 g/100 g
含油比：2.1 g/100 g
含盐比：0.8 g/100 g

121226 鲈鱼 [鲈花]

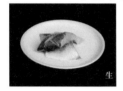 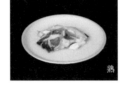

烹饪方式：蒸
生熟比：118.2 g/100 g
含油比：0 g/100 g
含盐比：0 g/100 g

43. 121227 鲐鱼 [青鲐鱼，鲐巴鱼，青砖鱼]

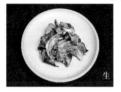 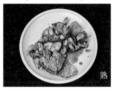

烹饪方式：炒
生熟比：111.6 g/100 g
含油比：9.0 g/100 g
含盐比：1.6 g/100 g

121227 鲐鱼 [青鲐鱼，鲐巴鱼，青砖鱼]

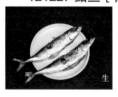 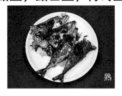

烹饪方式：烧
生熟比：110.6 g/100 g
含油比：3.3 g/100 g
含盐比：2.8 g/100 g

121227 鲐鱼 [青鲐鱼，鲐巴鱼，青砖鱼]

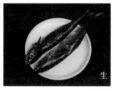 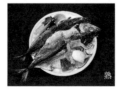

烹饪方式：烤
生熟比：50.7 g/100 g
含油比：59.1 g/100 g
含盐比：14.2 g/100 g

121227 鲐鱼［青鲐鱼，鲐巴鱼，青砖鱼］

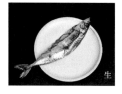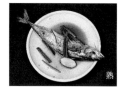

烹饪方式：蒸
生熟比：120.9 g/100 g
含油比：0 g/100 g
含盐比：0 g/100 g

121227 鲐鱼［青鲐鱼，鲐巴鱼，青砖鱼］

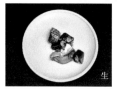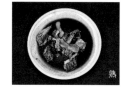

烹饪方式：涮
生熟比：67.6 g/100 g
含油比：0 g/100 g
含盐比：1.4 g/100 g

44. 121230 鲚鱼（大）［大凤尾鱼］

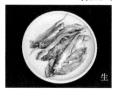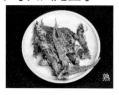

烹饪方式：炒
生熟比：185.9 g/100 g
含油比：25.9 g/100 g
含盐比：4.1 g/100 g

121230 鲚鱼（大）［大凤尾鱼］

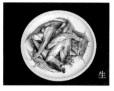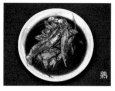

烹饪方式：烧
生熟比：106.8 g/100 g
含油比：4.2 g/100 g
含盐比：3.1 g/100 g

121230 鲚鱼（大）［大凤尾鱼］

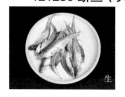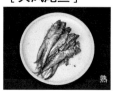

烹饪方式：烤
生熟比：90.4 g/100 g
含油比：22.1 g/100 g
含盐比：3.9 g/100 g

121230 鲚鱼（大）［大凤尾鱼］

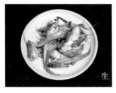 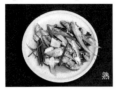

烹饪方式：蒸
生熟比：105.1 g/100 g
含油比：0 g/100 g
含盐比：− g/100 g

45. 121231 鲚鱼（小）［小凤尾鱼］

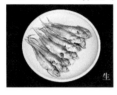 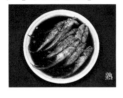

烹饪方式：烧
生熟比：101.5 g/100 g
含油比：5.1 g/100 g
含盐比：4.4 g/100 g

121231 鲚鱼（小）［小凤尾鱼］

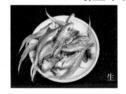 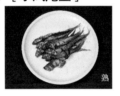

烹饪方式：烤
生熟比：79.5 g/100 g
含油比：18.9 g/100 g
含盐比：5.7 g/100 g

121231 鲚鱼（小）［小凤尾鱼］

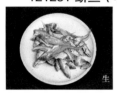 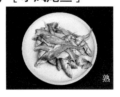

烹饪方式：蒸
生熟比：117.7 g/100 g
含油比：0 g/100 g
含盐比：0 g/100 g

121231 鲚鱼（小）［小凤尾鱼］

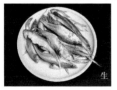 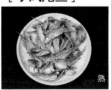

烹饪方式：涮
生熟比：110.1 g/100 g
含油比：0 g/100 g
含盐比：0.9 g/100 g

121231 鲚鱼（小）[小凤尾鱼]

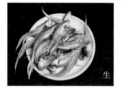 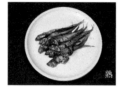

烹饪方式：炸
生熟比：120.8 g/100 g
含油比：1.6 g/100 g
含盐比：- g/100 g

46. 121232 鲨鱼[真鲨，白斑角鲨]

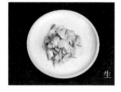 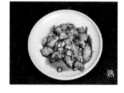

烹饪方式：炒
生熟比：114.9 g/100 g
含油比：9.2 g/100 g
含盐比：1.5 g/100 g

121232 鲨鱼[真鲨，白斑角鲨]

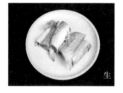 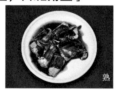

烹饪方式：烧
生熟比：169.8 g/100 g
含油比：6.0 g/100 g
含盐比：1.3 g/100 g

121232 鲨鱼[真鲨，白斑角鲨]

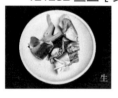 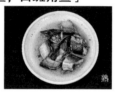

烹饪方式：煮
生熟比：85.8 g/100 g
含油比：18.5 g/100 g
含盐比：0.9 g/100 g

121232 鲨鱼[真鲨，白斑角鲨]

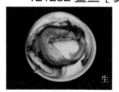 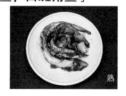

烹饪方式：烤
生熟比：51.9 g/100 g
含油比：57.8 g/100 g
含盐比：6.5 g/100 g

121232 鲨鱼［真鲨，白斑角鲨］

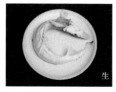
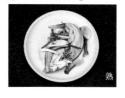

烹饪方式：蒸
生熟比：121.9 g/100 g
含油比：0 g/100 g
含盐比：− g/100 g

47. 121233 鲳鱼（银鲳鱼）［平鱼］

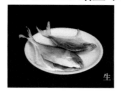
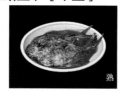

烹饪方式：烧
生熟比：111.1 g/100 g
含油比：11.3 g/100 g
含盐比：1.8 g/100 g

121233 鲳鱼（银鲳鱼）［平鱼］

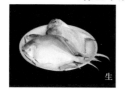
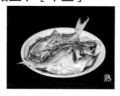

烹饪方式：煮
生熟比：117.7 g/100 g
含油比：0 g/100 g
含盐比：1.4 g/100 g

121233 鲳鱼（银鲳鱼）［平鱼］

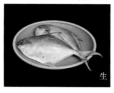
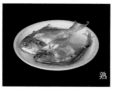

烹饪方式：烤
生熟比：123.5 g/100 g
含油比：2.4 g/100 g
含盐比：0.9 g/100 g

121233 鲳鱼（银鲳鱼）［平鱼］

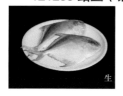
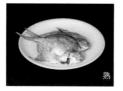

烹饪方式：蒸
生熟比：119.7 g/100 g
含油比：0 g/100 g
含盐比：0 g/100 g

121233 鲳鱼（银鲳鱼）［平鱼］

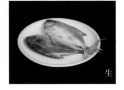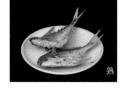

烹饪方式：炸
生熟比：162.0 g/100 g
含油比：29.2 g/100 g
含盐比：2.2 g/100 g

48. 121234 鲷［黑鲷，铜盆鱼，大目鱼］

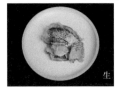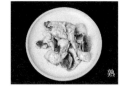

烹饪方式：炒
生熟比：109.8 g/100 g
含油比：10.6 g/100 g
含盐比：0.8 g/100 g

121234 鲷［黑鲷，铜盆鱼，大目鱼］

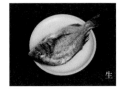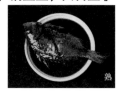

烹饪方式：烧
生熟比：43.6 g/100 g
含油比：1.5 g/100 g
含盐比：0.7 g/100 g

121234 鲷［黑鲷，铜盆鱼，大目鱼］

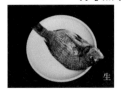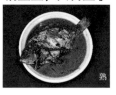

烹饪方式：煮
生熟比：87.1 g/100 g
含油比：11.2 g/100 g
含盐比：1.4 g/100 g

121234 鲷［黑鲷，铜盆鱼，大目鱼］

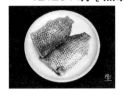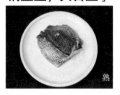

烹饪方式：烤
生熟比：42.8 g/100 g
含油比：23.4 g/100 g
含盐比：11.6 g/100 g

121234 鲷［黑鲷，铜盆鱼，大目鱼］

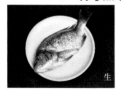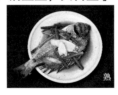

烹饪方式：蒸
生熟比：108.3 g/100 g
含油比：0 g/100 g
含盐比：– g/100 g

49. 121235 鲻鱼［白眼棱鱼］

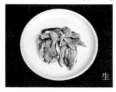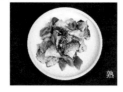

烹饪方式：炒
生熟比：88.8 g/100 g
含油比：4.5 g/100 g
含盐比：0.9 g/100 g

121235 鲻鱼［白眼棱鱼］

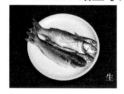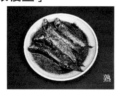

烹饪方式：烧
生熟比：76.1 g/100 g
含油比：3.9 g/100 g
含盐比：1.5 g/100 g

121235 鲻鱼［白眼棱鱼］

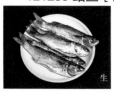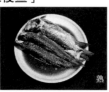

烹饪方式：煮
生熟比：90.6 g/100 g
含油比：0.8 g/100 g
含盐比：0.9 g/100 g

121235 鲻鱼［白眼棱鱼］

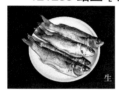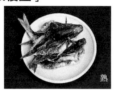

烹饪方式：烤
生熟比：53.3 g/100 g
含油比：28.1 g/100 g
含盐比：3.0 g/100 g

121235 鲻鱼［白眼棱鱼］

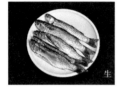 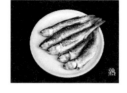

烹饪方式：蒸
生熟比：116.1 g/100 g
含油比：0 g/100 g
含盐比：0 g/100 g

50. 121236 鲽［比目鱼，凸眼鱼］

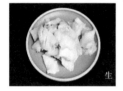 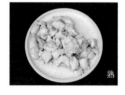

烹饪方式：炒
生熟比：123.3 g/100 g
含油比：5.2 g/100 g
含盐比：0.6 g/100 g

121236 鲽［比目鱼，凸眼鱼］

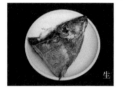 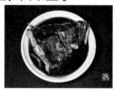

烹饪方式：烧
生熟比：87.2 g/100 g
含油比：0.8 g/100 g
含盐比：1.6 g/100 g

121236 鲽［比目鱼，凸眼鱼］

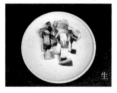 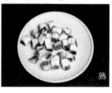

烹饪方式：煮
生熟比：92.3 g/100 g
含油比：9.3 g/100 g
含盐比：1.5 g/100 g

121236 鲽［比目鱼，凸眼鱼］

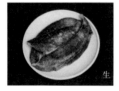 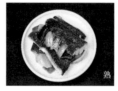

烹饪方式：烤
生熟比：51.6 g/100 g
含油比：9.3 g/100 g
含盐比：1.5 g/100 g

121236 鲽［比目鱼，凸眼鱼］

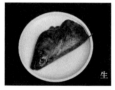 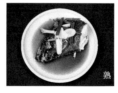

烹饪方式：蒸
生熟比：127.4 g/100 g
含油比：0 g/100 g
含盐比：－g/100 g

51. 121237 鳐鱼［夫鱼］

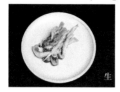 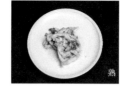

烹饪方式：炒
生熟比：112.4 g/100 g
含油比：18.9 g/100 g
含盐比：1.8 g/100 g

121237 鳐鱼［夫鱼］

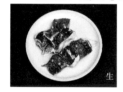 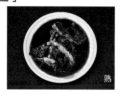

烹饪方式：烧
生熟比：75.3 g/100 g
含油比：4.5 g/100 g
含盐比：2.6 g/100 g

121237 鳐鱼［夫鱼］

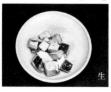 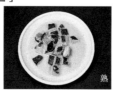

烹饪方式：煮
生熟比：95.9 g/100 g
含油比：27.7 g/100 g
含盐比：1.4 g/100 g

121237 鳐鱼［夫鱼］

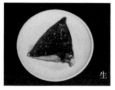 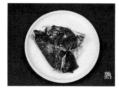

烹饪方式：烤
生熟比：51.1 g/100 g
含油比：19.6 g/100 g
含盐比：23.6 g/100 g

121237 鳐鱼［夫鱼］

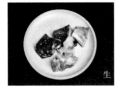 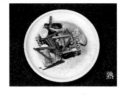

烹饪方式：蒸
生熟比：127.6 g/100 g
含油比：0 g/100 g
含盐比：− g/100 g

52. 121238 鲹鱼［快鱼，力鱼］

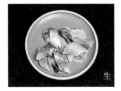 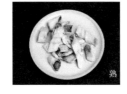

烹饪方式：炒
生熟比：110.0 g/100 g
含油比：11.5 g/100 g
含盐比：0.7 g/100 g

121238 鲹鱼［快鱼，力鱼］

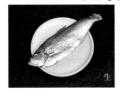 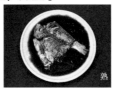

烹饪方式：烧
生熟比：92.3 g/100 g
含油比：2.5 g/100 g
含盐比：1.1 g/100 g

121238 鲹鱼［快鱼，力鱼］

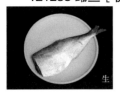 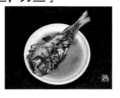

烹饪方式：煮
生熟比：91.5 g/100 g
含油比：11.9 g/100 g
含盐比：0.9 g/100 g

121238 鲹鱼［快鱼，力鱼］

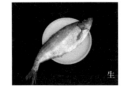 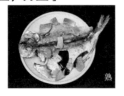

烹饪方式：烤
生熟比：56.7 g/100 g
含油比：35.2 g/100 g
含盐比：16.2 g/100 g

121238 鳓鱼［快鱼，力鱼］

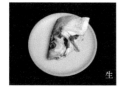 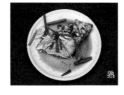

烹饪方式：蒸
生熟比：117.6 g/100 g
含油比：0 g/100 g
含盐比：- g/100 g

53. 121239 鳕鱼［狭鳕，明太鱼］

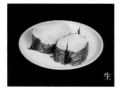 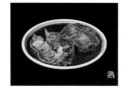

烹饪方式：烧
生熟比：121.8 g/100 g
含油比：3.2 g/100 g
含盐比：1.3 g/100 g

121239 鳕鱼［狭鳕，明太鱼］

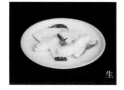 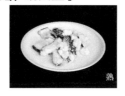

烹饪方式：烤
生熟比：118.0 g/100 g
含油比：2.9 g/100 g
含盐比：1.2 g/100 g

121239 鳕鱼［狭鳕，明太鱼］

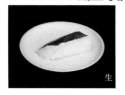 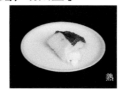

烹饪方式：蒸
生熟比：123.8 g/100 g
含油比：0 g/100 g
含盐比：0 g/100 g

121239 鳕鱼［狭鳕，明太鱼］

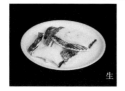 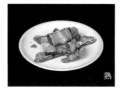

烹饪方式：炸
生熟比：234.2 g/100 g
含油比：31.6 g/100 g
含盐比：5.1 g/100 g

54. 121240 鳘鱼

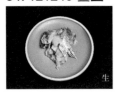 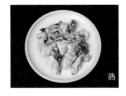

烹饪方式：炒
生熟比：102.7 g/100 g
含油比：8.9 g/100 g
含盐比：1.0 g/100 g

121240 鳘鱼

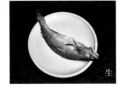 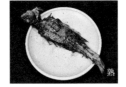

烹饪方式：烧
生熟比：112.7 g/100 g
含油比：4.8 g/100 g
含盐比：3.6 g/100 g

121240 鳘鱼

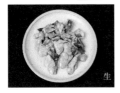 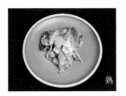

烹饪方式：煮
生熟比：102.7 g/100 g
含油比：0 g/100 g
含盐比：1.5 g/100 g

121240 鳘鱼

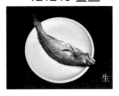 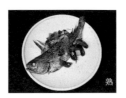

烹饪方式：烤
生熟比：55.9 g/100 g
含油比：26.8 g/100 g
含盐比：10.0 g/100 g

121240 鳘鱼

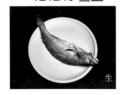 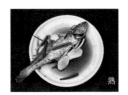

烹饪方式：蒸
生熟比：113.9 g/100 g
含油比：0 g/100 g
含盐比：－g/100 g

55. 121241 带鱼（切段）

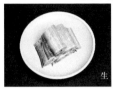 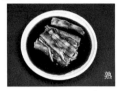

烹饪方式：烧
生熟比：98.3 g/100 g
含油比：19.4 g/100 g
含盐比：1.5 g/100 g

121241 带鱼（切段）

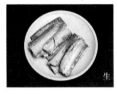 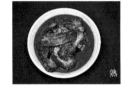

烹饪方式：煮
生熟比：160.6 g/100 g
含油比：16.5 g/100 g
含盐比：1.8 g/100 g

121241 带鱼（切段）

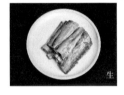 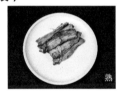

烹饪方式：烤
生熟比：60.5 g/100 g
含油比：19.8 g/100 g
含盐比：6.0 g/100 g

121241 带鱼（切段）

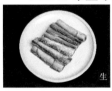 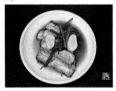

烹饪方式：蒸
生熟比：208.5 g/100 g
含油比：0 g/100 g
含盐比：- g/100 g

121241 带鱼（切段）

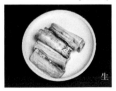 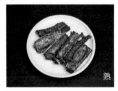

烹饪方式：炸
生熟比：181.3 g/100 g
含油比：1.7 g/100 g
含盐比：0 g/100 g

56. 121242 黄鱼（小黄花鱼）

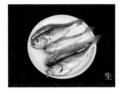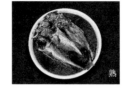

烹饪方式：烧
生熟比：108.5 g/100 g
含油比：6.0 g/100 g
含盐比：2.2 g/100 g

121242 黄鱼（小黄花鱼）

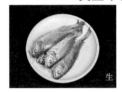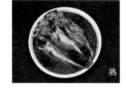

烹饪方式：煮
生熟比：81.6 g/100 g
含油比：12.8 g/100 g
含盐比：1.1 g/100 g

121242 黄鱼（小黄花鱼）

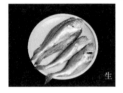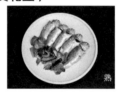

烹饪方式：烤
生熟比：56.6 g/100 g
含油比：35.3 g/100 g
含盐比：8.6 g/100 g

121242 黄鱼（小黄花鱼）

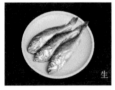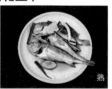

烹饪方式：蒸
生熟比：109.5 g/100 g
含油比：0 g/100 g
含盐比：－g/100 g

121242 黄鱼（小黄花鱼）

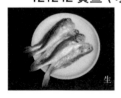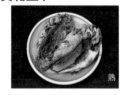

烹饪方式：炸
生熟比：126.6 g/100 g
含油比：1.2 g/100 g
含盐比：0 g/100 g

57. 121243 金鳇鱼

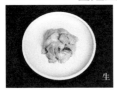 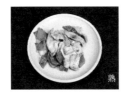

烹饪方式：炒
生熟比：126.6 g/100 g
含油比：4.8 g/100 g
含盐比：1.0 g/100 g

121243 金鳇鱼

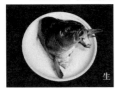 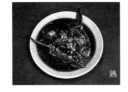

烹饪方式：烧
生熟比：78.7 g/100 g
含油比：2.9 g/100 g
含盐比：1.49 g/100 g

121243 金鳇鱼

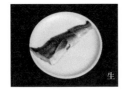 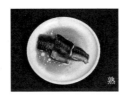

烹饪方式：煮
生熟比：95.4 g/100 g
含油比：2.8 g/100 g
含盐比：2.3 g/100 g

121243 金鳇鱼

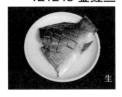 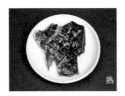

烹饪方式：烤
生熟比：97.6 g/100 g
含油比：5.1 g/100 g
含盐比：6.7 g/100 g

121243 金鳇鱼

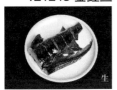 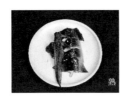

烹饪方式：蒸
生熟比：113.2 g/100 g
含油比：0 g/100 g
含盐比：- g/100 g

58. 121244 鲭鱼

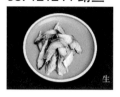 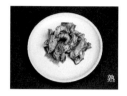

烹饪方式：炒
生熟比：116.1 g/100 g
含油比：13.4 g/100 g
含盐比：1.2 g/100 g

121244 鲭鱼

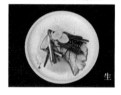 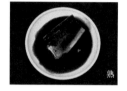

烹饪方式：烧
生熟比：96.8 g/100 g
含油比：0 g/100 g
含盐比：3.1 g/100 g

121244 鲭鱼

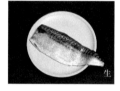 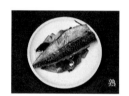

烹饪方式：烤
生熟比：41.6 g/100 g
含油比：72.0 g/100 g
含盐比：8.6 g/100 g

121244 鲭鱼

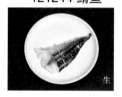 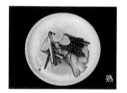

烹饪方式：蒸
生熟比：97.3 g/100 g
含油比：0 g/100 g
含盐比：− g/100 g

121244 鲭鱼

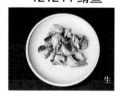 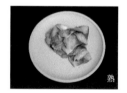

烹饪方式：涮
生熟比：102.2 g/100 g
含油比：19.4 g/100 g
含盐比：2.9 g/100 g

59. 121303 金鲨鱼翅（干）

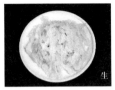 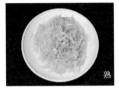

烹饪方式：炒
生熟比：103.9 g/100 g
含油比：7.9 g/100 g
含盐比：0.6 g/100 g

121303 金鲨鱼翅（干）

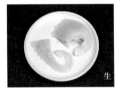 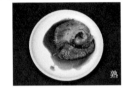

烹饪方式：烧
生熟比：220.3 g/100 g
含油比：0.7 g/100 g
含盐比：2.1 g/100 g

121303 金鲨鱼翅（干）

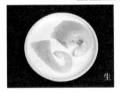 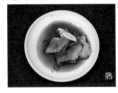

烹饪方式：煮
生熟比：230.2 g/100 g
含油比：2.3 g/100 g
含盐比：2.9 g/100 g

121303 金鲨鱼翅（干）

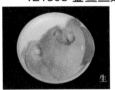 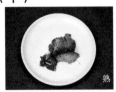

烹饪方式：烤
生熟比：132.9 g/100 g
含油比：15.0 g/100 g
含盐比：2.0 g/100 g

121303 金鲨鱼翅（干）

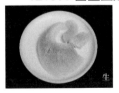 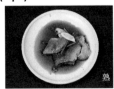

烹饪方式：蒸
生熟比：141.7 g/100 g
含油比：0 g/100 g
含盐比：- g/100 g

60. 121304 鱼排

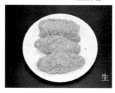 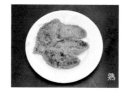

烹饪方式：炒
生熟比：76.9 g/100 g
含油比：8.1 g/100 g
含盐比：- g/100 g

121304 鱼排

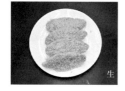 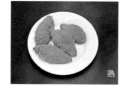

烹饪方式：烤
生熟比：102.7 g/100 g
含油比：9.6 g/100 g
含盐比：- g/100 g

121304 鱼排

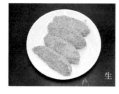 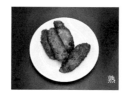

烹饪方式：炸
生熟比：106.3 g/100 g
含油比：54.8 g/100 g
含盐比：- g/100 g

61. 121305 鱼丸

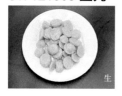 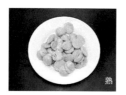

烹饪方式：炒
生熟比：98.9 g/100 g
含油比：7.7 g/100 g
含盐比：0 g/100 g

121305 鱼丸

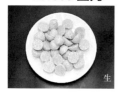 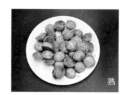

烹饪方式：烧
生熟比：91.3 g/100 g
含油比：7.0 g/100 g
含盐比：- g/100 g

121305 鱼丸

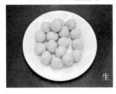
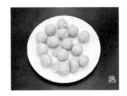

烹饪方式：煮
生熟比：94.2 g/100 g
含油比：5.0 g/100 g
含盐比：0 g/100 g

121305 鱼丸

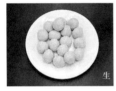
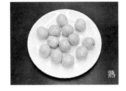

烹饪方式：烤
生熟比：101.4 g/100 g
含油比：8.2 g/100 g
含盐比：0 g/100 g

121305 鱼丸

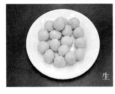
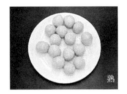

烹饪方式：蒸
生熟比：97.2 g/100 g
含油比：3.8 g/100 g
含盐比：0 g/100 g

121305 鱼丸

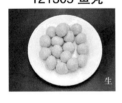
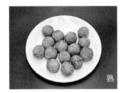

烹饪方式：炸
生熟比：105.1 g/100 g
含油比：15.6 g/100 g
含盐比：0 g/100 g

62. 121308 鱼丸（冷冻）

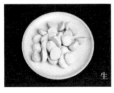
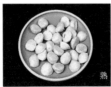

烹饪方式：炒
生熟比：98.1 g/100 g
含油比：7.2 g/100 g
含盐比：1.0 g/100 g

121308 鱼丸（冷冻）

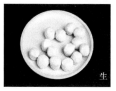 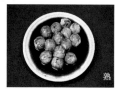

烹饪方式：烧
生熟比：92.6 g/100 g
含油比：0 g/100 g
含盐比：2.9 g/100 g

121308 鱼丸（冷冻）

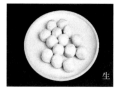 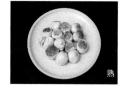

烹饪方式：烤
生熟比：108.1 g/100 g
含油比：18.5 g/100 g
含盐比：0 g/100 g

121308 鱼丸（冷冻）

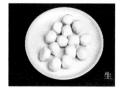 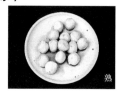

烹饪方式：蒸
生熟比：96.1 g/100 g
含油比：0 g/100 g
含盐比：－g/100 g

121308 鱼丸（冷冻）

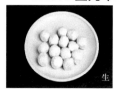 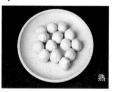

烹饪方式：涮
生熟比：96.2 g/100 g
含油比：9.9 g/100 g
含盐比：2.8 g/100 g

63. 122101白米虾［水虾米］

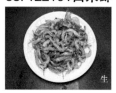 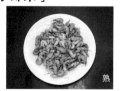

烹饪方式：炒
生熟比：105.1 g/100 g
含油比：5.3 g/100 g
含盐比：0.2 g/100 g

122101 白米虾［水虾米］

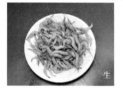 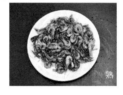

烹饪方式：烧
生熟比：115.6 g/100 g
含油比：9.2 g/100 g
含盐比：2.1 g/100 g

122101 白米虾［水虾米］

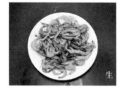 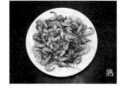

烹饪方式：煮
生熟比：104.4 g/100 g
含油比：5.4 g/100 g
含盐比：1.0 g/100 g

122101 白米虾［水虾米］

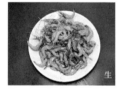 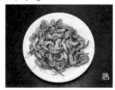

烹饪方式：蒸
生熟比：110.1 g/100 g
含油比：7.1 g/100 g
含盐比：0.4 g/100 g

122101 白米虾［水虾米］

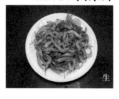 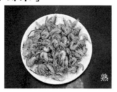

烹饪方式：炸
生熟比：134.0 g/100 g
含油比：41.6 g/100 g
含盐比：0 g/100 g

64. 122102 斑节对虾［草虾］

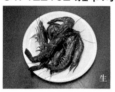 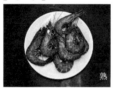

烹饪方式：炒
生熟比：96.5 g/100 g
含油比：8.8 g/100 g
含盐比：0.5 g/100 g

122102 斑节对虾［草虾］

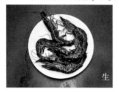 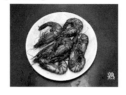

烹饪方式：烧
生熟比：101.5 g/100 g
含油比：8.8 g/100 g
含盐比：0.5 g/100 g

122102 斑节对虾［草虾］

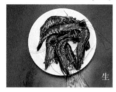 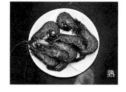

烹饪方式：煮
生熟比：96.3 g/100 g
含油比：3.7 g/100 g
含盐比：0.2 g/100 g

122102 斑节对虾［草虾］

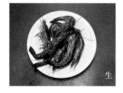 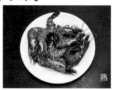

烹饪方式：烤
生熟比：110.8 g/100 g
含油比：5.4 g/100 g
含盐比：0.7 g/100 g

122102 斑节对虾［草虾］

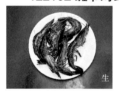 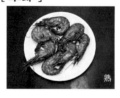

烹饪方式：蒸
生熟比：107.4 g/100 g
含油比：4.2 g/100 g
含盐比：0.5 g/100 g

122102 斑节对虾［草虾］

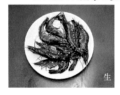 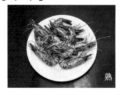

烹饪方式：炸
生熟比：115.8 g/100 g
含油比：29.0 g/100 g
含盐比：0 g/100 g

65. 122103 长毛对虾［大虾，白露虾］

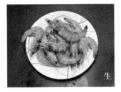 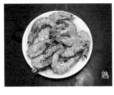

烹饪方式：炒
生熟比：106.3 g/100 g
含油比：7.5 g/100 g
含盐比：1.4 g/100 g

122103 长毛对虾［大虾，白露虾］

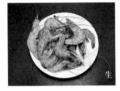 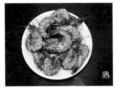

烹饪方式：烧
生熟比：107.2 g/100 g
含油比：4.1 g/100 g
含盐比：0.2 g/100 g

122103 长毛对虾［大虾，白露虾］

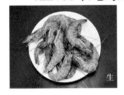 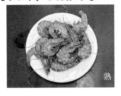

烹饪方式：煮
生熟比：105.1 g/100 g
含油比：7.4 g/100 g
含盐比：1.5 g/100 g

122103 长毛对虾［大虾，白露虾］

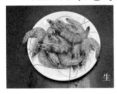 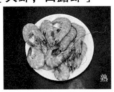

烹饪方式：烤
生熟比：105.0 g/100 g
含油比：4.5 g/100 g
含盐比：0.9 g/100 g

122103 长毛对虾［大虾，白露虾］

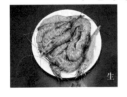 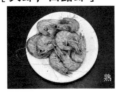

烹饪方式：蒸
生熟比：123.8 g/100 g
含油比：4.0 g/100 g
含盐比：0.8 g/100 g

122103 长毛对虾［大虾，白露虾］

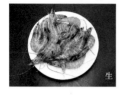 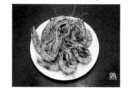

烹饪方式：炸
生熟比：132.6 g/100 g
含油比：19.6 g/100 g
含盐比：0 g/100 g

66. 122104 蝲蛄［刺蛄，大头虾］

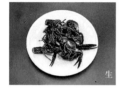 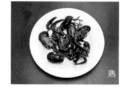

烹饪方式：炒
生熟比：100.8 g/100 g
含油比：7.2 g/100 g
含盐比：1.6 g/100 g

122104 蝲蛄［刺蛄，大头虾］

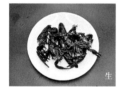 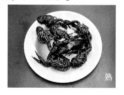

烹饪方式：烧
生熟比：104.7 g/100 g
含油比：9.7 g/100 g
含盐比：1.1 g/100 g

122104 蝲蛄［刺蛄，大头虾］

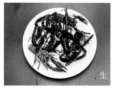 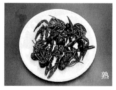

烹饪方式：煮
生熟比：101.2 g/100 g
含油比：10.3 g/100 g
含盐比：1.6 g/100 g

122104 蝲蛄［刺蛄，大头虾］

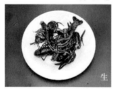 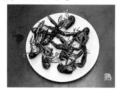

烹饪方式：烤
生熟比：117.9 g/100 g
含油比：7.2 g/100 g
含盐比：0.7 g/100 g

122104 蝲蛄［刺蛄，大头虾］

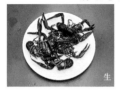 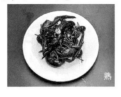

烹饪方式：蒸
生熟比：103.2 g/100 g
含油比：5.5 g/100 g
含盐比：0.9 g/100 g

122104 蝲蛄［刺蛄，大头虾］

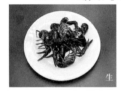 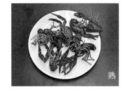

烹饪方式：炸
生熟比：133.2 g/100 g
含油比：36.3 g/100 g
含盐比：0 g/100 g

67. 122105 东方对虾［中国对虾］

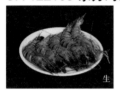 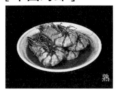

烹饪方式：烧
生熟比：139.5 g/100 g
含油比：4.6 g/100 g
含盐比：1.6 g/100 g

122105 东方对虾［中国对虾］

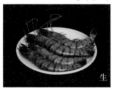 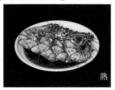

烹饪方式：煮
生熟比：120.1 g/100 g
含油比：0 g/100 g
含盐比：4.7 g/100 g

122105 东方对虾［中国对虾］

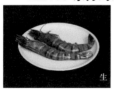 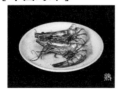

烹饪方式：烤
生熟比：125.2 g/100 g
含油比：2.5 g/100 g
含盐比：1.6 g/100 g

122105 东方对虾［中国对虾］

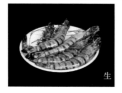 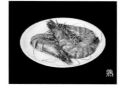

烹饪方式：蒸
生熟比：112.8 g/100 g
含油比：0 g/100 g
含盐比：0 g/100 g

122105 东方对虾［中国对虾］

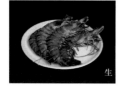 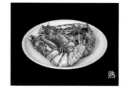

烹饪方式：炸
生熟比：115.1 g/100 g
含油比：9.9 g/100 g
含盐比：1.0 g/100 g

68. 122106 对虾

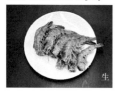 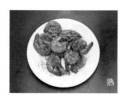

烹饪方式：炒
生熟比：106.0 g/100 g
含油比：5.3 g/100 g
含盐比：0.2 g/100 g

122106 对虾

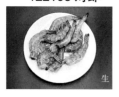 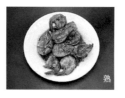

烹饪方式：烧
生熟比：106.6 g/100 g
含油比：13.3 g/100 g
含盐比：1.6 g/100 g

122106 对虾

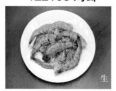 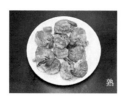

烹饪方式：煮
生熟比：109.8 g/100 g
含油比：5.8 g/100 g
含盐比：0.7 g/100 g

122106 对虾

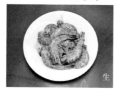
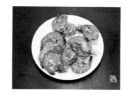

烹饪方式：烤
生熟比：109.2 g/100 g
含油比：8.9/100 g
含盐比：0.7 g/100 g

69. 122107 海虾

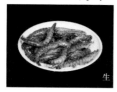
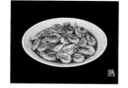

烹饪方式：烧
生熟比：129.3 g/100 g
含油比：4.7 g/100 g
含盐比：1.5 g/100 g

122107 海虾

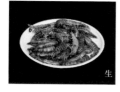
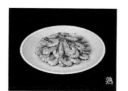

烹饪方式：煮
生熟比：98.2 g/100 g
含油比：0 g/100 g
含盐比：0.9 g/100 g

122107 海虾

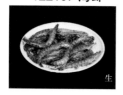
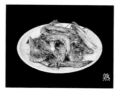

烹饪方式：烤
生熟比：112.9 g/100 g
含油比：3.8 g/100 g
含盐比：0.8 g/100 g

122107 海虾

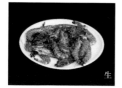
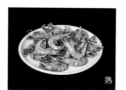

烹饪方式：炸
生熟比：117.3 g/100 g
含油比：13.2 g/100 g
含盐比：2.5 g/100 g

70. 122108 河虾

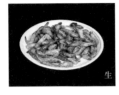 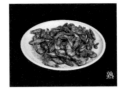

烹饪方式：烧
生熟比：123.3 g/100 g
含油比：6.6 g/100 g
含盐比：1.7 g/100 g

122108 河虾

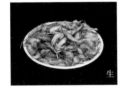 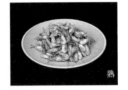

烹饪方式：煮
生熟比：111.7 g/100 g
含油比：0 g/100 g
含盐比：1.4 g/100 g

122108 河虾

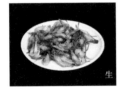 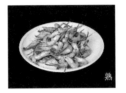

烹饪方式：烤
生熟比：111.8 g/100 g
含油比：3.9 g/100 g
含盐比：1.0 g/100 g

122108 河虾

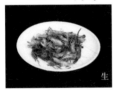 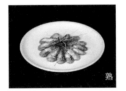

烹饪方式：蒸
生熟比：110.4 g/100 g
含油比：0 g/100 g
含盐比：0 g/100 g

122108 河虾

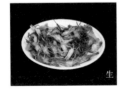 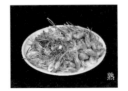

烹饪方式：炸
生熟比：135.0 g/100 g
含油比：8.3 g/100 g
含盐比：2.5 g/100 g

71. 122109 基围虾

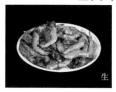 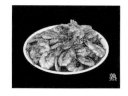

烹饪方式：炒
生熟比：112.5 g/100 g
含油比：5.7 g/100 g
含盐比：1.7 g/100 g

122109 基围虾

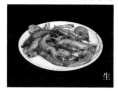 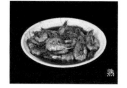

烹饪方式：烧
生熟比：129.5 g/100 g
含油比：8.9 g/100 g
含盐比：1.6 g/100 g

122109 基围虾

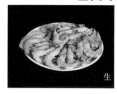 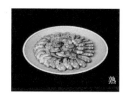

烹饪方式：煮
生熟比：123.5 g/100 g
含油比：0 g/100 g
含盐比：1.5 g/100 g

122109 基围虾

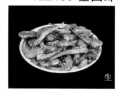 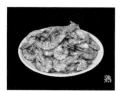

烹饪方式：烤
生熟比：115.9 g/100 g
含油比：2.3 g/100 g
含盐比：0.7 g/100 g

122109 基围虾

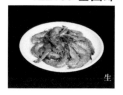 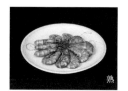

烹饪方式：蒸
生熟比：113.0 g/100 g
含油比：0 g/100 g
含盐比：0 g/100 g

72. 122110 江虾 ［沼虾］

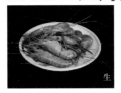 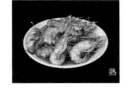

烹饪方式：炒
生熟比：108.2 g/100 g
含油比：11.3 g/100 g
含盐比：2.8 g/100 g

122110 江虾 ［沼虾］

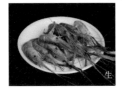 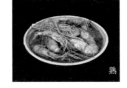

烹饪方式：烧
生熟比：130.3 g/100 g
含油比：4.3 g/100 g
含盐比：1.6 g/100 g

122110 江虾 ［沼虾］

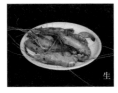 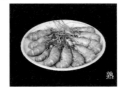

烹饪方式：煮
生熟比：144.7 g/100 g
含油比：0 g/100 g
含盐比：1.5 g/100 g

122110 江虾 ［沼虾］

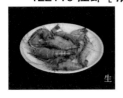 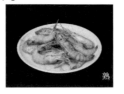

烹饪方式：烤
生熟比：119.8 g/100 g
含油比：3.1 g/100 g
含盐比：1.0 g/100 g

122110 江虾 ［沼虾］

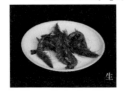 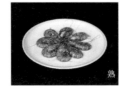

烹饪方式：蒸
生熟比：111.5 g/100 g
含油比：0 g/100 g
含盐比：0 g/100 g

73. 122111 龙虾

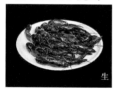
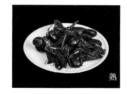

烹饪方式：烧
生熟比：114.6 g/100 g
含油比：8.3 g/100 g
含盐比：2.6 g/100 g

122111 龙虾

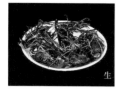
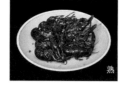

烹饪方式：煮
生熟比：77.1 g/100 g
含油比：0 g/100 g
含盐比：1.2 g/100 g

122111 龙虾

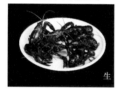
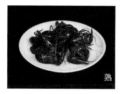

烹饪方式：烤
生熟比：115.0 g/100 g
含油比：7.7 g/100 g
含盐比：2.6 g/100 g

122111 龙虾

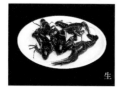
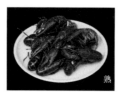

烹饪方式：蒸
生熟比：105.7 g/100 g
含油比：0 g/100 g
含盐比：0 g/100 g

122111 龙虾

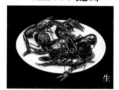
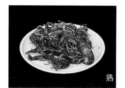

烹饪方式：炸
生熟比：122.7 g/100 g
含油比：11.9 g/100 g
含盐比：1.0 g/100 g

74. 122113 塘水虾 [草虾]

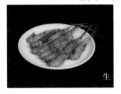 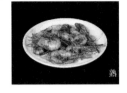

烹饪方式：烧
生熟比：131.8 g/100 g
含油比：8.6 g/100 g
含盐比：2.4 g/100 g

122113 塘水虾 [草虾]

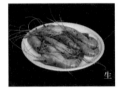 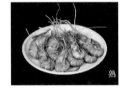

烹饪方式：煮
生熟比：104.8 g/100 g
含油比：0 g/100 g
含盐比：1.4 g/100 g

122113 塘水虾 [草虾]

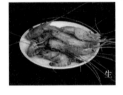 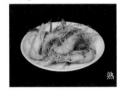

烹饪方式：烤
生熟比：127.2 g/100 g
含油比：2.1 g/100 g
含盐比：0.9 g/100 g

122113 塘水虾 [草虾]

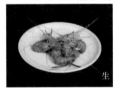 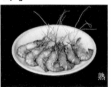

烹饪方式：蒸
生熟比：113.2 g/100 g
含油比：0 g/100 g
含盐比：0 g/100 g

122113 塘水虾 [草虾]

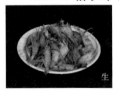 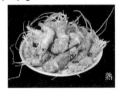

烹饪方式：炸
生熟比：95.0 g/100 g
含油比：18.7 g/100 g
含盐比：0 g/100 g

75. 122116 螯虾

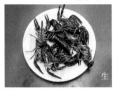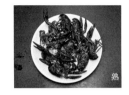

烹饪方式：炒
生熟比：110.1 g/100 g
含油比：8.6 g/100 g
含盐比：0.9 g/100 g

122116 螯虾

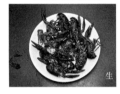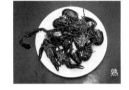

烹饪方式：煮
生熟比：104.3 g/100 g
含油比：3.6 g/100 g
含盐比：0.4 g/100 g

122116 螯虾

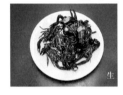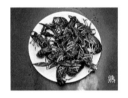

烹饪方式：烤
生熟比：120.2 g/100 g
含油比：6.9 g/100 g
含盐比：0.4 g/100 g

122116 螯虾

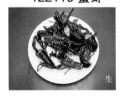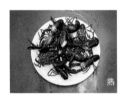

烹饪方式：蒸
生熟比：111.0 g/100 g
含油比：4.9 g/100 g
含盐比：0.3 g/100 g

122116 螯虾

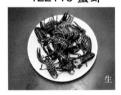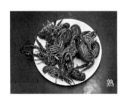

烹饪方式：炸
生熟比：147.4 g/100 g
含油比：33.2 g/100 g
含盐比：0 g/100 g

76. 122201 虾米［海米，虾仁］

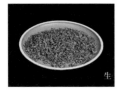 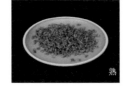

烹饪方式：炒
生熟比：90.9 g/100 g
含油比：14.9 g/100 g
含盐比：− g/100 g

122201 虾米［海米，虾仁］

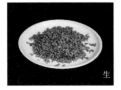 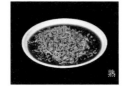

烹饪方式：烧
生熟比：74.1 g/100 g
含油比：− g/100 g
含盐比：0.2 g/100 g

122201 虾米［海米，虾仁］

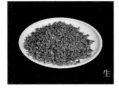 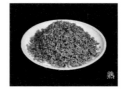

烹饪方式：煮
生熟比：75.7 g/100 g
含油比：0 g/100 g
含盐比：0.6 g/100 g

122201 虾米［海米，虾仁］

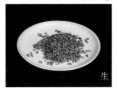 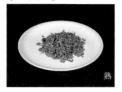

烹饪方式：烤
生熟比：75.4 g/100 g
含油比：7.1 g/100 g
含盐比：0 g/100 g

122201 虾米［海米，虾仁］

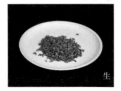 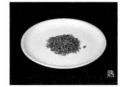

烹饪方式：蒸
生熟比：104.2 g/100 g
含油比：0 g/100 g
含盐比：0 g/100 g

77. 122204 虾仁（红）

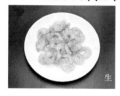 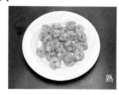

烹饪方式：炒
生熟比：112.4 g/100 g
含油比：8.5 g/100 g
含盐比：2.1 g/100 g

122204 虾仁（红）

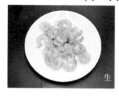 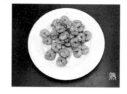

烹饪方式：烧
生熟比：119.9 g/100 g
含油比：10.4 g/100 g
含盐比：1.5 g/100 g

122204 虾仁（红）

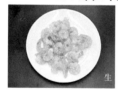 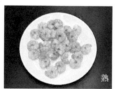

烹饪方式：煮
生熟比：112.9 g/100 g
含油比：11.0 g/100 g
含盐比：3.0 g/100 g

122204 虾仁（红）

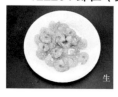 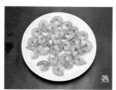

烹饪方式：蒸
生熟比：106.5 g/100 g
含油比：6.1 g/100 g
含盐比：0.6 g/100 g

78. 122205 虾皮

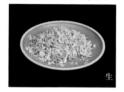 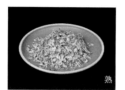

烹饪方式：炒
生熟比：94.8 g/100 g
含油比：15.5 g/100 g
含盐比：－g/100 g

122205 虾皮

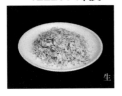 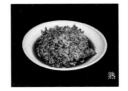

烹饪方式：烧
生熟比：67.6 g/100 g
含油比：－g/100 g
含盐比：0.3 g/100 g

122205 虾皮

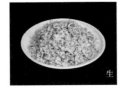 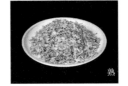

烹饪方式：煮
生熟比：70 g/100 g
含油比：0 g/100 g
含盐比：0.3 g/100 g

122205 虾皮

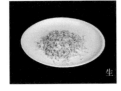 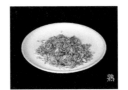

烹饪方式：烤
生熟比：100.0 g/100 g
含油比：20.0 g/100 g
含盐比：0 g/100 g

122205 虾皮

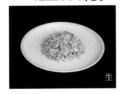 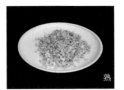

烹饪方式：蒸
生熟比：100.0 g/100 g
含油比：0 g/100 g
含盐比：0 g/100 g

79. 122301 虾仁肉丸

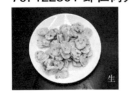 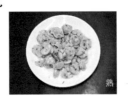

烹饪方式：炒
生熟比：123.4 g/100 g
含油比：4.9 g/100 g
含盐比：0.3 g/100 g

122301 虾仁肉丸

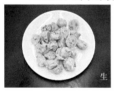 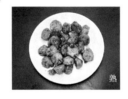

烹饪方式：烧
生熟比：135.2 g/100 g
含油比：6.7 g/100 g
含盐比：1.1 g/100 g

122301 虾仁肉丸

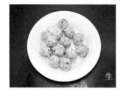 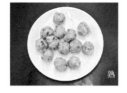

烹饪方式：煮
生熟比：131.1 g/100 g
含油比：5.9 g/100 g
含盐比：0.8 g/100 g

122301 虾仁肉丸

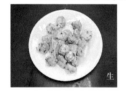 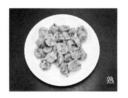

烹饪方式：蒸
生熟比：130.7 g/100 g
含油比：5.3 g/100 g
含盐比：0.6 g/100 g

122301 虾仁肉丸

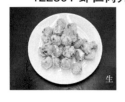 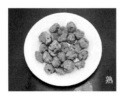

烹饪方式：炸
生熟比：195.2 g/100 g
含油比：49.1 g/100 g
含盐比：0 g/100 g

80. 123001 海蟹

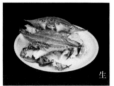 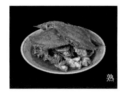

烹饪方式：烧
生熟比：80.7 g/100 g
含油比：3.3 g/100 g
含盐比：0.7 g/100 g

123001 海蟹

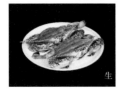 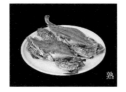

烹饪方式：煮
生熟比：127.6 g/100 g
含油比：0 g/100 g
含盐比：0 g/100 g

123001 海蟹

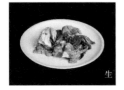 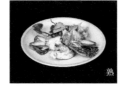

烹饪方式：烤
生熟比：114.1 g/100 g
含油比：3.5 g/100 g
含盐比：1.2 g/100 g

123001 海蟹

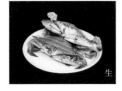 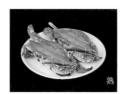

烹饪方式：蒸
生熟比：136.3 g/100 g
含油比：0 g/100 g
含盐比：0 g/100 g

123001 海蟹

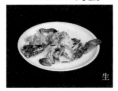 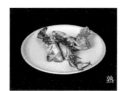

烹饪方式：炸
生熟比：142.1 g/100 g
含油比：4.1 g/100 g
含盐比：0 g/100 g

81. 123002 河蟹

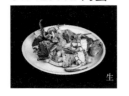 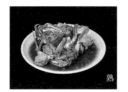

烹饪方式：炒
生熟比：95.0 g/100 g
含油比：9.9 g/100 g
含盐比：1.5 g/100 g

123002 河蟹

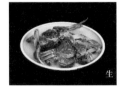 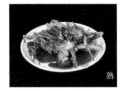

烹饪方式：烧
生熟比：104.4 g/100 g
含油比：3.1 g/100 g
含盐比：1.9 g/100 g

123002 河蟹

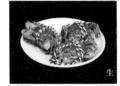 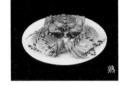

烹饪方式：煮
生熟比：103.0 g/100 g
含油比：0 g/100 g
含盐比：0 g/100 g

123002 河蟹

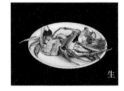 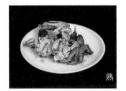

烹饪方式：烤
生熟比：114.4 g/100 g
含油比：3.2 g/100 g
含盐比：1.1 g/100 g

123002 河蟹

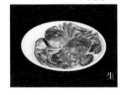 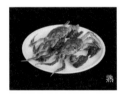

烹饪方式：蒸
生熟比：111.0 g/100 g
含油比：0 g/100 g
含盐比：0 g/100 g

82. 123003 锯缘青蟹 ［青蟹］

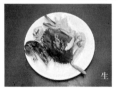 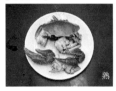

烹饪方式：炒
生熟比：123.4 g/100 g
含油比：4.9 g/100 g
含盐比：0.3 g/100 g

123003 锯缘青蟹 ［青蟹］

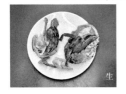 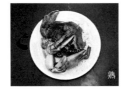

烹饪方式：烧
生熟比：135.2 g/100 g
含油比：6.7 g/100 g
含盐比：1.1 g/100 g

123003 锯缘青蟹 ［青蟹］

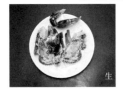 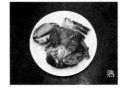

烹饪方式：煮
生熟比：131.1 g/100 g
含油比：5.9 g/100 g
含盐比：0.8 g/100 g

123003 锯缘青蟹 ［青蟹］

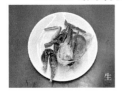 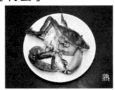

烹饪方式：蒸
生熟比：130.7 g/100 g
含油比：5.3 g/100 g
含盐比：0.6 g/100 g

123003 锯缘青蟹 ［青蟹］

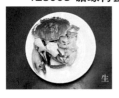 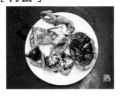

烹饪方式：炸
生熟比：195.2 g/100 g
含油比：49.1 g/100 g
含盐比：0 g/100 g

83. 123004 梭子蟹

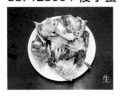 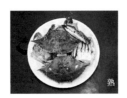

烹饪方式：炒
生熟比：114.2 g/100 g
含油比：11.6 g/100 g
含盐比：1.3 g/100 g

123004 梭子蟹

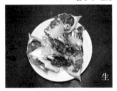
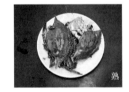

烹饪方式：烧
生熟比：119.5 g/100 g
含油比：11.5 g/100 g
含盐比：2.2 g/100 g

123004 梭子蟹

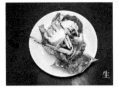
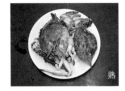

烹饪方式：煮
生熟比：131.7 g/100 g
含油比：3.5 g/100 g
含盐比：0.5 g/100 g

123004 梭子蟹

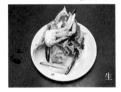
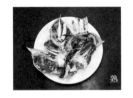

烹饪方式：蒸
生熟比：120.8 g/100 g
含油比：4.4 g/100 g
含盐比：0.4 g/100 g

123004 梭子蟹

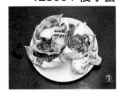
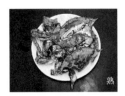

烹饪方式：炸
生熟比：170.7 g/100 g
含油比：30.6 g/100 g
含盐比：0 g/100 g

84. 123005 蟹肉

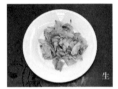
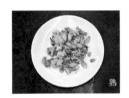

烹饪方式：炒
生熟比：171.1 g/100 g
含油比：6.7 g/100 g
含盐比：0.4 g/100 g

123005 蟹肉

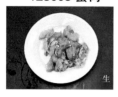 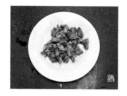

烹饪方式：烧
生熟比：156.8 g/100 g
含油比：12.6 g/100 g
含盐比：0.4 g/100 g

123005 蟹肉

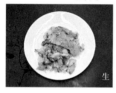 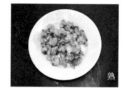

烹饪方式：煮
生熟比：155.3 g/100 g
含油比：13.4 g/100 g
含盐比：1.1 g/100 g

123005 蟹肉

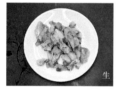 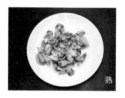

烹饪方式：蒸
生熟比：155.5 g/100 g
含油比：3.4 g/100 g
含盐比：0.6 g/100 g

85. 124101 鲍鱼［杂色鲍］

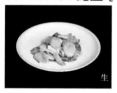 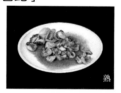

烹饪方式：炒
生熟比：105.0 g/100 g
含油比：17.7 g/100 g
含盐比：2.8 g/100 g

124101 鲍鱼［杂色鲍］

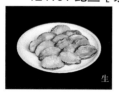 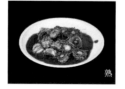

烹饪方式：烧
生熟比：124.7 g/100 g
含油比：10.5 g/100 g
含盐比：2.6 g/100 g

124101 鲍鱼［杂色鲍］

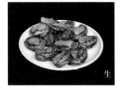 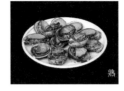

烹饪方式：煮
生熟比：116.2 g/100 g
含油比：0 g/100 g
含盐比：0.7 g/100 g

124101 鲍鱼［杂色鲍］

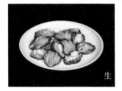 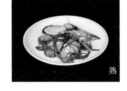

烹饪方式：烤
生熟比：122.8 g/100 g
含油比：3.7 g/100 g
含盐比：1.5 g/100 g

124101 鲍鱼［杂色鲍］

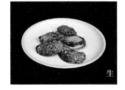 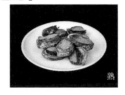

烹饪方式：蒸
生熟比：115.5 g/100 g
含油比：0 g/100 g
含盐比：0 g/100 g

86. 124102 鲍鱼（干）

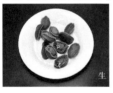 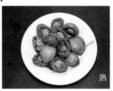

烹饪方式：炒
生熟比：65.2 g/100 g
含油比：8.7 g/100 g
含盐比：1.3 g/100 g

124102 鲍鱼（干）

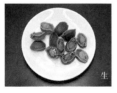 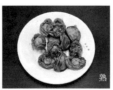

烹饪方式：烧
生熟比：64.6 g/100 g
含油比：7.1 g/100 g
含盐比：0.9 g/100 g

124102 鲍鱼（干）

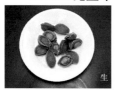 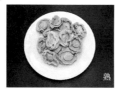

烹饪方式：煮
生熟比：67.9 g/100 g
含油比：6.5 g/100 g
含盐比：2.8 g/100 g

87. 124103 蛏子

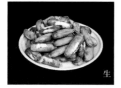 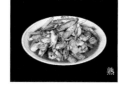

烹饪方式：炒
生熟比：125.6 g/100 g
含油比：6.9 g/100 g
含盐比：1.2 g/100 g

124103 蛏子

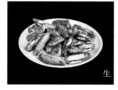 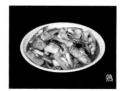

烹饪方式：烧
生熟比：141.8 g/100 g
含油比：3.2 g/100 g
含盐比：1.3 g/100 g

124103 蛏子

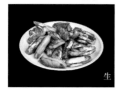 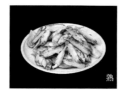

烹饪方式：煮
生熟比：166.8 g/100 g
含油比：0 g/100 g
含盐比：1.3 g/100 g

124103 蛏子

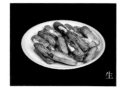 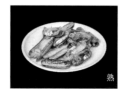

烹饪方式：烤
生熟比：110.5 g/100 g
含油比：2.9 g/100 g
含盐比：0.7 g/100 g

124103 蛏子

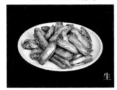 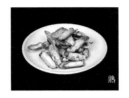

烹饪方式：蒸
生熟比：147.4 g/100 g
含油比：0 g/100 g
含盐比：0 g/100 g

88.124104 蛏干［蛏子缢，蛏青子］

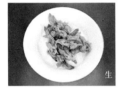 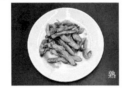

烹饪方式：炒
生熟比：79.7 g/100 g
含油比：11.5 g/100 g
含盐比：3.1 g/100 g

124104 蛏干［蛏子缢，蛏青子］

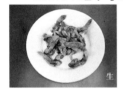 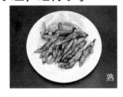

烹饪方式：烧
生熟比：78.6 g/100 g
含油比：13.4 g/100 g
含盐比：0.8 g/100 g

124104 蛏干［蛏子缢，蛏青子］

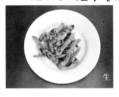 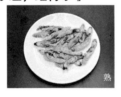

烹饪方式：煮
生熟比：66.6 g/100 g
含油比：11.3 g/100 g
含盐比：2.6 g/100 g

124104 蛏干［蛏子缢，蛏青子］

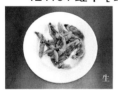 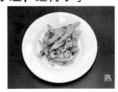

烹饪方式：蒸
生熟比：82.9 g/100 g
含油比：7.9 g/100 g
含盐比：1.7 g/100 g

89. 124105 赤贝

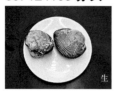 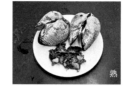

烹饪方式：炒
生熟比：155.9 g/100 g
含油比：4.0 g/100 g
含盐比：0.2 g/100 g

124105 赤贝

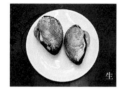 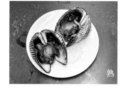

烹饪方式：煮
生熟比：169.0 g/100 g
含油比：2.6 g/100 g
含盐比：0.5 g/100 g

124105 赤贝

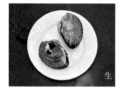 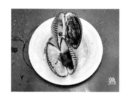

烹饪方式：蒸
生熟比：131.3 g/100 g
含油比：2.3 g/100 g
含盐比：0.6 g/100 g

90. 124106 河蚌

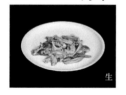 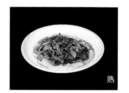

烹饪方式：炒
生熟比：108.2 g/100 g
含油比：15.6 g/100 g
含盐比：2.4 g/100 g

124106 河蚌

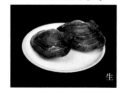 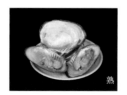

烹饪方式：煮
生熟比：143.8 g/100 g
含油比：0 g/100 g
含盐比：0.8 g/100 g

124106 河蚌

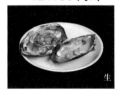 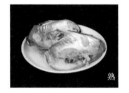

烹饪方式：烤
生熟比：134.4 g/100 g
含油比：2.1 g/100 g
含盐比：0.8 g/100 g

124106 河蚌

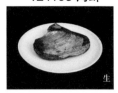 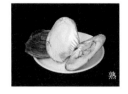

烹饪方式：蒸
生熟比：197.1 g/100 g
含油比：0 g/100 g
含盐比：0 g/100 g

91. 124107 河蚬［蚬子］

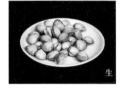 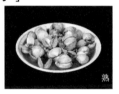

烹饪方式：炒
生熟比：145.1 g/100 g
含油比：7.8 g/100 g
含盐比：1.4 g/100 g

124107 河蚬［蚬子］

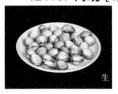 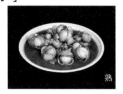

烹饪方式：烧
生熟比：151.1 g/100 g
含油比：7.4 g/100 g
含盐比：1.5 g/100 g

124107 河蚬［蚬子］

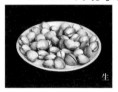 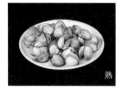

烹饪方式：煮
生熟比：158.7 g/100 g
含油比：0 g/100 g
含盐比：1.6 g/100 g

124107 河蚬［蚬子］

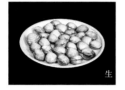 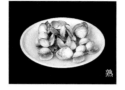

烹饪方式：烤
生熟比：171.1 g/100 g
含油比：0 g/100 g
含盐比：0 g/100 g

124107 河蚬［蚬子］

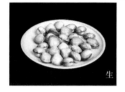 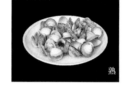

烹饪方式：蒸
生熟比：140.8 g/100 g
含油比：0 g/100 g
含盐比：0 g/100 g

92. 124108 牡蛎［海蛎子］

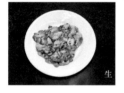 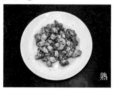

烹饪方式：炒
生熟比：169.1 g/100 g
含油比：13.9 g/100 g
含盐比：1.6 g/100 g

124108 牡蛎［海蛎子］

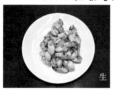 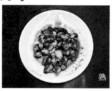

烹饪方式：烧
生熟比：173.9 g/100 g
含油比：12.4 g/100 g
含盐比：1.2 g/100 g

124108 牡蛎［海蛎子］

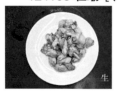 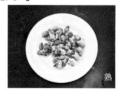

烹饪方式：煮
生熟比：181.2 g/100 g
含油比：20.4 g/100 g
含盐比：1.9 g/100 g

124108 牡蛎［海蛎子］

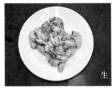 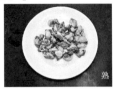

烹饪方式：烤
生熟比：156.0 g/100 g
含油比：6.2 g/100 g
含盐比：0.8 g/100 g

124108 牡蛎［海蛎子］

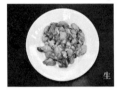 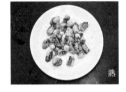

烹饪方式：蒸
生熟比：168.2 g/100 g
含油比：3.4 g/100 g
含盐比：0.2 g/100 g

93. 124109 生蚝

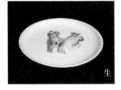 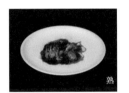

烹饪方式：炒
生熟比：103.4 g/100 g
含油比：17.1 g/100 g
含盐比：3.8 g/100 g

124109 生蚝

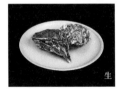 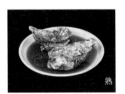

烹饪方式：烧
生熟比：105.4 g/100 g
含油比：4.8 g/100 g
含盐比：0.7 g/100 g

124109 生蚝

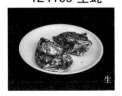 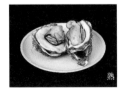

烹饪方式：煮
生熟比：126.9 g/100 g
含油比：0 g/100 g
含盐比：0.5 g/100 g

124109 生蚝

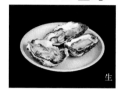 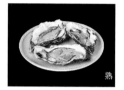

烹饪方式：烤
生熟比：104.5 g/100 g
含油比：1.9 g/100 g
含盐比：0.6 g/100 g

124109 生蚝

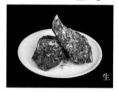 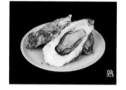

烹饪方式：蒸
生熟比：117.1 g/100 g
含油比：0 g/100 g
含盐比：0 g/100 g

94. 124110 泥蚶［血蚶，珠蚶］

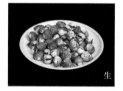 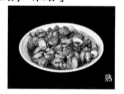

烹饪方式：炒
生熟比：114.5 g/100 g
含油比：6.9 g/100 g
含盐比：1.3 g/100 g

124110 泥蚶［血蚶，珠蚶］

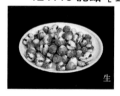 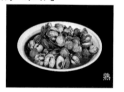

烹饪方式：烧
生熟比：111.2 g/100 g
含油比：4.0 g/100 g
含盐比：1.1 g/100 g

124110 泥蚶［血蚶，珠蚶］

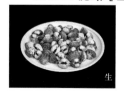 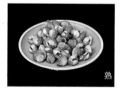

烹饪方式：煮
生熟比：107.6 g/100 g
含油比：0 g/100 g
含盐比：0.3 g/100 g

124110 泥蚶［血蚶，珠蚶］

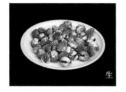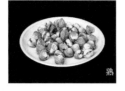

烹饪方式：烤
生熟比：112.5 g/100 g
含油比：0 g/100 g
含盐比：0 g/100 g

124110 泥蚶［血蚶，珠蚶］

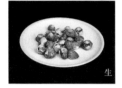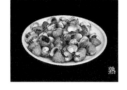

烹饪方式：蒸
生熟比：114.3 g/100 g
含油比：0 g/100 g
含盐比：0 g/100 g

95. 124111 扇贝（鲜）

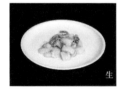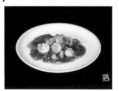

烹饪方式：炒
生熟比：89.1 g/100 g
含油比：19.2 g/100 g
含盐比：3.0 g/100 g

124111 扇贝（鲜）

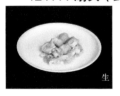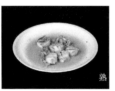

烹饪方式：烧
生熟比：146.8 g/100 g
含油比：13.5 g/100 g
含盐比：1.0 g/100 g

124111 扇贝（鲜）

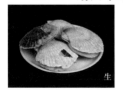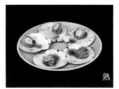

烹饪方式：煮
生熟比：111.8 g/100 g
含油比：0 g/100 g
含盐比：0.5 g/100 g

124111 扇贝（鲜）

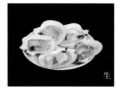 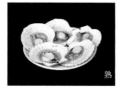

烹饪方式：烤
生熟比：118.8 g/100 g
含油比：2.1 g/100 g
含盐比：0.7 g/100 g

124111 扇贝（鲜）

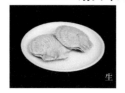 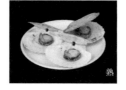

烹饪方式：蒸
生熟比：116.8 g/100 g
含油比：0 g/100 g
含盐比：0 g/100 g

96.124112 扇贝（干）［干贝］

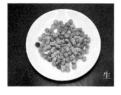 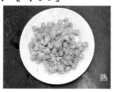

烹饪方式：炒
生熟比：55.1 g/100 g
含油比：5.6 g/100 g
含盐比：0.5 g/100 g

124112 扇贝（干）［干贝］

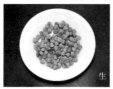 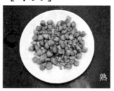

烹饪方式：烧
生熟比：55.8 g/100 g
含油比：5.3 g/100 g
含盐比：0.3 g/100 g

124112 扇贝（干）［干贝］

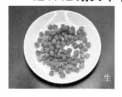 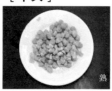

烹饪方式：煮
生熟比：59.5 g/100 g
含油比：7.5 g/100 g
含盐比：1.7 g/100 g

124112 扇贝（干）［干贝］

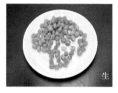 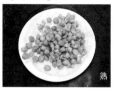

烹饪方式：烤
生熟比：65.7 g/100 g
含油比：8.3 g/100 g
含盐比：0.3 g/100 g

124112 扇贝（干）［干贝］

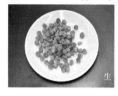 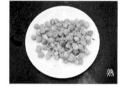

烹饪方式：蒸
生熟比：55.6 g/100 g
含油比：4.8 g/100 g
含盐比：0.5 g/100 g

97. 124113 鲜贝

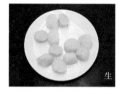 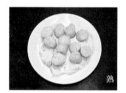

烹饪方式：炒
生熟比：141.8 g/100 g
含油比：10.9 g/100 g
含盐比：1.0 g/100 g

124113 鲜贝

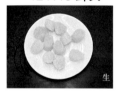 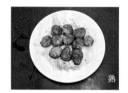

烹饪方式：烧
生熟比：152.8 g/100 g
含油比：13.3 g/100 g
含盐比：0.7 g/100 g

124113 鲜贝

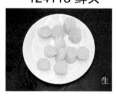 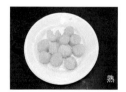

烹饪方式：煮
生熟比：133.9 g/100 g
含油比：5.7 g/100 g
含盐比：1.0 g/100 g

124113 鲜贝

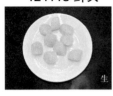 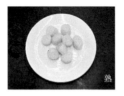

烹饪方式：烤
生熟比：147.9 g/100 g
含油比：13.8 g/100 g
含盐比：0 g/100 g

124113 鲜贝

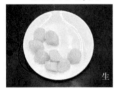 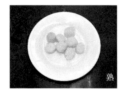

烹饪方式：蒸
生熟比：169.1 g/100 g
含油比：6.2 g/100 g
含盐比：0.7 g/100 g

98. 124114 银蚶［蚶子］

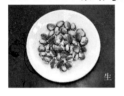 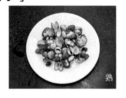

烹饪方式：炒
生熟比：113.1 g/100 g
含油比：8.1 g/100 g
含盐比：0.6 g/100 g

124114 银蚶［蚶子］

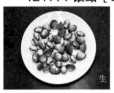 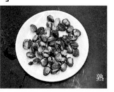

烹饪方式：烧
生熟比：115.4 g/100 g
含油比：3.3 g/100 g
含盐比：0.2 g/100 g

124114 银蚶［蚶子］

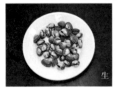 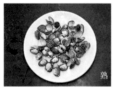

烹饪方式：煮
生熟比：118.6 g/100 g
含油比：6.6 g/100 g
含盐比：0.6 g/100 g

124114 银蚶［蚶子］

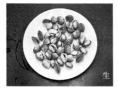 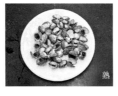

烹饪方式：蒸
生熟比：109.8 g/100 g
含油比：3.8 g/100 g
含盐比：0.3 g/100 g

99. 124115 贻贝（鲜）［淡菜，壳菜］

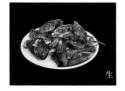 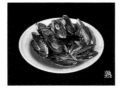

烹饪方式：炒
生熟比：126.0 g/100 g
含油比：7.9 g/100 g
含盐比：1.9 g/100 g

124115 贻贝（鲜）［淡菜，壳菜］

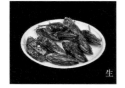 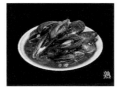

烹饪方式：烧
生熟比：119.8 g/100 g
含油比：1.6 g/100 g
含盐比：0.7 g/100 g

124115 贻贝（鲜）［淡菜，壳菜］

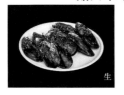 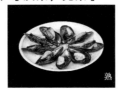

烹饪方式：煮
生熟比：150.7 g/100 g
含油比：0 g/100 g
含盐比：1.8 g/100 g

124115 贻贝（鲜）［淡菜，壳菜］

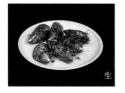 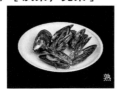

烹饪方式：烤
生熟比：133.0 g/100 g
含油比：0 g/100 g
含盐比：0 g/100 g

124115 贻贝（鲜）[淡菜，壳菜]

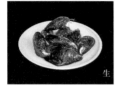 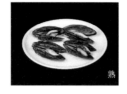

烹饪方式：蒸
生熟比：137.4 g/100 g
含油比：0 g/100 g
含盐比：0 g/100 g

100. 124116 贻贝（干）[淡菜，壳菜]

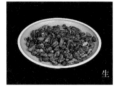 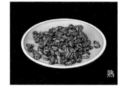

烹饪方式：炒
生熟比：82.3 g/100 g
含油比：−g/100 g
含盐比：−g/100 g

124116 贻贝（干）[淡菜，壳菜]

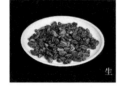 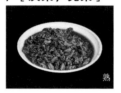

烹饪方式：烧
生熟比：69.0 g/100 g
含油比：6.4 g/100 g
含盐比：1.3 g/100 g

124116 贻贝（干）[淡菜，壳菜]

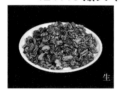 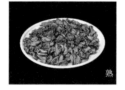

烹饪方式：煮
生熟比：73.2 g/100 g
含油比：0 g/100 g
含盐比：0.6 g/100 g

124116 贻贝（干）[淡菜，壳菜]

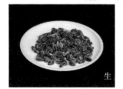 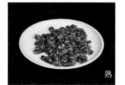

烹饪方式：烤
生熟比：62.9 g/100 g
含油比：5.7 g/100 g
含盐比：0 g/100 g

124116 贻贝（干）［淡菜，壳菜］

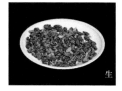

烹饪方式：蒸
生熟比：100.0 g/100 g
含油比：0 g/100 g
含盐比：0 g/100 g

101. 124117 海蚌［西施舌］

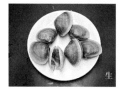

烹饪方式：炒
生熟比：209.2 g/100 g
含油比：6.9 g/100 g
含盐比：0.5 g/100 g

124117 海蚌［西施舌］

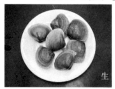

烹饪方式：煮
生熟比：205.9 g/100 g
含油比：19.3 g/100 g
含盐比：1.7 g/100 g

124117 海蚌［西施舌］

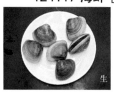

烹饪方式：蒸
生熟比：224.3 g/100 g
含油比：3.5 g/100 g
含盐比：0.7 g/100 g

102. 124201x 蛤蜊（代表值）

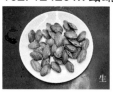

烹饪方式：炒
生熟比：147.4 g/100 g
含油比：7.5 g/100 g
含盐比：0.6 g/100 g

124201x 蛤蜊（代表值）

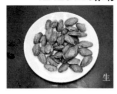 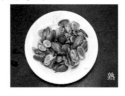

烹饪方式：烧
生熟比：148.2 g/100 g
含油比：12.2 g/100 g
含盐比：1.9 g/100 g

124201x 蛤蜊（代表值）

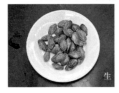 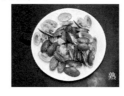

烹饪方式：煮
生熟比：144.4 g/100 g
含油比：13.1 g/100 g
含盐比：2.3 g/100 g

124201x 蛤蜊（代表值）

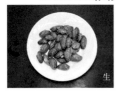 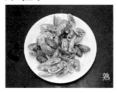

烹饪方式：烤
生熟比：168.5 g/100 g
含油比：9.3 g/100 g
含盐比：1.0 g/100 g

124201x 蛤蜊（代表值）

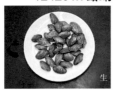 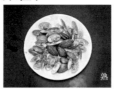

烹饪方式：蒸
生熟比：132.9 g/100 g
含油比：3.7 g/100 g
含盐比：0.5 g/100 g

103. 124202 蛤蜊（花蛤蜊）

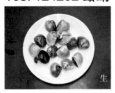 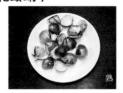

烹饪方式：炒
生熟比：116.5 g/100 g
含油比：4.8 g/100 g
含盐比：0.2 g/100 g

124202 蛤蜊（花蛤蜊）

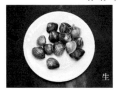 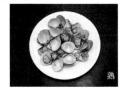

烹饪方式：烧
生熟比：129.0/100 g
含油比：14.8 g/100 g
含盐比：0.6 g/100 g

124202 蛤蜊（花蛤蜊）

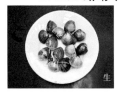 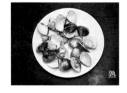

烹饪方式：煮
生熟比：132.2 g/100 g
含油比：6.3 g/100 g
含盐比：1.1 g/100 g

124202 蛤蜊（花蛤蜊）

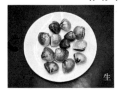 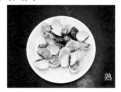

烹饪方式：蒸
生熟比：128.6 g/100 g
含油比：3.5 g/100 g
含盐比：0.5 g/100 g

104. 124203 蛤蜊（毛蛤蜊）

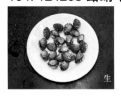 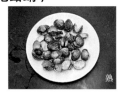

烹饪方式：炒
生熟比：116.7 g/100 g
含油比：7.8 g/100 g
含盐比：1.1 g/100 g

124203 蛤蜊（毛蛤蜊）

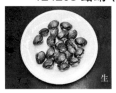 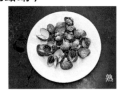

烹饪方式：煮
生熟比：116.1 g/100 g
含油比：4.2 g/100 g
含盐比：0.8 g/100 g

124203 蛤蜊（毛蛤蜊）

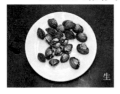 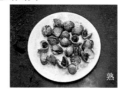

烹饪方式：蒸
生熟比：111.8 g/100 g
含油比：3.5 g/100 g
含盐比：17.1 g/100 g

105. 124205 蛤蜊（沙蛤蜊）

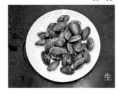 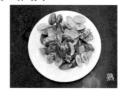

烹饪方式：炒
生熟比：142.1 g/100 g
含油比：8.3 g/100 g
含盐比：1.0 g/100 g

124205 蛤蜊（沙蛤蜊）

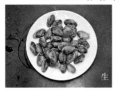 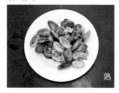

烹饪方式：煮
生熟比：134.0 g/100 g
含油比：4.8 g/100 g
含盐比：0.7 g/100 g

124205 蛤蜊（沙蛤蜊）

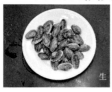 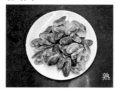

烹饪方式：烤
生熟比：136.8 g/100 g
含油比：4.0 g/100 g
含盐比：0 g/100 g

124205 蛤蜊（沙蛤蜊）

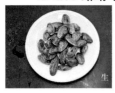 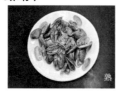

烹饪方式：蒸
生熟比：134.0 g/100 g
含油比：5.4 g/100 g
含盐比：0.4 g/100 g

106. 124206 蛤蜊（杂色蛤蜊）

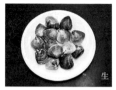 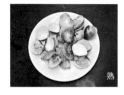

烹饪方式：炒
生熟比：132.3 g/100 g
含油比：5.8 g/100 g
含盐比：0.7 g/100 g

124206 蛤蜊（杂色蛤蜊）

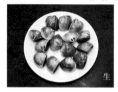 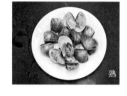

烹饪方式：煮
生熟比：124.8 g/100 g
含油比：3.2 g/100 g
含盐比：0.3 g/100 g

124206 蛤蜊（杂色蛤蜊）

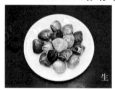 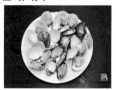

烹饪方式：蒸
生熟比：130.9 g/100 g
含油比：2.2 g/100 g
含盐比：0.3 g/100 g

107. 124301x 螺（代表值）

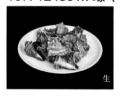 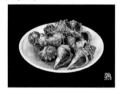

烹饪方式：炒
生熟比：102.9 g/100 g
含油比：6.9 g/100 g
含盐比：1.0 g/100 g

124301x 螺（代表值）

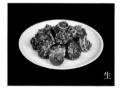 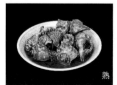

烹饪方式：烧
生熟比：108.4 g/100 g
含油比：4.1 g/100 g
含盐比：1.5 g/100 g

124301x 螺（代表值）

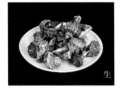 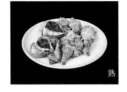

烹饪方式：煮
生熟比：155.5 g/100 g
含油比：0 g/100 g
含盐比：0 g/100 g

124301x 螺（代表值）

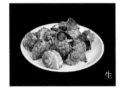 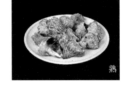

烹饪方式：烤
生熟比：107.4 g/100 g
含油比：0 g/100 g
含盐比：0 g/100 g

124301x 螺（代表值）

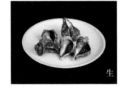 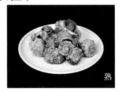

烹饪方式：蒸
生熟比：113.3 g/100 g
含油比：0 g/100 g
含盐比：0 g/100 g

108. 124302 红螺

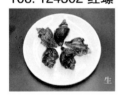 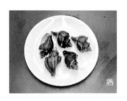

烹饪方式：炒
生熟比：104.5 g/100 g
含油比：8.9 g/100 g
含盐比：0.7 g/100 g

124302 红螺

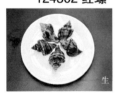 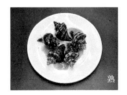

烹饪方式：烧
生熟比：106.2/100 g
含油比：7.3 g/100 g
含盐比：1.4 g/100 g

124302 红螺

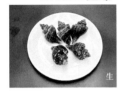 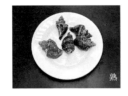

烹饪方式：煮
生熟比：105.3 g/100 g
含油比：10.3 g/100 g
含盐比：1.9 g/100 g

124302 红螺

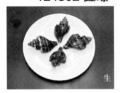 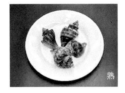

烹饪方式：烤
生熟比：107.0 g/100 g
含油比：2.3 g/100 g
含盐比：0.5 g/100 g

124302 红螺

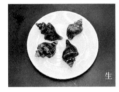 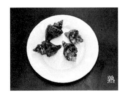

烹饪方式：蒸
生熟比：103.4 g/100 g
含油比：2.5 g/100 g
含盐比：0.2 g/100 g

109. 124303 黄螺［东风螺］

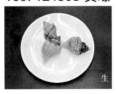 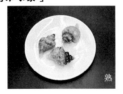

烹饪方式：炒
生熟比：104.0 g/100 g
含油比：6.8 g/100 g
含盐比：1.7 g/100 g

124303 黄螺［东风螺］

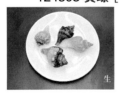 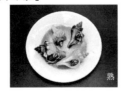

烹饪方式：烧
生熟比：106.3/100 g
含油比：9.1 g/100 g
含盐比：0.9 g/100 g

124303 黄螺［东风螺］

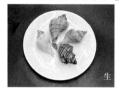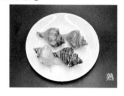

烹饪方式：煮
生熟比：103.3 g/100 g
含油比：5.5 g/100 g
含盐比：1.2 g/100 g

124303 黄螺［东风螺］

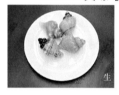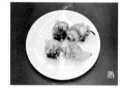

烹饪方式：烤
生熟比：106.3 g/100 g
含油比：2.4 g/100 g
含盐比：0.4 g/100 g

124303 黄螺［东风螺］

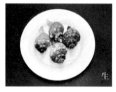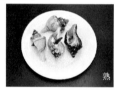

烹饪方式：蒸
生熟比：105.6 g/100 g
含油比：1.7 g/100 g
含盐比：0.4 g/100 g

110. 124304 螺蛳

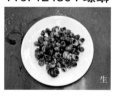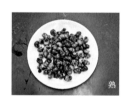

烹饪方式：炒
生熟比：107.5 g/100 g
含油比：7.9/100 g
含盐比：1.0 g/100 g

124304 螺蛳

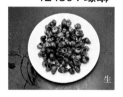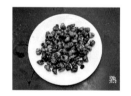

烹饪方式：烧
生熟比：111.6/100 g
含油比：6.8 g/100 g
含盐比：0.8 g/100 g

124304 螺蛳

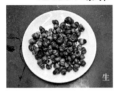
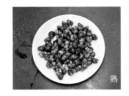

烹饪方式：煮
生熟比：109.5 g/100 g
含油比：6.4 g/100 g
含盐比：0.6 g/100 g

111. 124305 石螺

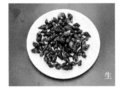
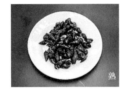

烹饪方式：炒
生熟比：104.4 g/100 g
含油比：6.8 g/100 g
含盐比：1.0 g/100 g

124305 石螺

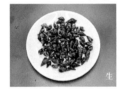
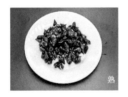

烹饪方式：烧
生熟比：100.7/100 g
含油比：6.9 g/100 g
含盐比：1.9 g/100 g

124305 石螺

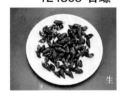
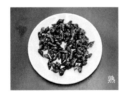

烹饪方式：煮
生熟比：105.9 g/100 g
含油比：8.4 g/100 g
含盐比：2.5 g/100 g

124305 石螺

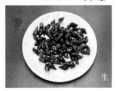
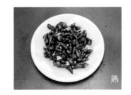

烹饪方式：烤
生熟比：112.9 g/100 g
含油比：5.8 g/100 g
含盐比：1.0 g/100 g

124305 石螺

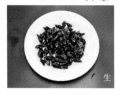 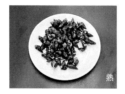

烹饪方式：蒸
生熟比：104.4 g/100 g
含油比：4.6 g/100 g
含盐比：0.8 g/100 g

112. 124306 田螺

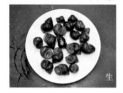 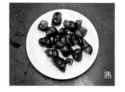

烹饪方式：炒
生熟比：155.2 g/100 g
含油比：7.9 g/100 g
含盐比：0.9 g/100 g

124306 田螺

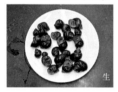 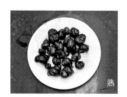

烹饪方式：烧
生熟比：127.3/100 g
含油比：4.6 g/100 g
含盐比：0.7 g/100 g

124306 田螺

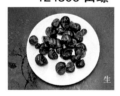 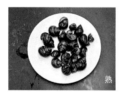

烹饪方式：煮
生熟比：110.0 g/100 g
含油比：6.8 g/100 g
含盐比：0.9 g/100 g

124306 田螺

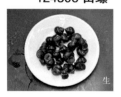 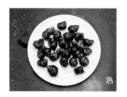

烹饪方式：烤
生熟比：166.9 g/100 g
含油比：9.9 g/100 g
含盐比：0.3 g/100 g

124306 田螺

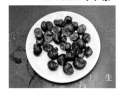
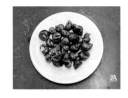

烹饪方式：蒸
生熟比：131.2 g/100 g
含油比：5.5 g/100 g
含盐比：1.0 g/100 g

113. 124307 香海螺

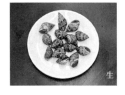
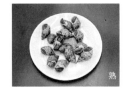

烹饪方式：炒
生熟比：111.1 g/100 g
含油比：6.9 g/100 g
含盐比：1.8 g/100 g

124307 香海螺

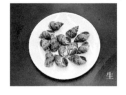
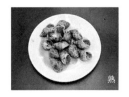

烹饪方式：烧
生熟比：107.6/100 g
含油比：5.3 g/100 g
含盐比：0.4 g/100 g

124307 香海螺

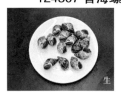
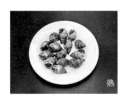

烹饪方式：煮
生熟比：112.3 g/100 g
含油比：6.3 g/100 g
含盐比：2.8 g/100 g

124307 香海螺

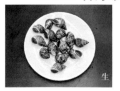
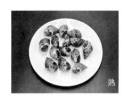

烹饪方式：烤
生熟比：112.9 g/100 g
含油比：4.2 g/100 g
含盐比：0.5 g/100 g

124307 香海螺

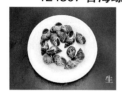 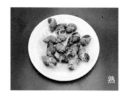

烹饪方式：蒸
生熟比：108.5 g/100 g
含油比：3.6 g/100 g
含盐比：0.7 g/100 g

114. 129008 鱿鱼（鲜，中国枪乌贼）［枪乌贼］

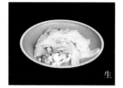 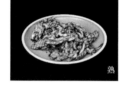

烹饪方式：炒
生熟比：89.2 g/100 g
含油比：12.2 g/100 g
含盐比：1.9 g/100 g

129008 鱿鱼（鲜，中国枪乌贼）［枪乌贼］

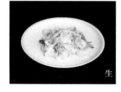 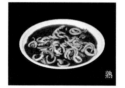

烹饪方式：烧
生熟比：94.1 g/100 g
含油比：9.3 g/100 g
含盐比：2.9 g/100 g

129008 鱿鱼（鲜，中国枪乌贼）［枪乌贼］

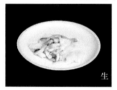 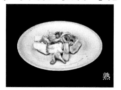

烹饪方式：煮
生熟比：179.7 g/100 g
含油比：0 g/100 g
含盐比：2.3 g/100 g

129008 鱿鱼（鲜，中国枪乌贼）［枪乌贼］

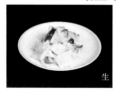 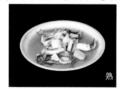

烹饪方式：烤
生熟比：178.5 g/100 g
含油比：2.4 g/100 g
含盐比：1.0 g/100 g

129008 鱿鱼（鲜，中国枪乌贼）［枪乌贼］

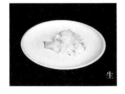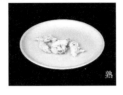

烹饪方式：蒸
生熟比：194.4 g/100 g
含油比：0 g/100 g
含盐比：0 g/100 g

115. 129009 鱿鱼（干，中国枪乌贼）

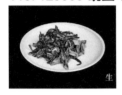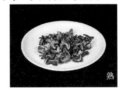

烹饪方式：炒
生熟比：102.6 g/100 g
含油比：19.4 g/100 g
含盐比：1.3/100 g

129009 鱿鱼（干，中国枪乌贼）

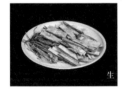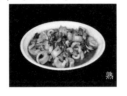

烹饪方式：烧
生熟比：104.5 g/100 g
含油比：9.4 g/100 g
含盐比：2.7 g/100 g

129009 鱿鱼（干，中国枪乌贼）

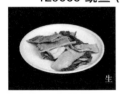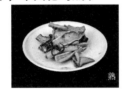

烹饪方式：煮
生熟比：120.2 g/100 g
含油比：0 g/100 g
含盐比：1.2 g/100 g

129009 鱿鱼（干，中国枪乌贼）

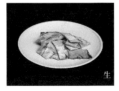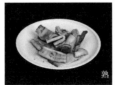

烹饪方式：烤
生熟比：100.7 g/100 g
含油比：3.9 g/100 g
含盐比：0 g/100 g

129009 鱿鱼（干，中国枪乌贼）

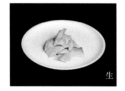 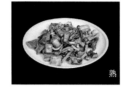

烹饪方式：蒸
生熟比：25.9 g/100 g
含油比：0 g/100 g
含盐比：0 g/100 g

116. 129010 鱿鱼（水浸）

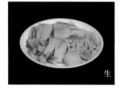 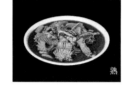

烹饪方式：炒
生熟比：124.7 g/100 g
含油比：14.3 g/100 g
含盐比：1.8 g/100 g

129010 鱿鱼（水浸）

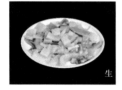 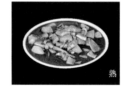

烹饪方式：烧
生熟比：117.2 g/100 g
含油比：5.1 g/100 g
含盐比：1.7 g/100 g

129010 鱿鱼（水浸）

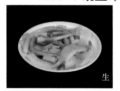 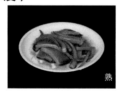

烹饪方式：煮
生熟比：123.7 g/100 g
含油比：0 g/100 g
含盐比：0.9 g/100 g

129010 鱿鱼（水浸）

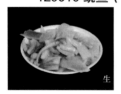 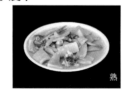

烹饪方式：烤
生熟比：164.8 g/100 g
含油比：2.3 g/100 g
含盐比：0.8 g/100 g

129010 鱿鱼（水浸）

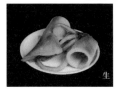 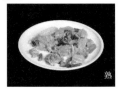

烹饪方式：蒸
生熟比：131.4 g/100 g
含油比：0 g/100 g
含盐比：0 g/100 g

117. 河豚

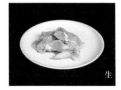 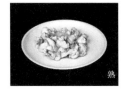

烹饪方式：炒
生熟比：82.2 g/100 g
含油比：13.6 g/100 g
含盐比：0.9 g/100 g

河豚

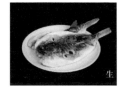 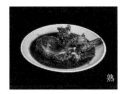

烹饪方式：烧
生熟比：120.3 g/100 g
含油比：20.9 g/100 g
含盐比：2.3 g/100 g

河豚

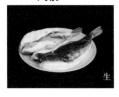 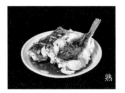

烹饪方式：煮
生熟比：118.6 g/100 g
含油比：0 g/100 g
含盐比：1.5/100 g

河豚

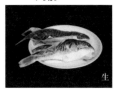 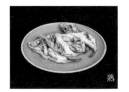

烹饪方式：烤
生熟比：119.5 g/100 g
含油比：2.4 g/100 g
含盐比：0.5 g/100 g

河豚

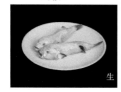

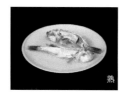

烹饪方式：蒸

生熟比：118.8 g/100 g

含油比：0 g/100 g

含盐比：0 g/100 g